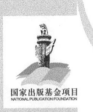

国家出版基金项目
NATIONAL PUBLICATION FOUNDATION

1949

1976

新中国
地方中草药
文献研究
(1949—1979年)

「十三五」国家重点出版物出版规划项目

国家出版基金资助项目

土单验方卷 7
（中）

U0242867

张瑞贤　张卫
刘更生　蒋力生

主编

SPN
南方出版传媒　广东科技出版社
北京科学技术出版社

目 录

中草药单方验方选编 ·· 1

中草药单方验方选编 ·· 61

衢县中草药临床应用资料汇编 ···································· 255

中草药验方选编 ··· 313

绍兴县中草药单方验方选编（第一集）····················· 467

绍兴县中草药单方、验方选编（第三辑）················· 647

中草药单方验方选编

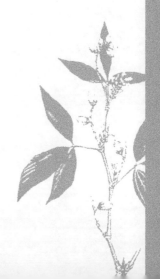

提 要

浙江省兰溪县中草药研究推广小组编。

1970 年 4 月出版。共 60 页，其中目录 5 页，正文 48 页，编后 2 页，插页 5 页。

纸质封面，平装本。

编者将收集到的草药单方、验方汇集成册，以便广大"赤脚医生"和医药卫生人员在防病治病中学习运用中草药。

本书所载处方按照疾病科别分类，分为内科、外科、儿科、五官科、妇产科用方 5 类。每类下先列具体疾病，每种疾病下又出方几个甚至十几个。每方包括方药、用法等内容。因大多处方为来自民间的土方、验方，所以没有方名，仅以"方一""方二"等依次标注。

本书药物计量单位采用旧市制，即 1 斤等于 16 两。

中草药单方选编

浙江省兰溪县中草药研究推广小组

一九七○年四月

目 录

一、内 科

癌症……………………………………（1）

感冒、流行性感冒………………………（3）

急慢性枝气管炎…………………………（4）

枝气管哮喘………………………………（5）

肺炎………………………………………（5）

肺脓疡……………………………………（6）

肺结核……………………………………（6）

淋巴结核…………………………………（7）

急、慢性肾炎……………………………（8）

急、慢性泌尿道感染……………………（8）

急性肠胃炎………………………………（9）

细菌性痢疾、肠炎………………………（9）

阿米巴痢疾………………………………（10）

肝炎………………………………………（11）

· 1 ·

1949

新 中 国
地 方 中 草 药
文 献 研 究
(1949—1979年)

1979

胃、十二指肠溃疡、……………………（12）

肝硬化腹水…………………………………（13）

习惯性便秘…………………………………（13）

呃逆…………………………………………（13）

风湿性关节炎……………………………（14）

糖尿病……………………………………（15）

高血压……………………………………（16）

盗汗………………………………………（16）

出血………………………………………（17）

尿潴留……………………………………（17）

蛔虫病……………………………………（18）

红根中毒…………………………………（18）

面神经麻痹………………………………（19）

二、外　科

疔　疮　（败血症）

疖肿、脓肿、无名肿毒……………………（21）

急、慢性阑尾炎…………………………（23）

急、慢性胆囊炎、胆石症…………………（24）

胆道蛔虫病……………………………（24）

泌尿道结石……………………………（25）

化脓性骨髓炎…………………………（25）

急、慢性淋巴结炎……………………（26）

乳腺炎…………………………………（26）

腰痛……………………………………（27）

坐骨神经痛……………………………（27）

闪气……………………………………（28）

蛔虫性肠梗阻…………………………（28）

湿疹……………………………………（29）

慢性阴囊湿疹…………………………（29）

癣、神经性皮炎………………………（29）

下肢溃疡………………………………（30）

痔疮……………………………………（30）

冻疮……………………………………（30）

刀伤出血………………………………（31）

烫伤……………………………………（32）

毒蛇咬伤………………………………（33）

蜈蚣咬伤………………………………（34）

· **3** ·

1949

新 中 国
地 方 中 草 药
文 献 研 究
(1949—1979年)

1979

跌打损伤…………………………………………（35）

骨折………………………………………………（36）

三、儿 科

预防麻疹…………………………………………（37）

小儿疳积…………………………………………（37）

小儿遗尿…………………………………………（38）

百日咳……………………………………………（38）

腮腺炎……………………………………………（39）

白喉………………………………………………（39）

四、五官科

急、慢性扁桃体炎………………………………（40）

急、慢性咽喉炎…………………………………（41）

口腔炎……………………………………………（41）

牙痛………………………………………………（42）

急性结膜炎………………………………………（43）

麦粒肿……………………………………………（43）

云翳………………………………………………（43）

夜盲症……………………………………（43）

眼迎风流泪………………………………（44）

急、慢性中耳炎…………………………（44）

急、慢性鼻炎付鼻窦炎…………………（44）

五、妇产科

乳管阻塞及摧乳…………………………（45）

产后虚劳症五心烦热……………………（45）

痛经、月经不调…………………………（45）

闭经………………………………………（46）

妇女白带…………………………………（46）

先兆流产…………………………………（47）

产褥热……………………………………（47）

急慢性盆腔炎……………………………（47）

子宫颈糜烂………………………………（48）

血崩………………………………………（48）

· 白 页 ·

一、内　科

1、癌　症

【方一】屯梨根四两　　水杨梅根三两
　　　　野葡萄根一两　　半支莲一两
　　　　白茅根五钱　　　凤尾草五钱
　　　　半边莲五钱

主　治：食道癌、胃癌、肠癌、子宫颈癌、
　　　　脑癌、鼻咽癌等

用　法：水煎服，每日一剂。

忌　口：酸辣、生、冷、硬、刺激物，鱼腥
　　　　等。

【方二】屯梨根三两　　水杨梅根三两
　　　　野葡萄根一两　　白茅根五钱
　　　　半边莲一两　　　一枝黄花一两
　　　　望江南草一两　　白英五钱

1949

新 中 国
地 方 中 草 药
文 献 研 究
(1949—1979年)

1979

杏　仁　三钱　　炒米仁一两

主　治：支气管肺癌、纵膈癌。

用　法：水煎服，每日一剂。

忌　口：同上。

【方三】屯梨根三两　　水杨梅根三两

　　　　野葡萄根一两　白茅根五钱

　　　　半支莲一两　　半边莲五钱

　　　　凤尾草五钱　　白花蛇舌草二两

主　治：肠癌（直肠癌、回盲部癌等）

用　法：水煎服，每日一剂。

忌　口：同上。

【方四】屯梨根三两　　水杨梅根三两

　　　　野葡萄根一两　半边莲五钱

　　　　半支莲一两　　白茅根五钱

　　　　凤尾草五钱　　马蹄金一两

　　　　白花蛇舌草二两

主　治：肝癌。

用　法：水煎服，每日一剂。

忌　口：同上。

· 2 ·

【方五】屯梨根三两　　水杨梅根三两

野葡萄根一两　白茅根五钱

半边莲五钱　　半支莲一两

凤尾草五钱　　白　英一两

主　治：子宫颈癌

用　法：水煎服，每日一剂。

忌　口：同土。

2、感冒、流行性感冒

【方一】一枝黄花一两　　白英五钱

用　法：水煎服，每日一剂。

【方二】平地木三钱　　白英五钱

凤尾草五钱

用　法：水煎服，每日一剂。

【方三】一枝黄花一两　　野菊花五钱

银花三钱　　　　紫背天葵子三钱

紫苏二钱　　　　薄荷二钱

用　法：水煎服，每日一剂。

【方四】白英一两　　　鸭跖草一两

• 3 •

1949
新 中 国
地 方 中 草 药
文 献 研 究
(1949—1979年)
1979

忍冬屯一两　　　马兰头一两
高热加竹叶麦冬四钱，
咳嗽加枇杷叶（去毛）三钱。

用　法：水煎服，每日一剂。

3、急慢性枝气管炎

【方一】一枝黄花一两　　煅蛤壳三钱
　　　　平地木五钱　　百　部三钱
　　　　杏　　仁三钱　　白　芨三钱
　　　　麻　　黄八分

用　法：水煎服，每日一剂。

【方二】一枝黄花一两　　　白　英五钱
　　　　枇杷叶（去毛）五张　黄　芩三钱
　　　　杏　仁三钱　　　　银　花五钱
　　　　鱼腥草一两　　　　南沙参三钱

用　法：水煎服，每日一剂。

【方三】一枝黄花一两　　盐肤木五钱
　　　　枇　杷　叶五钱　　白萝卜四两
　　　　青　　果五个

用　法：水煎服，每日一剂。

【方四】云雾草五钱　　南天竹子一两

　　　　黄荆子一两（七张叶为好）

　　　　桔梗五钱　　　南沙参五钱

用　法：水煎服，每日一剂。

【方五】鱼腥草一两　　大蓟根五钱

　　　　白前五钱

用　法：水煎服，每日一剂。

4、枝气管哮喘

【方一】望江南子三钱　盐肤木根五钱

　　　　一枝黄花一两　天名精五钱

　　　　黄荆子五钱

用　法：水煎服，每日一剂。

5、肺　炎

【方一】白毛夏枯草一两　鱼腥草一两

　　　　芦根五钱　　　　冬瓜子五钱

1949

新 中 国
地 方 中 草 药
文 献 研 究
(1949—1979年)

1979

杏仁三钱 　　　　 银花五钱

生石斛三钱 　　　　 黄芩三钱

用　法：水煎服，每日一剂。

6、肺脓疡

【方一】白毛夏枯草一两　　肺形草五钱

一枝黄花一两　　鱼腥草一两

银花五钱　　　　芦根五钱

冬瓜子五钱、　　杏仁三钱

生米仁五钱　　　浙贝三钱

用　法：水煎服，每日一剂。

【方二】鱼腥草一两　　　败浆草五钱

赤芍三钱　　　　桑白皮五钱

桔梗三钱　　　　大力子三钱

用　法：水煎服，每日一剂。

7、肺结核

【方一】白芨三钱　　　　子湖莲二两

糯米二两

用　法：用将上药二味加水煎汁二次去渣加
糯米烧粥吃。

【方二】虎耳草一两　　　鱼腥草一两

一枝黄花一两　白芨五钱

白茅根五钱　　百部五钱

用　法：水煎服，每日一剂。

【方三】人中白研粉三钱

枇杷叶粉（去毛）三钱　大蒜一个

用　法：水煎服，每日一剂。

8、淋巴结核

【方一】屯梨根三两

用　法：水煎服，每日一剂。

【方二】屯梨根三两　　　夏枯草三钱

生牡蛎五钱　　元参三钱

浙贝三钱　　　海藻三钱

昆布三钱

用　法：水煎服，每日一剂。

1949

新 中 国
地 方 中 草 药
文 献 研 究
(1949—1979年)

1979

【方三】抱石莲一两　　土茯苓一两
用　法：水煎服，每日一剂。

9、急慢性肾炎

【方一】一枝黄花一两　白茅根一两
　　　　葫芦壳五钱　　车前草一两
　　　　白前五钱　　　马鞭草五钱
用　法：水煎服，每日一剂。
【方二】白　前一两　　水杨梅根二两
　　　　苍耳子草一两　马鞭草一两
用　法：水煎服，每日一剂。

10、急慢性泌尿道感染

包括肾盂肾炎、尿道炎、膀胱炎
【方一】三白草二两
用　法：水煎服，每日一剂。
【方二】白毛夏枯草一两　一枝黄花一两
　　　　兔耳风五钱　　　抱石莲三钱

· **8** ·

白　茅　根五钱

用　法：水煎服，每日一剂。

【方三】
【方四】急慢性肾炎方一方二均有效

11、急性肠胃炎

【方一】竹叶椒根一两至三两

用　法：水煎服，每日一剂。

小儿减半，加甘草适量。

【方二】地　锦　草一两　仙鹤草五钱
　　　　大叶劳力草一两　白木香三钱

用　法：水煎服，每日一剂。

12、细菌性痢疾、肠炎

【方一】路路通叶一两　　马齿苋一两
　　　　地　锦　草一两

用　法：水煎服，每日一剂。

【方二】棠球子根二两

用　法：水煎服，每日一剂。

1949

新 中 国
地 方 中 草 药
文 献 研 究
(1949—1979年)

1979

【方三】金樱子根二两

用　法：水煎服，每日一剂。红痢加白糖，
白痢加红糖。

【方四】苍耳子草根二两

用　法：水煎服，每日一剂。红痢加白糖，
白痢加红糖。

【方五】地锦草五钱　开黄花毛茛（鲜）2株
仙鹤草一两。

用　法：水煎服，每日一剂。

【方六】黄毛耳草五钱　　凤尾草一两
爵床五钱

用　法：水煎服，每日一剂。

【方七】屯梨根二两

用　法：水煎服，每日一剂。红痢加白糖，
白痢加红糖。

13、阿米巴痢疾

【处方】翻白草一两　　地榆五钱
槟榔三钱

· 10 ·

用　法：水煎服，每日一剂。

14、肝　炎

【方一】对叶贯仲一两　　　岩柏一两

凤尾草一两　　　乌韭一两

马鞭草一两

主　治：急、慢性肝炎（以急性黄疸型为主）

用　法：水煎服，每日一剂。

【方二】岩柏一两　　　　　酢浆草五钱

长萼眼鸡草一两　红马兰一两

主　治：急慢性肝炎

用　法：水煎服，每日一剂。

【方三】乌韭一两　　　凤尾草一两

主　治：急、慢性肝炎。

用　法：水煎服，每日一剂。

【方四】对叶贯仲一两　　凤尾草一两

六月雪一两　　　甜酒药一钱

主　治：急性黄疸型肝炎

用　法：水煎服，每日一剂。

1949

新 中 国
地 方 中 草 药
文 献 研 究
(1949—1979年)

1979

【方五】一枝黄花一两　　马蹄金五钱

土 茯 苓五钱　　六月雪一两

主　治：无黄疸型肝炎

用　法：水煎服，每日一剂。

15、胃、十二指肠溃疡

【方一】烟子研粉加红糖生姜汤送服

主　治：胃寒性痛。

【方二】截叶铁扫帚三钱　石 菖 蒲二钱

山 渣 根一两　　青 屯 根一两

香附一钱五分　　青木香一钱五分

厚扑一钱五分　　干　　姜一钱

楝 树 子一钱　　生 元 胡三钱

川 楝 子三钱

用　法：水煎服，每日一剂。

【方三】飞来鹤一两

用　法：水煎服，每日一剂。

【方四】生元胡三钱　　枯　矾二钱

乌贼骨五钱

用　法：将上药研粉冲蜂蜜服。

【方五】延胡索三钱　　乌贼骨五钱

白　芨四钱　　甘　草四钱

用　法：水煎服，每日一剂。

16、肝硬化腹水

【处方】半　边　莲一两　　腹水草一两

淮　山　药五钱　　鸡内金三钱

野葡萄根一两　　海　藻三钱

昆　　布三钱

用　法：水煎服，每日一剂。

17、习惯性便秘

【处方】草决明二两　　山渣根二两

用　法：水煎服，每日一剂。

18、呃　逆

【处方】韭菜子二钱，焙干研粉开水送服，

1949

新 中 国
地 方 中 草 药
文 献 研 究
(1949—1979年)

1979

每日二次。

19、风湿性关节炎

【方一】虎　杖三钱　　朱砂根三钱

　　　　豨然草三钱　　楤　木五钱

　　　　桑　枝一两　　络石屯一两

　　　　伸筋草一两　　红　花三钱

　　　　归　尾五钱　　五加皮五钱

用　法：水煎日服一剂。

【方二】野葡萄根一两　　金樱子根二两

　　　　大　活　血三钱　　白茅根五钱

　　　　朱　砂　根三钱　　虎　杖　根三钱

　　　　土　牛　膝三钱

用　法：水煎日服一剂

【方三】虎杖根一斤　　五加皮十两

　　　　红　花六两　　朱砂根六两

用　法：上药加烧酒3斤，浸一月，分30次
　　　　服。

· **14** ·

【方四】八角枫三钱　　络石屯五钱

　　　　六月雪一两　　威灵仙五钱

　　　　野荞麦三钱　　虎　杖三钱

　　　　竹叶椒五钱　　菝　葜五钱

　　　　五加皮五钱　　白茅根五钱

用　法：水煎日服一剂

【方五】海　风　屯五钱　　大活血三钱

　　　　马兰头根一两　　虎　杖三钱

　　　　土　牛　膝五钱　　白　英五钱

　　　　白　茅　根五钱

用　法：水煎日服一剂

20、糖尿病

【方一】红　梅　梢二两　　檫　木五钱

　　　　叶截铁扫帚二两　　玉米须二两

用　法：水煎服，每日一剂

【方二】猪胰一只切成小块，每日服三次或焙干研末，每服三钱，开水吞服。

· 15 ·

1949

新 中 国
地方中草药
文 献 研 究
(1949—1979年)

1979

21、高血压

【方一】白毛夏枯草一两　　木贼草五钱
用　法：水煎服，每日一剂。

【方二】海州常山根一两　　夏枯草五钱
　　　　野　菊　花一两　　车前草一两
用　法：水煎服，每日一剂。

【方三】田茶叶一两　　野菊花五钱
　　　　决明子一两　　车前草一两
用　法：水煎服，每日一剂。

22、盗　汗

【方一】六月雪二两　　浮小麦一两
　　　　玉　桂五分
用　法：水煎服，每日一剂。

【方二】红　枣一斤　　浮小麦半斤
　　　　黑大豆一两　　红　糖半斤
用　法：水煎连渣服。

· *16* ·

【方三】糯稻根二两　　六月雪二两
　　　　红　枣四两
用　法：水煎服，每日一剂。

23、出　血

处　方：榉　木　根三两　　旱莲草一两
　　　　白　茅　根五钱　　炒藕节五钱
　　　　沙氏鹿茸草一两　　虎耳草一两
　　　　仙　鹤　草一两　　白　芨三钱
主　治：肺结核及枝气管扩张症咳血，消化
　　　　道出血（包括吐血、便血）
用　法：水煎服，每日一剂。

24、尿潴留

【方一】蝼蛄10只（去须）　　用烧酒浸死焙
干研粉，分三次开水吞服。
【方二】糯米稻田稗草二两　　水煎空腹服
【方三】蟋蟀3只焙干研细吞服。

·17·

1949

新 中 国
地 方 中 草 药
文 献 研 究
(1949—1979年)

1979

25、蛔虫病

【方一】油麻杆三两　　水煎空腹服，连服2—3天。

【方二】葱(全草)一两　　捣糊取汁加菜油二大两空腹服。

【方三】苦楝根皮(去表皮)三钱　　水煎服小儿减半。

【方四】竹叶椒二两　　水煎服。

【方五】苦楝根皮二钱　　使君子肉二钱
　　　　大　　黄一钱

用　法：共研细末　　每日服一次，每次一钱五分至三钱，早起空腹时温开水送服。

26、红根中毒

【方一】六月雪四两　　海金沙二两
水煎当茶饮。

【方二】乌韭四两　　冬青叶一斤

水煎当茶饮。

【方三】水 杨 梅 根半斤　　六月雪四两

小柏子树根一两

用　法：水煎当茶饮。

【方四】乌金草二两　　绿豆四两

茶叶三钱

用　法：先将绿豆加水煮熟再加入乌金草煎

后泡茶叶当茶饮。

【方五】鲜兔耳风四两至六两　　捣汁服。

27、面神经麻痹

【方一】巴豆3—5粒

用　法：捣碎去油放于手中，再用盛满开水

碗底盖住，用镜照自己脸进行矫

正，复位后即除去巴豆，以免矫正

过度。

【方二】海金沙根适量

1949

新 中 国
地方中草药
文 献 研 究
(1949—1979年)

1979

用　法：捣烂擦健侧局部，每次擦至发热，
2—3次见效。

二、 外科

1、疗疮、败血症、疖肿、脓肿、无名肿毒

【方一】苍耳子草虫(子转黄时采)朱砂适量

用　法：将虫浸入麻油（浸时越久越好）待
　　　　用，用时将虫环形敷于疗疮周围或
　　　　将油外搽

【方二】苍 耳 子 虫半斤　　　朱砂四两
　　　　玉　　　黄二两　　　麻油一斤半
　　　　未开眼小鼠四只

用　法：浸在麻油内，经常捣拌至第二年再
　　　　用，外搽疗疮周围。

【方三】白花壶并二两　　　土牛膝一两
　　　　抱 石 莲三钱

主　治：疖肿、脓肿。

1949

新 中 国
地 方 中 草 药
文 献 研 究
(1949—1979年)

1979

用　法：水煎服，渣外敷。

【方四】白毛夏枯草一两　　一枝黄花一两

　　　　紫花地丁一两　　　白花壶并一两

　　　　野 菊 花五钱　　　蒲 公 英一两

　　　　高 山 蝴 蝶五钱　　败 浆 草五钱

　　　　黄　　　　芩三钱　　连　　　召五钱

主　治：疔疮、败血症。

用　法：水煎服，每日一剂。

【方五】杉树脂适量　　加红糖捣烂外敷。

【方六】九里蜂窝

主　治：疖肿、无名肿毒。

用　法：烧灰内服，每日一次，每次服三
　　　　钱。

【方七】外用消炎膏

　　　　一枝黄花一两　　蒲公英一两

　　　　野 菊 花一两　　匐伏堇一两

　　　　芙 蓉 叶一两　　蛇葡萄一两

主　治：各种疮疖、痈肿、无名肿毒及乳腺
　　　　炎等症。

制法及用法：将上药晒干研粉用鲜蛇葡萄根
　　　　　　皮加食盐少许捣烂敷于患处。

2、急、慢性阑尾炎

【方一】白毛夏枯草二两　　红　　屯二两
　　　　白花蛇舌草二两　　一枝黄花一两
　　　　紫 花 地 丁一两　　生 米 仁四钱
用　法：水煎服，每日一剂。

【方二】白毛夏枯草二两　　红屯二两
　　　　丹　　　皮三钱　　赤芍三钱
　　　　银　　　花一两　　黄芩三钱
　　　　蒲 公 英一两　　甘草二钱
　　　　败 浆 草五钱
用　法：水煎服，每日一剂。

【方三】白花蛇舌草二两　　紫花地丁一两
　　　　白 花 壶 并一两　　野 菊 花五钱
用　法：水煎服，每日一剂。

1949
新中国
地方中草药
文献研究
(1949—1979年)
1979

3、急慢性胆囊炎、胆石症

【方一】白毛夏枯草一两　　马蹄金五钱

白花蛇舌草一两　　过路黄五钱

大叶金钱草一两　　凤尾草五钱

海金沙草一两　　广郁金三钱

用　法：水煎服，每日一剂。

【方二】白花蛇舌草二两　　马蹄金一两

大叶金钱草一两　　蒲公英一两

广　郁　金三钱　　川楝子三钱

海　金　沙草一两

用　法：水煎服，每日一剂。

4、胆道蛔虫症

处　方：苦楝皮四钱　　使君子五钱

乌　梅三钱　　枳　壳三钱

青木香三钱　　大　黄一钱

槟　榔五钱　　乳　香一钱

川　椒三钱

用　法：水煎服，每日一剂。

5、泌尿道结石

处　方：海金沙草一两　　一枝黄花一两

车前草一两　　大叶金钱草一两

石　韦五钱　　巨　麦五钱

用　法：水煎服，每日一剂。

主　治：肾结石，输尿管，膀胱，尿道结石

6、化脓性骨髓炎

【方一】落地荷花一两　　水煎服，每日一
剂。

【方二】落地荀花一两　　白毛夏枯草一两

一枝黄花一两　　穿破石五钱

蒲公英一两　　紫花地丁一两

野菊花五钱

用　法：水煎服，每日一剂。

1949
新中国
地方中草药
文献研究
(1949—1979年)
1979

7、急、慢性淋巴结炎

处　方：紫花地丁一两　　蒲公英一两
　　　　白花壶并一两　　银　花五钱
　　　　一枝黄花一两　　野菊花五钱
用　法：水煎服，每日一剂。

8、乳　腺　炎

【方一】一枝黄花一两　　大蓟一两
　　　　蒲　公　英一两　　赤芍三钱
用　法：水煎服，每日一剂。

【方二】珍珠菜二两
用　法：水煎服，每日一剂。外用野白葡萄
　　　　根加少量食盐捣烂外敷。

【方三】一　枝　黄　花一两　　紫花地丁五钱
　　　　野　菊　花五钱　　银　　花五钱
　　　　紫背天葵子三钱　　桔　　叶七张
用　法：水煎服，每日一剂。

【方四】大蓟根一两　　用黄酒煎服。

9、腰　痛

处　方：杜　仲　　玄　胡各适量
　　　　猪腰一对（去筋）

用　法：将腰从直切开，将杜仲，玄胡塞入
　　　　猪腰中，用线缝好煎汁服，猪腰可
　　　　焙干研粉服。

10、坐骨神经痛

【方一】威灵仙三钱　　川牛膝二钱
　　　　山木蟹（去皮）一钱
　　　　木　瓜三钱　　羌　活一钱
　　　　独　活一钱　　五加皮二钱
　　　　制川乌一钱　　制草乌一钱
　　　　防　风二钱

用　法：水煎服，每日一剂。配针灸环跳，
　　　　殷门。

1949
新中国
地方中草药
文献研究
(1949—1979年)
1979

【方二】土黄芪五钱　　土牛膝五钱

　　　　鬼箭羽三钱　　地　榆五钱

用　法：水煎服，每日一剂。

11、闪　　气

【方一】鸡内金二钱

用　法：水煎服，配合针灸，背后中央痛针
人中，胸背痛针内关，针耳针胸效
更佳。

【方二】香枹内皮二钱　　水煎服

【方三】鬼　箭　羽五钱　　七厘丹三分

用　法：取鸡蛋一只，打一小洞把七厘丹塞
入洞中与鬼箭羽一起煎，去药渣吃
蛋与汁。

12、蛔虫性肠梗阻

处　方：苦楝皮三钱水煎服，（小儿减半）
后服菜油四大两（小儿减半）

·28·

13、湿　疹

处　方：一枝黄花一两　　野菊花一两
　　　　金　银　花一两
　　　　无壳灯龙泡（龙葵草）三钱
用　法：水煎服，每日一剂。

14、慢性阴囊湿疹

【方一】枫树洞内水洗患处，一天数次，洗
　　　　好为止。
【方二】马鞭草叶和柏子树嫩头捣烂外敷。
【方三】枫树脂（老枫树砍一刀流出的汁）
　　　　外搽。
【方四】鲜猪舌头草适量
用　法：取全草捣烂外搽。

15、癣、神经性皮炎

处　方：羊　蹄一两　　大叶水蓼一两

1949
新中国
地方中草药
文献研究
(1949—1979年)
1979

千里光一两　　构　树　汁适量

用　法：上药用鲜草绞汁用构树汁调和搽于患处。

16、下肢溃疡

【方一】乌韭叶加白糖适量捣糊外敷。

【方二】乌蔹莓 1—2 斤　　水煎内服，外洗。

17、痔　　疮

【方一】无花果叶四两一半斤，水煎浓汁趁热熏洗。

【方二】槐花叶　麦门冬　马兰头各等量

用　法：水煎浓汁熏洗。

【方三】鲜水芹菜二两　　槐花米二钱

用　法：水煎服，每日一剂。

18、冻　　疮

处　方：马屁勃加酒精外搽。

19、刀伤出血

【方一】外伤止血散.

　　　　樕　木　根二两　　　青棉花屯一两

　　　　刘纪奴叶一两　　　　旱莲草一两

　　　　沙氏鹿茸草一两　　　仙鹤草一两

主　治：各种刀伤及外伤出血

用　法：以上各药共研细末，撒于患处。

【方二】野菊花取花和叶适量阴干后再晒干

　　　　研粉用鸡蛋清调后外敷。

【方三】丝瓜叶适量晒干研粉外敷。

【方四】刚孵出小鸡毛直接外敷。

【方五】乌韭叶适量加白糖少量捣烂外敷。

【方六】马鞭草适量晒干研粉加少量冰片外

　　　　敷。

【方七】苎麻叶捣烂外敷。

【方八】五爪金龙适量浸童尿七天，洗清晒

　　　　干研粉外用。

1949

新 中 国
地 方 中 草 药
文 献 研 究
(1949—1979年)

1979

【方九】野葡萄叶适量研粉外用。

【方十】苧麻叶**40%**　　陈石灰**30%**
　　　　青　油**30%**

主　治：刀伤及各种外伤出血。

用　法：捣糊制成药膏外敷。

20、烫　伤

【方一】虎杖　地榆　菝葜(金刚刺)各适量

用　法：研粉青油适量调和外搽。

【方二】虎杖适量研粉用青油调和外搽。

【方三】陈石灰四两放在碗内用开水泡澄清
　　　　然后将水去掉，用麻油或青油调敷

【方四】黄蜡加热熔后加鸡蛋清调外用

【方五】水底千年松树皮晒干研粉加青油调
　　　　敷。

【方六】桑树根皮加新鲜猪油适量共捣烂外
　　　　敷。

【方七】桃安根煎浓汁外搽时干时搽。

【方八】蛇油熬成油（渣取出）再加大黄大

蓟等量调成膏状外用。

【方九】细叶榔树根皮适量焙干研粉加冰片少量与麻油调敷，治一度熨伤如二度熨伤改粉剂。

【方十】毛桐树根叶晒干研粉用青油调敷。

【方十一】白地毛适量晒干研粉加青油调敷

【方十二】烫伤感染，黄柏，柿并适量研末加狗油调和外搽。

内　服：一枝黄花五钱　　天名精五钱

用　法：水煎服。

21、毒蛇咬伤

【方一】水白参（白花壶并）根10株。

用　法：捣烂加开水浸5—10分钟后绞汁内服，渣再加开水浸外搽或外敷伤口周围。

【方二】白水参（白花壶并）一两

半边莲五钱　　鼠牙半支五钱

前　胡五钱　　七叶一支花三钱

1949

新 中 国
地 方 中 草 药
文 献 研 究
(1949—1979年)

1979

牛丁草三钱　　八 角 金 盘三钱

小春花三钱　　柏子树嫩头一两

真蓼草一两

用　法：水煎服，每日一剂。

【方三】缙兰花三钱

用　法：加水煎服，每日一剂。

【方四】一支香二钱　　白木香三钱

高山吸壁蝴蝶一两

用　法：水煎服，每日一剂。

【方五】野蓼草（水蓼）一把

黄荆蓓脑头七个

用　法：将上药捣烂用布包绞汁，倒杯内取
上面清液内服，下面浓的外搽，从
上而下，干燥，即搽。

【方六】真蓼草一把　　黄荆蓓脑头七个

用　法：同上

22、蜈蚣咬伤

【方一】鸭跖草适量嚼烂敷上立即止痛。

【方二】柏子树嫩头嚼烂外敷伤口。

23、跌打损伤

【方一】山木蟹二钱　　南岭尧花二钱

　　　　骨碎补五钱　　活 血 龙五钱

　　　　砾砂根五钱　　当 归 尾二钱

　　　　土牛膝二钱　　七 厘 丹六分

　　　　红 花三钱　　桃 　 仁二钱

用 法：上药研粉，每次三钱，日服二次，
　　　　黄酒送服。

【方二】蚊母草二钱　　草 　 乌一分

　　　　青松毛二两

用 法：水煎服，每日一剂。

【方三】山木蟹一两　　天南星（生）三钱

　　　　野白葡萄根（去心）二两

　　　　生草乌一两　　细 辛一钱

　　　　七厘丹一钱

　　　　皮肤厚者加白芥子适量

用 法：共研细末，加烧酒少量制成药饼外

1949

新 中 国
地 方 中 草 药
文 献 研 究
(1949—1979年)

1979

敷。

24、骨　　折

处　方：野枇杷皮五钱　　兰　花　根三钱
　　　　生　栀　子三钱　　野葡萄根二两
　　　　野荞麦根五钱　　倒挂金钟五钱
　　　　生　草　乌三钱　　生天南星三钱
　　　　生　半　夏五钱　　菊花三七一两
　　　　滴　水　珠三钱　　乌　蔹　莓一两
　　　　柏子树嫩叶适量（天热时加）
　　　　小松树根皮五钱

用　法：用烧酒捣烂制成药饼外敷。

手术步骤：先复位后局部放棉花，再放杉树
　　　　　皮，再将药饼敷上，最后用毛竹
　　　　　板固定外面用绷带包扎即可，一
　　　　　月能愈。

三、儿 科

1、预防麻疹

处　方：忍冬屯

用　量：6月—1岁　　　2—3钱

　　　　2—3岁　　　　3—4钱

　　　　4—5岁　　　　4—5钱

　　　　6—8岁　　　　5—6钱

　　　　8岁以上1两

用　法：水煎服，每日二次，连服三日。

2、小儿疳积

【方一】六月雪二两　　　鸡肝

用　法：水煎连鸡肝服下。

【方二】野江子一钱　　　野蒲荠四钱

用　法：研粉，1—2岁半匙，

　　　　　　　2—4岁一匙。

1949

新 中 国
地 方 中 草 药
文 献 研 究
(1949—1979年)

1979

3、小儿遗尿

处　方：覆盘子三钱　　金樱子三钱
　　　　芡　实三钱　　桑螵蛸三钱
　　　　净于肉三钱

用　法：水煎服，每日一剂。

4、百　日　咳

【方一】蚯　蚓10条　　百　部三钱
　　　　枇杷叶（去毛）三钱
　　　　冰　糖适量

用　法：先将蚯蚓与冰糖用碗放饭上蒸后取
　　　　汁冲百部、枇杷叶煎剂服。

【方二】石胡荽一市斤　　加水二斤煎至一
　　　　斤，加小儿咳嗽糖浆一斤，过滤后
　　　　冷，加入防腐剂（2％苯甲酸）和
　　　　骄味剂。

用　量：一岁以下　　　3—4毫升

1—2岁	5—7毫升
7—8岁	16—20毫升

一日三次，一般用药1、2天后即见效。

5、腮腺炎

处　方：海金沙根二两　　马兰头根二两

用　法：水煎服，每日一剂。

6、白　　喉

处　方：沙氏鹿茸草二两　　土牛膝一两

生　　　　地五钱　　麦　冬三钱

元　　　　参四钱　　银　花五钱

连　　　　翘五钱　　青　果5只

用　法：水煎服，每日一剂冲鲜萝卜绞汁服。

1949

新 中 国
地 方 中 草 药
文 献 研 究
(1949—1979年)

1979

四、五官科

1、急慢性扁桃体炎

【方一】沙氏鹿茸草一两　　一枝黄花一两

天　名　精一两　　兔　耳　风五钱

凤　尾　草五钱

用　法：水煎服，每日一剂。

【方二】细叶金钱草一两　　金锁匙五钱

一　枝　黄　花一两　　大　蓟一两

用　法：水煎服，每日一剂。

【方三】射干四钱　　砾砂根二钱水煎服

局部吹咽喉散（择子粉60％马屁勃

35％冰片5％）

【方四】吸壁蝴蝶五钱水煎服，每日一剂。

· *40* ·

2、急慢性咽喉炎

【方一】天 名 精一两　　一枝黄花一两
　　　　　沙氏鹿茸草一两　　兔 耳 风五钱
　　　　　凤 尾 草五钱
用　法：水煎服，每日一剂。
【方二】一枝黄花一两　　白 英五钱
用　法：水煎服；每日一剂。
【方三】大 蓟一两　　一枝黄花一两
　　　　　天名精一两
用　法：水煎服，每日一剂。

3、口 腔 炎

【方一】一枝黄花一两　　沙氏鹿茸草一两
　　　　　天 名 精五钱　　兔 耳 风五钱
　　　　　凤 尾 草五钱
用　法：水煎日服一剂。
【方二】地杨梅一两　水煎服，每日一剂。

1949
新　中　国
地 方 中 草 药
文 献 研 究
(1949—1979年)
1979

【方三】吸壁蝴蝶，取鲜者捣烂加少许食盐
　　　　吞服。

【方四】蛇含（五办叶）加少许食盐捣烂吞
　　　　服。

【方五】细叶骨排草三钱水煎服，每日一剂。

【方六】一枝黄花五钱　　半支莲三钱
　　　　半 边 莲三钱　　射　干二钱

用　法：水煎服，每日一剂。

4、牙　　痛

【方一】长叶冬绿根（米筛花）一两

用　法：水煎服，白糖为引。

【方二】细辛一两　白芨二钱　冰片适量

用　法：上药共研细末，适量塞入患处。

【方三】生石膏三钱　　细　辛一钱
　　　　骨碎补三钱

用　法：上药共研细末，塞入患处（治风火
　　　　牙痛）

【方四】杨梅树皮二两　水煎服,每日一剂。

5、急性结膜炎

【方一】鲜海金砂根适量加食盐少许捣烂,
　　　　左眼塞右耳,右眼塞左耳。

6、麦　粒　肿

【方一】蛇壳（青龙衣）浸 75% 酒精 5 分
　　　　钟,取出贴眼部,用纱布包好,加
　　　　耳尖放血。

7、云　　翳

【方一】六月雪四两　　毛　茛一钱
用　法:水煎服,每日一剂。

8、夜　盲　症

【方一】六月雪四两　　猪　肝四两
用　法:水煎服,每日一剂。

1949

新 中 国
地 方 中 草 药
文 献 研 究
(1949—1979年)

1979

9、迎风流泪

【方一】青鱼胆1—3个（鱼一斤重为宜）吞服

【方二】冬桑叶加人乳蒸汁外搽（早、晚各搽一次）

10、急慢性中耳炎

【方一】滴水珠晒干研粉冲冷开水滴耳，每日2—3次，如疼痛加缢兰花二钱水煎服。

【方二】虎耳草适量捣汁滴耳，每日三次。

【方三】青鱼胆汁滴耳每日三次。

11、急慢性鼻炎付鼻窦炎

【方一】一枝黄花一两　　辛　荑三钱

连　召三钱　　白　芷二钱

石 菖 蒲三钱　　苍耳子三钱

茜　草二钱

用 法：水煎服，日服一剂。

五、妇产科

1、乳管阻塞及摧乳

【方一】当　归三钱　　路路通三钱
　　　　白　术三钱　　丝瓜络三钱
　　　　留行子三钱·
　　　　穿山甲(炙)一钱五分
用　法：水煎服，每日一剂。
【方二】羊粪11粒炒黄开水吞服。
【方三】鹿角研粉开水吞服。

2、产后虚劳症五心烦热

【方一】六月雪二两　　白茅根三钱
用　法：水煎服，每日一剂。

3、痛经、月经不调

【方一】六月雪根二两　　赤丹参三钱

· 45 ·

1949
新中国
地方中草药
文献研究
(1949—1979年)
1979

　　　　平　地　木五钱　　　络石屯五钱

　　　　当　　　归三钱　　　益母草一两

用　法：水煎服，每日一剂。

【方二】月季花二两　　　土牛膝一两

　　　　小　　蓟一两　　　六月雪一两

　　　　赤丹参五钱　　　络石屯五钱

用　法：水煎服，每日一剂。

4、闭　　　经

处　方：生山渣一两　水煎冲红糖服。

5、妇女白带

【方一】三白草根加夹心肉　水煎服，每日
　　　　一剂。

【方二】白英一两　　水煎服，每日一剂。

【方三】六月雪一两　　　白花蛇舌草一两

　　　　白　英一两

用　法：水煎服，每日一剂。

6、先兆流产

【方一】黄花菜根二两　　鸡蛋一只

用　法：水煎服，每日一剂。

【方二】野苧麻根四两　　桂　园20个
　　　　兔　丝　子五钱

用　法：水煎服，每日一剂。

7、产　褥　热

【方一】一枝黄花一两　　野菊花一两
　　　　金　银　花一两　　益母草五钱
　　　　白　　　英五钱　　白花蛇舌草一两

用　法：水煎服，每日一剂。

8、急慢性盆腔炎

【方一】白花蛇舌草二两
　　　　水白参（白花壶并）一两

1949
新 中 国
地 方 中 草 药
文 献 研 究
(1949—1979年)
1979

野菊花五钱　　六月雪一两
紫花地丁五钱　　一枝黄花一两
白茅根五钱
用　法：水煎服，每日一剂。

9、子宫颈糜烂

【方一】白　英一两　　白花蛇舌草一两
　　　　贯　仲五钱　　一枝黄花一两
用　法：水煎服，每日一剂。

10、血　　崩

【方一】棠球子根二两
用　法：水煎服，每日一剂。

【方二】血苋愁一两　　益母草一两
用　法：水煎服，每日一剂。

【方三】椴　木二两　　旱莲草一两
　　　　一枝黄花一两　　六月雪一两
用　法：水煎服，每日一剂。

· **48** ·

中草药单方验方选编

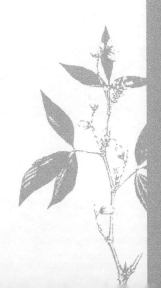

提　要

新昌县生产指挥组医药卫生站编。

1970 年 8 月出版。64 开本。共 192 页，其中前言、目录共 8 页，正文 180 页，附表 2 页，插页 2 页。纸质封面，平装本。

作者把 1970 年 4 月在兰溪召开的浙江省中草药经验交流会上各县所献的单方、验方做了整理，从中选编部分资料编成此书。在编写过程中，得到了浙江医科大学绍兴地区新医班师生的指导和协助。

全书分为两部分。第一部分主要介绍了烫伤、止血、消炎、断指再植、癌症的单验方，以及内科、外科、妇科、计划生育（科）、小儿科、五官科常见病的单验方。每病下列举了几个单方、验方的组成、用法。多数方剂注明来源。第二部分则主要介绍了部分毒性中草药中毒的症状和处理，包括中草药的地方名、原植物、应用、中毒表现、解救方法。

书末附有常见毒性中草药品种表，便于临床应用。

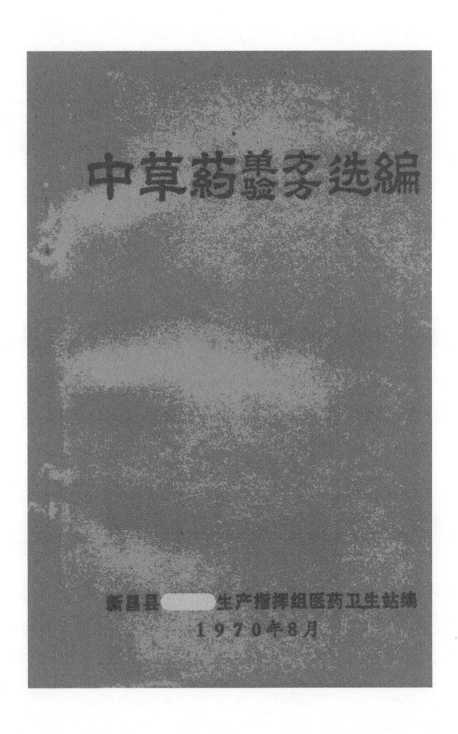

中草药单验方选编

新昌县██████生产指挥组医药卫生站编

1970年8月

目　　录

烫伤……………………………………（ 1 ）

止血……………………………………（ 6 ）

消炎……………………………………（ 9 ）

断指再植………………………………（10）

癌症……………………………………（13）

内　　科

蛔虫病…………………………………（17）

胆道蛔虫症……………………………（18）

蛔虫梗阻………………………………（20）

钩虫病…………………………………（21）

血吸虫病………………………………（22）

蛲虫病…………………………………（22）

感冒、流行性感冒……………………（25）

急、慢性支气管炎……………………（30）

支气管哮喘……………………………（32）

肺炎……………………………………（33）

肺脓疡…………………………………（34）

肺结核…………………………………（36）

1

1949

新 中 国
地 方 中 草 药
文 献 研 究
(1949—1979年)

1979

淋巴結核……………………………（37）

脑膜炎、乙型脑炎………………………（38）

腎結核……………………………………（44）

腎水肿……………………………………（45）

急慢性泌尿道感染………………………（46）

急性腸炎…………………………………（47）

細菌性痢疾………………………………（49）

阿米巴痢疾…………………………… ··（50）

肝炎………………………………………（51）

胃十二指腸潰瘍…………………………（54）

肝硬化腹水……………………（56）

糖尿病……………………………………（58）

高血压……………………………………（59）

风湿病……………………………………（61）

失眠……………… ………………（65）

盗汗………………………………………（66）

出血、止血……………… ………（67）

尿潴留……………………………………（70）

2

疟疾…………………………………………（71）

臉神經麻痹…………………………………（73）

外　　科

麻醉止痛……………………………………（73）

毒蛇咬伤……………………………………（75）

痈、疽、疖、疔、疮…………………………（82）

急、慢性兰尾炎……………………………（85）

急、慢性胆囊炎、胆石症………………（87）

泌尿道結石…………………………………（89）

化膿性骨髓炎………………………………（90）

淋巴管炎……………………………………（92）

乳腺炎………………………………………（93）

静脉炎………………………………………（94）

閉塞性脉管炎………………………………（94）

骨折…………………………………………（94）

跌打損伤……………………………………（96）

腰痛…………………………………………（100）

坐骨神經痛…………………………………（103）

3

1949

新　中　国
地方中草药
文　献　研　究
(1949—1979年)

1979

湿症……………………………………(104)

过敏性皮炎………………………………(106)

荨麻疹……………………………………(107)

癣、神經性皮炎…………………………(108)

下肢潰瘍…………………………………(108)

痔瘡………………………………………(109)

脱肛………………………………………(109)

冻瘡………………………………………(110)

妇　　科

月經不調、痛經…………………………(111)

月經过多…………………………………(113)

子宫出血…………………………………(113)

閉經………………………………………(116)

白帶………………………………………(116)

急、慢性盆腔炎…………………………(119)

子宫頸糜烂………………………………(120)

子宫脱垂…………………………………(120)

安胎………………………………………(121)

4

乳管阻塞及催乳……………………（123）

产后虚劳………………… ……（124）

计 划 生 育

避孕…………………………（124）

絶育…………………………（129）

引产、堕胎…………………（132）

小 儿 科

麻疹…………………………（135）

肺炎…………………………（137）

高热…………………………（139）

腹泻…………………………（141）

白喉……………………… （142）

腮腺炎………………………（144）

百日咳………………………（145）

遺尿…………………………（148）

疳积…………………………（148）

五 官 科

急、慢性扁桃体炎、咽喉炎………（149）

1949

新 中 国
地 方 中 草 药
文 献 研 究
(1949—1979年)

1979

口腔炎……………………………………（151）

牙痛………………………………………（152）

結膜炎……………………………………（154）

角膜炎……………………………………（155）

白內障……………………………………（156）

青光眼……………………………………（156）

云翳………………………………………（157）

夜盲症……………………………………（158）

迎风流泪…………………………………（158）

急、慢性中耳炎…………………………（159）

急、慢性鼻炎、副鼻窦炎………………（160）

部份毒性中草药中毒的症状和外理

草烏………………………………………（161）

四叶对……………………………………（165）

紅茴香……………………………………（168）

鬧洋花……………………………………（170）

商陆………………………………………（171）

博落迴……………………………………（176）

雷公藤……………………………………（178）

6

燙 伤

方一　虎杖根　　地榆　　拔葜各适量。

用法：研粉青油适量调和外搽。

方二　桑树根皮加新鲜猪油适量共捣烂外
　　　敷。

方三　鲜大蓟（俗名牛口舌刺）根适量捣
　　　烂绞汁涂患处。

主治：燙伤。

（义乌中草组）

方四　一号烧伤膏：

　　　石灰粉（新鲜）加开水浸液澄
　　　清，倒出过滤后倒掉上面清液留
　　　石灰细粉，即一分石灰二分麻油
　　　调匀成膏。

1

1949

新 中 国
地 方 中 草 药
文 献 研 究
(1949—1979年)

1979

用法：搽患处，日1——2次。

方五　二号烧伤膏：

　　　地榆　　大黄　　丹参

　　　仙鹤草

用法：上药等量，焙干研粉加入麻油备
　　　用。外用消毒液（虎杖，黄柏等量
　　　煎水去渣备用）如用黄柏水洗伤
　　　口，搽烧伤膏，日搽1——2次不
　　　用敷料，对1——2度烧伤消肿
　　　快。

内服方①

　　　金银花一两　　黄　连二钱

　　　黄　柏三钱　　生山枝三钱

　　　虎　杖五钱

内服方②

　　　金银花五钱　　连　翘五钱

　　　白马骨五钱　　蒲公英五钱

　　　大活血五钱　　土黄连五钱

2

方六　紫草　　明矾　　麻油外搽

方七　白　芨４０克　　虎　杖３０克

　　　金綫吊葫芦１０克研細末外敷

方八　老松树皮焙干，研末过筛外敷。

方九　燒伤膏：

　　　南瓜囊　　柏子油（青油）

　　　鱉魚蛋　　桐籽花

　　　生肌拔毒散（中药）制剂

用法：①初期燒伤，指燒伤后不久无感染
　　　者，用燒伤药油。将浸在青油中
　　　之甲魚蛋去壳打匀加入混匀在此
　　　药油中（一斤药油約加入２——
　　　３只甲魚蛋以大小而定）用鵝毛
　　　将此油上下調匀，（因南瓜囊常
　　　沉于油下，故需上下調匀）涂刷
　　　創面上，干后再涂刷，一天約七
　　　次左右。
　　　②后期化膿創面，先行清除膿液，用

1949
新 中 国
地 方 中 草 药
文 献 研 究
(1949—1979年)
1979

药油（不用甲鱼蛋）以鹅毛上下調匀后涂刷創面，随即将己均匀的继木花和生肌拔毒散均匀地敷于創面，一天一次，药油则在創面干燥时继續涂拭，在已用此药后之次日起，必須逐日清除膿痂，凡痂皮下无积或痂与組織緊粘不易剥除者则不需剥除此痂皮（可以痂下癒合日后痂皮能自行脱落）但仍需继續以药油涂拭。清除痂皮肉芽有出血时，可以用继木花的粉敷于出血处，即能止血。

方十 燒伤膏：

麻油三斤	黄蜡二至四两
桐油一斤	猪油二斤
羊油半斤	紅丹六至八两
米脂四两	五倍子六两

4

松油一至二两

蛇莓（三叶蛇格公）六两

冰片二两至四两（均以十六两为
一斤計算）

用法：将药膏涂布于清洁紗布或质量較好
的清洁綫上，贴于創面，也可直接
涂于創面上。每天换药一次，分泌
物多的可一天换二次，至表皮新生
时，则用燒伤粉可加速創面癒合。

燒伤粉配制方法：

地錦草，蛇泡子，地胆头，金銀花，
五倍子，千里光，酢酱草，一枝香，
（各等份）将以上各药研末均匀，包
装消毒后（１００℃雑持３０分钟）
备用。

用法：将药粉均匀撒在創面上，以保持創
面干燥为宜，应用于分泌物較少的
为好。　　　　（台州中草組）

5

1949
新　中　国
地方中草药
文　献　研　究
(1949—1979年)
1979

止　血

方一　Ⅰ号止血散：

紫珠草（叶）研粉每次一錢，日三次，旱蓮草四两煎水送服。

主治：止血、抗炎（据金华医院介紹止血很好）。

方二　Ⅱ号止血散：

野蕎麦根四錢　　松树花四錢

平　地　木二錢　　冰片0.4克

制法：将上各药洗淨晒干研末加入冰片封固卽成。

适用：刀伤斧砍，破皮出血，止血有卓效。

方三　Ⅲ号止血膏：

血余炭　　生半夏　　旱蓮草

松　脂　　凤輪草（全草）

松花粉

用法：上药等量研末加麻油备用外敷。

适用：燒伤出血。

6

方四 继木根二两 青棉花藤一两
双 叶一两 旱 莲 草一两
仙鹤草一两 沙氏鹿茸草一两
刘寄奴叶一两
用法：以上各药共研细末撒于患处。
适用：各种刀伤及外伤出血。
方五：海枫沙：
用法：海枫沙研末备用。
效果：狗股动脉切开劈断半分钟左右止血
愈合很好。

（台州中草药組）
方六 生石灰加未长毛的小老鼠捣烂研末
用磁瓶装好备用。止血特效。
方七 继木叶阴干研末，敷伤口或用鲜叶
嚼烂敷伤口。
方八 霜后絲瓜叶晒干研末，敷伤口。
方九 生半夏捣烂敷伤口或晒干研末敷伤
口。 （义乌中草組）

7

1949

新　中　国
地 方 中 草 药
文 献 研 究
(1949—1979年)

1979

方十　白芨、紅旱蓮各四十克
　　　紅木香根十克研末外敷

方十一　貫仲叶　　柏树叶　　絲瓜叶
　　　　凤尾草共研末外敷

方十二　金錢吊葫芦　　有角烏蘞莓研末
　　　　敷患处

（建德方汇編）

方十三　苧麻叶搗烂外敷。

（兰溪中草組）

方十四　馬鞭三七　　継木叶适量研末外
　　　　敷。

（杭州医院）

方十五　白　芨二錢　　烏賊骨一錢
　　　　継木叶一錢研末备用

方十六　継木合剂：
　　　　継木叶或花研粉二錢
　　　　楊梅树二层皮二錢

8

紫金皮丙皮二錢

自然銅一錢　　冰片一錢共研极
細粉

主治：曾作股动脉横断止血試驗，均在一
分五十秒內完全止血。

消　　炎

方一　白毛夏枯草煎剂

主治：各类炎症均可用。

用法：白毛夏枯草（鮮）一两，（干）五
錢煎服、亦可搗烂外敷，如胆囊炎、
胆石症、尿路結石、尿路感染，可
加大叶金錢草一两。

方二　針剂：

白毛夏枯草二十斤，煎成一百斤溶
液，过濾，經高压消毒制成安瓿，
敗血症、高热曾用抗生素、激素均
无法下降，用此药注射后热度很快

9

1949

新 中 国
地 方 中 草 药
文 献 研 究
(1949—1979年)

1979

下降，平常作抗生素治疗用。

方三　土黄柏五錢　　　烏　韭五錢

　　　錦鸡儿五錢　　　金銀花三至五錢

用法：水煎服，每日一剂。

（台州中草药組）

方四　地丁草三錢　　　土牛夕三錢

　　　筋骨草三錢　　　忍冬屯一两

　　　敗酱草四錢　　　野菊花三錢

　　　車前草三錢　　　紫背天葵三錢

　　　一枝黄花四錢

　　　水煎服，每日一次。

主治：各种炎症预防。

（临安卫生組）

断 指 再 植

方一　紅梅消（三月泡，小麦莢公）嫩叶

　　　連錢草（均鮮）　　白　糖

10

四季葱（火煨）根部

用法：各等分（用鲜全草）捣烂敷于患处，固定包扎。

以上方均为义阳、德兴县报导

方二　大叶金钱草　　红梅消

四季葱头等量

用法：①断指处理，不能下水，见血者效果很好，皮肤可缝四至六针，用四根小竹片固定断指四周。

②加白糖捣烂外敷二至三天换药一次，如岁现有感染，用15％——30％桉树叶煎洗即可。

（台州中草药组）

方三　野苎麻嫩头叶加白糖捣烂外敷。

茜草加白搪捣烂外敷。

凤尾草嫩头叶捣烂外敷。

蕨（凤尾蕨科）嫩芽二钱

1949
新　中　国
地 方 中 草 药
文 献 研 究
(1949—1979年)
1979

龙　骨一錢　　象皮粉五分

加肥肉搗烂外敷（三天换一次）

虎　骨一錢　　龙　骨三分

大　泥三分

研粉外敷，外用凡士林紗布包扎。

龙　骨二錢　　琥　珀一錢

大　泥一錢　　冰　片一錢

寒水石二錢　　广　丹一錢半

共研粉外敷，再用楊梅树皮研粉，

加濃茶汁調敷。

青棉花屯叶焙干研粉，加白糖外

敷。

苏　木　　降　香

研粉外敷，外面再用凡士林紗布杉

树皮包扎固定。

主治：断指再植（試用方）

（縉云生产組）

12

癌　　症

方一　屯梨根四两　　　水楊梅根二两

　　　半枝蓮一两　　　野葡萄根一两

　　　白茅根五錢　　　凤尾草五錢

　　　半边蓮五錢

主治：食道癌、胃癌、腸癌、子宫頸癌、

　　　鼻咽癌等。

用法：水煎服，每日一剂。

忌口：酸、辣生、冷、硬、刺激物，魚腥

　　　等。

支气管肺癌，纵膈癌。

　　主葯，另加望江南一两

　　　　　炒米仁一两　　　杏　仁三錢

　　　　　白　英五錢　　　一枝黄花一两

腸癌：（直腸癌、回盲部癌等）

　　主葯，另加白花蛇舌草三两。

肝癌：主葯，另加馬蹄金一两。

13

1949

新 中 国
地 方 中 草 药
文 献 研 究
(1949—1979年)

1979

子宫颈癌：主药，另加白英一两。

（兰溪中草药組）

方二　　猫人参四錢　　苦　参四錢

竹三七二錢　　过山龙二錢

卫　矛四錢　　钻骨龙二錢

活血龙四錢　　滿天星四錢

珍珠散三錢　　銀　花四钱

皂角刺三钱

主治：肝癌。

脑癌：主药，减去竹三七。

食道癌：主药，另加龙胆草三錢

七叶一枝花三錢

肺癌：主药，另加白　芨三錢

月季花三錢

三叶青一錢

白毛夏枯草一两

肝癌：主药，另加針包草三錢

花包草三錢

14

珍珠散三钱

红梅梢（过江龙）三钱

胃癌：主药，另加白木香三钱

白花蛇舌草三钱

七叶一枝花二钱

三叶青一钱

乳癌：主药，另加白芨三钱

天日葵三钱

外敷：移骨草　　天南星　　七叶一枝花

八角金盘共捣烂敷患处，一天换一

次。

子宫癌：主药，另加地榆三钱（如出血

可用一两）。

白带多再加月季花三钱

白鸡冠花三钱　　木莲花三钱

肛门癌：主药，另加珍珠散三钱

（桐庐县卫生组）

15

1949
新 中 国
地 方 中 草 药
文 献 研 究
(1949—1979年)
1979

方三　食道癌：

二冬各三钱　　二地各八钱

桃　仁三钱　　当　归四钱

生甘草二钱　　地必虫一至二钱

凤仙花子三钱至一两

代赭石一两（先煎）

阴虚者　加沙参　鲜石斛（先煎）四钱

湿热者　加黄莲　半夏　酒黄芩

偏斛五钱（先煎）

（建德人防院）

方四　海金沙三钱　　山楂根二钱

栀子根四钱　　大活血二钱

活血龙三钱　　胡秃子根二钱

青藤根三钱　　红藤根三钱

主治：白血病：

（桐庐卫生组）

16

内　科
蛔　虫　病

方一　葱（全草）一两，捣糊取汁加菜油二
　　　大两。

空腹服。（驱蛔虫）

方二　苦楝树根皮去表皮二钱。水煎服，
　　　小儿减半。（驱蛔虫）

方三　大　黄一钱　　使君子肉二钱
　　　苦楝树根皮二钱　　（驱蛔虫）

用法：共研末，每日服一次，每次一钱五
　　　分至三钱，早起空腹时温开水送服。
　　　　　　　　　（兰溪中草药组）

方四　水菖蒲三钱　　金樱子一两
　　　酸浆三至五钱
　　　无根花三至五钱　　水煎内服
　　　　　（蛔虫腹痛）

17

1949
新　中　国
地 方 中 草 药
文 献 研 究
(1949—1979年)
1979

方五　芝麻干两，水煎服。(蛔虫腹痛)

方六　米　醋　　苦楝树根皮

生菜油两　　依次分服。

主治：胆道蛔虫症。

方七　萹蓄一斤　　乌梅三两

制法：　煎汤去渣，煎至一斤。

服法：成人日服二次，每次空腹30毫升。

小人日服二次，每次空腹10至20毫

升。

主治：驱蛔虫。

(鎭海生产組)

方八　南瓜子（生的）一两，顿服。

(建德人防治組)

胆道蛔虫症

方一　茯　神　　广木香　　党　参

天仙屯　　炒白朮各二錢

落水沉一錢

18

　　　　乌　梅　　　生　芍各四钱

　　　　黄　连一钱半

水煎服。併发胆道炎症加 金银 花二 钱，

　　　　黄芩一钱半。面色黄者加茵陈，

　　　　枳壳。

方二　葱白捣烂放茶油内煎服。

　　　　　　　　（缙云生产组）

方三　制香附三钱　　乌梅肉两

　　　　匍伏堇四钱　　槟　榔两

　　　　苦楝皮四钱　　广木香三钱

　　　　一枝黄花二两

疗效：上方加减共治十二例，其中痊愈十

　　　　例，好转二例。

　　　　　　　　（浙江中医院）

方四　使君子五钱　　苦楝树皮四钱

　　　　乌　梅三钱　　枳　壳三钱

　　　　青木香三钱　　大　黄一钱

19

1949

新 中 国
地 方 中 草 药
文 献 研 究
(1949—1979年)

1979

　　槟　榔五钱　　　乳　香一钱
　　川　椒三钱
用法：水煎服，每日一剂。

（兰溪中草药组）

蛔 虫 梗 阻

方一　真菜油半斤顿服。

（建德人防组）

方二　乌梅肉四个　　苦楝树根皮三钱
　　　红　椿三钱　　煎服。
方三．乌　梅一两　　黄　连二钱
　　　胡　椒三钱　　煎服。
方四　紫花地丁一两
　　　大血藤（红藤）二两
　　　南瓜叶柄二钱（叶下面空心的一
段）。煎服。
注：如用南瓜叶柄，捣烂开水冲服。则其

20

宅二药不用也可。

（桐庐卫生组）

钩 虫 病

方一　韭菜子　　使君子各四两
　　　白　糖半斤　　前二味共为末，拌
　　　白糖，每服三至五钱。开水送下。

（永康土方一集）

方二　茯苓　　槟榔　　贯仲　　党参
　　　使君子　　甘草各三钱
　　　乌梅一钱　　水煎内服。

外用：樟脑　　冰片　　明矾适量研粉敷
　　　于肛门。

方三　蜂房一两，烧炭存性，加酒冲服。
　　　每月一次，连服二次即愈。

方四　枫树叶　　青木香等量，分别水煎，
　　　然后混和，饭前空腹服。

方五　绿矾一两，用醋炒制七次，菜油二

21

1949

新中国
地方中草药
文献研究
(1949—1979年)

1979

两，山楂二两。共研粉，做成豆子大的药丸。第一至三天每天服三粒，第四至五天每天服二粒，第六至九天每天服一粒。

永忌韭菜。

（缙云生产组）

方六　马齿苋四两，水煎，加入一两醋，每日一剂，连服二天。

方七　芋艿头一个去皮切碎，用温开水吞服。

（建德人防组）

血吸虫病、蛲虫病

一、血吸虫病：

方一　石榴皮三钱　　玉　金一钱共研细末，用荠苧煎汤送服，每日分二次服，连服十天，用于血吸虫病便

22

多，膿血重者。

方二 苦参二两 栀子两 龙胆草一两
共研細末，猪胆汁和丸，每服二
錢，每日二次。用茵陈、栀子各二
錢，大黄二錢，煎湯分二次送服。
用于晚期血吸虫病有黄疸者。

（建德人防組）

二、蛲虫病：

方一 南瓜一个，切成四块，每天一块搗
烂加水适量，用布絞汁，麥沸临睡
前服，連服四天。

方二 大血屯一两，水煎內服。

方三 銀綫草 細辛 珠砂根
桃仁 神仙对座草等量
鸡肝共搗烂敷肛門口。

方四 花梹榔一两 广木香五錢共研
粉，开水送服。

（縉云人防組）

23

1949

新 中 国
地 方 中 草 药
文 献 研 究
(1949—1979年)

1979

钩端螺旋体病（稻热病、火症伤寒）

方一　清风使五錢　　五倍子根五錢

　　　細麦冬一錢　　胡须草三錢

　　　过沟龙四錢　　棕榈根二錢

　　　車前草二錢　　凤尾草二錢

　　　寸节草三錢　　钩藤根三錢

　　　大活血二錢　　山楂根五錢

　　　胡禿根四錢　　烏柏根二錢

　　　煎服二剂即可。

注：（一）妇女不用棕榈根。

　　（二）孕妇去冬麦　　钩藤　　棕榈

　　　　　加茶叶根一錢。

　　（三）上方可治脑膜炎，但要和雪里开

　　　　　三錢或白头翁二錢。

（桐庐卫生組汇编）

24

感冒、流行性感冒

一、预防感冒：

方一　贯仲一两。水煎服三天。

方二　大蒜适量。水煎服三天。

方三　一枝黄花二两。水煎服三天。

（杭州五院）

二、风寒感冒：

方一　紫苏叶二钱　　薄　荷三钱

菊　花二钱　　枇杷叶三钱（去毛）

生　姜五片　　水煎服。

（镇海中草药座谈会）

方二　马蹄香　　仙鹤草各二钱，

葱白三枚。每日二次煎服。

（建德人防治组）

方三　防　风二钱　　鹅不食草二钱

前　胡二钱　　煎服

（杭州五院）

25

1949
新 中 国
地 方 中 草 药
文 献 研 究
(1949—1979年)
1979

三： 风热感冒：

方一 一枝黄花三錢

野菊花三錢开水煎服。

方二 白毛藤一两 桑 叶三錢

芦 根五錢 煎服。

方三 薄 荷三錢 菊 花二錢

冬桑叶二錢 枇杷叶三錢（去毛）

水煎服。

方四 白 英五錢 海金沙根一两

盐肤木根五錢 加水煎二汁，日

服一帖，分二次服。

（鎮海中草药座谈会）

四、一般感冒：

方一 平地木三錢 白 英五錢

凤尾草五錢 水煎服。

方二 白 英一两 鸭跖草一两

忍冬藤一两 馬兰头一两

煎服。

26

高热　加竹叶麦冬四钱。

咳嗽　加枇杷叶（去毛）三钱　水煎服。

方三　连钱草一把　冲开水服。

（台州中草药组）

方四　鱼腥草五钱　凤尾草三钱

　　　硃砂根（雪里桃）二钱

　　　兔耳风（一枝香）三钱　水煎服。

（武义卫办）

五、小儿感冒：

方一　望江南子三钱　加些冰糖煎服。

（镇海中草药座谈会）

方二　紫背天葵子　每岁儿童为粉剂
　　　0.3克。液剂紫背天葵鲜二斤，加
　　　水2000CC，煎至800CC，加红糖
　　　四两，合成1000CC，笨甲酸钠
　　　3克。

27

1949
新　中　国
地方中草药
文　献　研　究
(1949—1979年)
1979

剂量：1——2岁　　　10——15CC，

3——5岁　　　20——30CC，

（临安卫生組）

六、感冒咳嗽：

方一　天門冬三錢　　麦門冬三錢

石豆兰二两　　水煎服。

（黄岩中草組）

方二　紫　苏三錢　　前　胡三錢

枇杷叶（去毛）三錢

天青地白一两　　水煎服。

（武义卫生組）

方一：止咳合剂：

枇杷叶2.5斤　　兰花草2.5斤

金銀花2.5斤　　桑白皮2.5斤

淡竹叶2.5斤　　黄荆根2、5斤

加白　糖8.5斤

煎成14400CC°（煎3——4小时）

28

服法：每天3次，每次30CC，据病人
反映效果较好。

（台州中草药组）

方二　镇咳消炎合剂：

珠砂根120克　　枇杷叶400克
前　胡40克　　　南天竹叶40克
薄　荷20克　　　甘　草20克
安息香酸钠4克（防腐剂）加水
5000毫升，煎至1000毫
升。每次服10——15毫升，
一天服3次。

主治：急慢性支气管炎，肺炎上感。

方三　肺痨咳嗽：

肺形草四钱　　百　部三钱
天　冬三钱　　水煎服。

（绍兴医药公司）

1949

新 中 国
地 方 中 草 药
文 献 研 究
(1949—1979年)

1979

急、慢性支气管炎

一、急性支气管炎：

方一　煆蛤壳三錢　　一枝黄花一兩

平地木五錢　　百　部三錢

杏　仁三錢　　白　芨三錢

麻　黄八分

用法：水煎服，每日一剂。

方二　白　英五錢　　一枝黄花一兩

黄　芩三錢　　枇杷叶(去毛)五張

杏　仁三錢　　銀　花五錢

魚腥草一兩　　南沙参三錢

用法：水煎服，每日一剂。

方三　魚腥草一兩　　大薊根五錢

白前五錢

用法：水煎服，每日一剂。

二、慢性支气管炎

30

方一　一枝黄花一两　　盐肤木五錢
　　　枇杷叶五錢　　　　白蘿卜四两
　　　青果五个

用法：水煎服，每日一剂。

方二　云雾草五錢　南天竹子一两
　　　黄荆子一两（七張叶为好）
　　　桔梗五錢　　　南沙参五錢

用法：水煎服，每日一剂。

（兰溪草药組）

方三　魚腥草一两　　　桔梗五錢
　　　败酱草一两　　　墨旱蓮一两
　　　鹅不食草一两　　水煎服

方四　百部三錢　　　　干姜二錢
　　　石葦三錢　　　　細辛五分
　　　广地龙五錢　　　水煎服

（杭州五院）

方五　忍冬藤一两　　　伤寒草一两
　　　紫苏三錢　　　　白茅根一两

31

1949

新 中 国
地 方 中 草 药
文 献 研 究
(1949—1979年)

1979

贯仲一两　　　桂枝五分
枇杷叶（去毛）五錢　　麻黄五分
水煎。一日一剂，分三次服。

（上虞爱办組）

支气管哮喘

方一　望江南子三錢　　盐肤木根五錢
　　一枝黄花一两　　天名精五錢
　　黄荆子五錢
用法：水煎服，每日一剂。

（兰溪中草葯組）

方二　黄荆子粉一錢，一日三次，連服一
　　至七日为一疗程，可連服三至五个
　　疗程。

（杭州五院）

方三　射干三錢　　馬兰根一两
用法：水煎服。

（杭州五院）

32

方四　金樱子二两。

用法：打碎去种子，洗淨加冰糖一两，水煎分2至3次服，忌刺激性食物。

方五　胡頹子，枇杷叶，（去毛）各一两。

用法：泡开水，代茶常服，有炎症者酌加一枝黄花一两。

主治：咳嗽气喘。

肺　　炎

方一　白毛夏枯草一两　　魚腥草一两

　　　芦根五錢　　　　　冬瓜子五錢

　　　杏仁三錢　　　　　銀花五錢

　　　石斛三錢　　　　　黄芩三錢

用法：水煎服，每日一剂。

　　　　　　　　　（兰溪中草小組）

方二　白毛夏枯草二两。

用法：水煎服　　　（杭州五院）

方三　白花蛇舌草二两　　敗酱草一两

33

1949

新 中 国
地 方 中 草 药
文 献 研 究
(1949—1979年)

1979

紫花地丁一两　　蒲公英一两

用法：煎服　　　　（杭州五院）

方四　海金砂一两　　馬兰根一两

　　　抱石蓮一两　　犁头草一两

用法：煎服　　　　（杭州五院）

方五　一枝黄花三錢　　魚腥草七錢

　　　桔梗一錢　　　　甘草一錢

用法：煎服　　　　（桐庐卫生組）

肺 膿 瘍

方一　白毛夏枯草一两　　肺形草五錢

　　　一枝黄花一两　　　魚腥草一两

　　　生米仁五錢　　　　銀花五錢

　　　冬瓜子五錢　　　　芦根五錢

　　　杏仁三錢　　　　　浙貝三錢

用法：水煎服，每日一剂。

方二　魚腥草一两　敗酱草五錢　赤芍三錢

　　　桔梗三錢　大力子三錢　桑白皮五錢

34

用法：水煎服，每日一剂。

（兰溪县中草药組）

方三　魚腥草一两　　白芨　　桔梗
　　　大薊各五錢

用法：煎服。

方四　蒲公英一两　　板兰根五錢
　　　桔梗五錢，　　煎服

（諸暨医药公司）

方五　干燥铜盆一枝香　　金香炉各五錢

用法：上药置碗中，加烧酒半斤，浸湿药
　　　渣，再盖上一只碗，隔湯燉汁服渣
　　　以烧酒或水燉出二剂下午服。

（遂昌县卫生组）

方六　杏香兔耳风鲜全草二至三两
　　　大青叶一至二两

用法：捣烂絞汁服，连服七天为一疗程，
　　　輕症服一个疗程，重症服二个疗程

方七　魚腥草五錢至一两，加冰糖煎服，

35

1949

新 中 国
地 方 中 草 药
文 献 研 究
(1949—1979年)

1979

連服二至四周，也可配合使用牛夕，木芙蓉各二錢，石豆兰五錢，共煎服。

（巨县卫生組）

肺 結 核

方一　魚腥草五錢，百部二錢，杏香兔耳风五錢，潮热盗汗加杞子根一兩，五味子一錢。胃口不开加白扁豆五錢，（搗碎）咯血加仙鶴草一兩，白芨粉一錢半（吞服）或继木根五錢。

用法：水煎服

（紹兴中草葯新医疗法）

方二　白毛夏枯草三至五錢，紅枣五枚。

用法：水煎服。　（縉云生产組）

方三　鹿含草一兩，抱石蓮一兩，

用法：水煎服　　　（杭州五院）

36

方四　百部六钱　黄芩六钱　丹参三钱，

用法：水煎服，咯血加金不换（土大黄）

　　　1至2两，或地榆粉，白芨粉各三

　　　钱。

方五　沙参三钱　　　麦冬三钱

　　　天门冬三钱　　金钱草三钱

　　　元宝草二钱

用法：水煎服。　　（镇海生产组）

方六　肺咳出血　　　仙鹤草三钱

　　　地锦草三钱　　鹿含草三钱

用法：水煎服。

　　　　　　（镇海生产组供）

淋巴结核

方一　藤梨根三两。

用法：水煎服，每日一剂。

方二　藤梨根三两　　夏枯草三钱

　　　生牡蛎五钱　　元参三钱

37

1949
新　中　国
地 方 中 草 药
文　献　研　究
(1949—1979年)
1979

浙贝三钱　　　海藻三钱

昆布三钱

用法：水煎服，每日一剂。

方三　抱石莲一两　　土茯苓一两

用法：水煎服，每日一剂。

（兰溪县中草药组）

方四　夏枯草一两　　煎服

（永康县汇编）

方五　拔葜根　　猪肉同煮食

（缙云县生产组）

方六　斑叶兰一钱半，

用法：放碗内加水，隔水燉熟后服汤，连服二次。

（临海卫生办公室）

脑膜炎，乙型脑炎

方一　青木香五钱　　南蛇根五钱

白马骨二两

38

用法：水煎丙服（或煮二个鸡蛋吃）

主治：脑膜炎。

方二　有角乌蔹莓　　单叶铁线連

　　　天花粉　　　　石蕨各五分

　　　龙胆草八分　　抱石蓮五分至三錢

　　　柳叶牛夕三分。

用法：煎服，每天一剂，連服五、六剂，
　　　辅以針灸疗法，治疗后遗症。

主治：流行性乙型脑炎（試用法）

方三　大青叶根

用量：一岁以下1至2錢，1至5岁三錢
　　　6至10岁五錢，11至16岁五
　　　至七錢，16岁以上八至十錢，以
　　　上均为一次量，每隔四小时服一
　　　次，高热惊厥神志昏迷者加安宫牛
　　　黄散，低热不退可用青蒿，鲜荷叶
　　　适量。

　　　　　　（台州生产组）

39

1949
新 中 国
地方中草药
文 献 研 究
(1949—1979年)
1979

肾 脏 病

一、急性肾炎：

方一　益母草二至四两

用法：水煎服　　（武义卫生小組）

方二　一枝黄花一两　　白茅根一两

　　　車前草一两　　　陈葫芦五錢至一

　　　两

用法：水煎服　　（武义卫生組）

方三　白茅根一两　　車前草一两

　　　黄毛耳草一两　米仁根一两

　　　魚腥草五錢

用法：水煎服

　　　　　　（紹兴中草葯服务部）

主方：另加、海金砂全草四两

　　　摩来卷柏四錢　　墨旱蓮四錢

方四　拉拉藤一两　　　蒼耳子根二两

40

用法：水煎服　　　（杭州五院）

方五　海金砂一两　　六月雪一两

　　　地茄一两　　　大叶金钱草一两

　　　马兰一两　　　白茅根七钱

　　　　　　　　（金华医院）

　　　白花蛇舌草二两　　野菊花二两

用法：水煎服；适应慢性水肿。

　　　　　　　　（台州中草组）

方六　茯苓皮四钱　　扁蓄草三钱

　　　黑豆皮四钱　　车前子三钱

　　　佛手柑一钱半　桑白皮一钱半

　　　泽泻一钱半　　生姜皮一钱

　　　炒黄柏一钱

用法：水煎服，一日一次。

　忌：食盐，辛辣。

　　　　　　　　（镇海生产组）

方七　地锦草一两　　连钱草五钱

　　　龙胆草三钱　　蒲公英三钱

41

1949

新 · 中 国
地 方 中 草 药
文 献 研 究
(1949—1979年)

1979

忍冬藤三錢。

用法：水煎服，如有尿血加风尾草五錢，浮肿加車前子或全草三錢，西瓜皮一两水煎服，一日一次。

注：另加：　　　　（鎭海生产組）

水菖蒲，垂柳嫩头，土牛夕，败酱草，根据不同症状，任选1至2种，高血压：加杜仲，白毛夏枯草

方八　一枝黄花一两　　茅草根二錢

葫芦壳二錢　　　甜酒酿一两

用法：水煎二次，分上下午两次服。

忌食：鯉魚，蒸鸡蛋，毛芋类等，忌盐120天。

主治：急慢性腎炎。

（兰溪游埠区）

二：慢性腎炎：

方一　一枝黄花一两　金樱子根一两

天名精一两　　　白茅根一两

42

　　石韦一两

用法：水煎服　　　　　（杭州五院）

方二　车前草一两　　连钱草一两

　　　半边莲、海金砂根，阴行草各五钱

用法：煎服　　（诸暨县医药公司）

方三　玉米须　白毛藤　车前草各一两

用法：煎服　　（诸暨县医药公司）

方四　大蓟根五钱　　　毛钱草五钱

　　　木贼草四钱　　　疏花薺苧三钱

　　　合萌五钱　　　　牛夕五钱

　　　葎草五钱　　　　乌药三钱

用法：煎服，每日一剂

　　　　　　　　（临安青山公社）

方五　马蹄金　　过路黄　　车前草

　　　鸭跖草　　平地木　　白英各二两

用法：水煎服，同时用马蹄金与石蒜捣烂

　　　敷脐　　　（上虞爱办整理）

方六　肾炎合剂（包括急慢性）

43

1949

新 中 国
地 方 中 草 药
文 献 研 究
(1949—1979年)

1979

海金砂屯２.５斤　　　地茄根２.５斤

天胡荽２.５斤　　　　馬兰２.５斤

白茅根半斤　　　　　益母草２.５斤

用法：煎至３０斤液，加糖１.５斤，約

煎三时左右，每日三次，每次３００

西西。

（贛州６.２６卫校）

主方：另加：扶芳藤　荷包草　五加皮

（根据不同症状任选一种）

肾　結　核

方一　馬齿苋半斤　　黄酒二斤

用法：浸三天，去渣，每日服三次，每次

二匙。

方二　百部二两　　鸡一只（約一斤重）

用法：蒸服。　　　（兰溪中草药組）

44

肾 水 肿

方一　車前草根五錢　　玉米須一兩

用法：煎服。　　（建德防治組）

方二　玉米須　　連錢草各一兩

用法：煎服。

方三　拉拉藤（猪殃殃）鮮二兩

　　　葫芦一兩

用法：煎服。　　（建德县防治組）

方四　石蒜根，蓖麻籽捣烂外敷"涌泉

　　　穴"（本品均有毒）。

主治：下肢肿。

方五　一枝黄花根一兩　　石菖蒲根二錢

　　　异叶榕根一錢　　　黄酒炒透

用法：煎服，每天一剂，分三次服。

方六　酢浆草一至二兩　　牛夕三錢

　　　另配紅花　桃仁各三錢

用法：煎服。　　（亘县政工組）

1949

新 中 国
地 方 中 草 药
文 献 研 究
(1949—1979年)

1979

急慢性泌尿道感染

（包括腎盂腎炎，尿道炎，膀胱炎）

方一　三白草二两

用法：水煎服，每日一剂。

（兰溪县中草药組）

方二　白毛夏枯草一两　　一枝黄花一两

　　　兎耳风五錢　　　　抱石蓮三錢

　　　白茅根五錢。

用法：水煎服，每日一剂。

（兰溪县中草药組）

方三　金銀花藤一两　　海金砂一两

　　　車前草一两　　　地胆头一两

　　　小叶金錢草一两

用法：每日一剂，水煎二次。重症者一日

二剂，水煎四次服。

方四　瞿麦四錢　　　　扁蓄四錢

　　　海金砂四錢　　　黄栀仁三錢

46

　　金銀花五錢

用法：每日一剂，水煎二次服。

方五　海金砂　　　夏枯草　　　积雪草

　　　益母草　　　白茅根各五錢至一两

用法：水煎服。　　　（台州中草組）

方六　风尾蕨二两

用法：煎服。　　　（杭州五院）

方七　馬齿苋二两

用法：煎服。　　　（杭州五院）

方八　白花蛇舌草八錢　野菊花三錢

　　　石葦三錢　　　　白茅根五錢

用法：煎服。　（紹兴医药公司）

方九　九头獅子草　　　扁蓄草

　　　車前草各一两

用法：煎服。　（諸暨医药公司）

急性腸炎

方法　地錦草一两　　仙鶴草五錢

47

1949
新中国
地方中草药
文献研究
(1949—1979年)
1979

大叶劳力草一两　白木香三錢

用法：水煎服。每日一剂。

（兰溪中草药组）

方二　地錦草一两

用法：紅糖适量，水煎服

（永康土方一）

方三　山查根一两　　沙氏鹿茸五錢

鸡蛋二个

用法：水煎。服蛋和汁。

（永康土方一）

方四　金銀花　　　野菊花各四錢

大蒜一两　　白术三錢

烏梅三錢　　金櫻子三錢

用法：煎服。　　（桐庐卫生组）

方五　連錢草五錢　　刘寄奴三錢

紅木香三錢

用法：水煎服，如血瘀（有硬块）加大

血藤三錢。　　（鎮海生产组）

48

細菌性痢疾

方一　黄毛耳草五錢　　风尾草一两

　　　爵床五錢

用法：水煎服，每日一剂。

　　　　　　　　（兰溪中草药組）

方二　路路通叶一两　馬齿苋一两

　　　地錦草一两

用法：水煎服，每日一剂。

　　　　　　　　（兰溪中草药組）

方三　地錦草五錢　　毛茛（鮮）二株

　　　仙鹤草一两

用法：水煎服，每日一剂。

　　　　　　　　（兰溪中草药組）

方四　翻白草三錢　　爵床全草五錢

　　　白茅根二錢。

用法：水煎服。

　　　　　　　（江山中草药驗方）

49

1949

新 中 国
地 方 中 草 药
文 献 研 究
(1949—1979年)

1979

方五　辣蓼全草（根更好）一两左右
用法：水煎服，每日一剂。

（义乌中草组）

方六　地锦草一至二两

金樱子根一至二两

有血者加仙鹤草，地榆各五钱。

用法：水煎服。

（武义卫生办公室）

方七　小青草三钱　　鸡冠花三钱

马鞭草三钱　　凤尾草三钱

用法：水煎服（注：白痢用红鸡冠花，红
痢用白鸡冠花。

（镇海生产组）

阿 米 巴 痢 疾

方一　翻白草一两　　地榆五钱

槟榔三钱

用法：水煎服，每日一剂

50

（兰溪中草药组）

方二　鸦胆子（苦参子）去壳，成人每次
　　　服１５粒，用开水吞服，每日二次
（疗效）共治３４例，皆愈。

（义乌中草药组）

肝　炎

方一　对叶贯仲一两　　岩柏一两
　　　凤尾草一两　　　乌韭一两
　　　马鞭草一两

主治：急慢性肝炎（以急性黄胆型为主）
用法：水煎服，每日一剂。

方二　岩柏一两　　　酢浆草五钱
　　　红马兰一两　长萼鸡眼草一两

主治：急慢性肝炎。
用法：水煎服，每日一剂

方三　对叶贯仲一两　　凤尾草一两
　　　六月雪一两　　　甜酒药一钱

51

1949
新　中　国
地 方 中 草 药
文 献 研 究
(1949—1979年)
1979

主治：急性黄疸型肝炎。

用法：水煎服，每日一剂。

（兰溪中草药组）

方四　摩米卷柏（岩柏）一两

　　　翻白草三钱

用法：煎服。　　　（永康土方一）

方五　鲜破铜钱（天胡荽），马蹄金各一

　　　两，瘦猪肉四两共煮，吃汤和肉。

用法：每日一剂，七天为一疗程。

疗效：共治１３６例，皆愈。

（义乌中草药方剂）

方六　凤尾草一两　　岩柏草一两

　　　平地木五钱　　六月雪一两

用法：煎服每日一剂。

（金华医院）

方七　摩来卷柏一两　　平地木一两

　　　白茅根五钱　　黄毛耳草五钱

　　　马蹄金四钱　　茵陈五钱

52

红枣一两

用法：煎服。

注：也可把白茅根，黄毛耳草调换乌韭，凤尾厥各五钱，脚膝滞重加米仁根一两，白毛藤四钱，睡眠不安加夜交藤五钱，野菊花三钱，灯蕊四帝，胃口不开加山楂根三钱。肝区痛加郁金三钱。谷丙转氨酶（即S、G、P、T）高，加夏枯草五钱，蒲公英五钱，丹参三钱。

方八　岩柏草一两　　茵陈一两
　　　白毛藤一两　　六月雪五钱
　　　青蒿五钱　　　木通五钱。

大叶金钱草一两

制备：加水９００毫升，头贰汁共煎至３００毫升为一剂（并加红糖半两矫味）。

（杭州传染病院）

53

1949

新 中 国
地 方 中 草 药
文 献 研 究
(1949—1979年)

1979

胃十二指腸潰瘍

方一　烟子研粉加紅糖生姜湯送服。

主治：胃寒性痛。

方二　延胡索三錢　　烏賊骨五錢

　　　白芨四錢　　　甘草四錢

用法：水煎服，每日一剂。

方三　生元胡三錢　　枯矾二錢

　　　烏賊骨五錢

用法：将上药研粉冲蜂蜜服。

　　　　　　　　　（兰溪中草組）

方四　青木香三錢　　香附子三錢

　　　烏药六錢　　　紅木香二錢

用法：煎服。　　　（临安生产組）

方五　蒲公英一两　　連錢草五錢

　　　山楂三錢　　　陈皮二錢

　　　刘寄奴二錢　　青木香二錢

　　　紅木香二錢　　細辛五錢

54

红枣十只

制法：煎汤去渣，分头二汁。

用途：治胃痛。

方六　延胡索二两　　青木香二两

　　　红木香二两　　龙胆草二两

　　　威灵仙二两　　香附二两

　　　细辛一两

制法：焙干研末过筛，成细粉；

用途：适用于胃痛，有引气止痛效果。

用法：每日一次，每次五分至一钱。

方七　连钱草（鲜）一两。

制法：取鲜全草一两，煎服

用途：胃炎，胃溃疡。

说明：日服一次，六天为一疗程，连服一

　　　疗程。

（镇海中草药座谈会）

55

1949

新　中　国
地方中草药
文　献　研　究
(1949—1979年)

1979

肝硬化腹水

方一　平地木一两　　　龙芽草一两
　　　半枝莲一两　　　馬鞭草一两
　　　腹水草一两

用法：煎服。　　　　　（杭州五院）

方二　当归四錢　　　　丹参四錢
　　　澤兰四錢　　　　紅花二錢
　　　車前草一两

用法：煎服。　　　　　（杭州五院）

方三　藤梨根一两　　　半枝莲五錢
　　　薜荔藤一两　　　沙氏鹿茸草五錢
　　　野葡萄根一两　　凤尾草五錢

用法：一日一剂煎服（消水效果很好）

方四　烏桕根皮，焙干研粉同蜂蜜調成丸
　　　子。

用法：早晨服，每天服一次，每次二錢，
　　　（服后有点头晕或恶心，但臥床休

56

息可减少反应）

（台州中草药组）

方五　白英1至2两，燉猪肝吃（肝3至4两）日服一次。

（台州中草药组）

方六　荠菜花四钱　　对座草五钱
　　　白茅根一两　　荷包草一两
　　　平地木一两　　小青草五钱
　　　镇坎散三钱　　香砂六君丸四钱
　　　三剂有效，立感腹水泻下，胸腹舒
　　　适，睡眠安稳。

（绍兴药材公司）

方七　大蒜，田螺，车前子各等量，捣烂
　　　贴脐中。

（永康土方一）

57

1949

新 中 国
地方中草药
文 献 研 究
(1949—1979年)

1979

糖 尿 病

方一　紅梅梢二两　　葱木二錢

截叶铁扫帚二两　　玉米須二两

用法：水煎服，每日一剂。

（兰溪中草药組）

方二　玉米須四两

用法：煎湯代茶，連服七天。

（永康土方一）

方三　葱木（鳥不宿）根一两

用法：煎服。　（兰溪中草药組）

方四　截叶铁扫帚根四两，鸡一只去脏，

将草药放于肚里燉熟，吃鸡与湯。

疗效：一般3至5天卽見效。

（台州中草药組）

方五　葱木五錢

用法：水煎丙服。

（縉云生产組）

58

方六 冬瓜皮（去外白皮）五至七两水煎
内服。 （缙云生产组）

高 血 压

方一 白毛夏枯草一两 木贼草五钱
用法：水煎服，每日一剂。
（兰溪中草药组）

方二 海州常山根一两 夏枯草五钱
野菊花一两 车前子一两
用法：水煎服，每日一剂。
（兰溪中草药组）

方三 海带，黑木耳适量作菜吃，宜低
盐，忌酸辣。

方四 钩藤根，野菊花各五钱，车前子三
钱，夏枯草一两。
用法：煎服。 （永康土方一）

方五 玉米须二两
用法：水煎服或当茶饮，降压后即停服。

1949
新　中　国
地方中草药
文　献　研　究
(1949—1979年)
1979

（武义生产办公室）

方六　夏枯草3斤　　　稀莶草3斤
　　　龙胆草3斤

制法：全草焙干研粉制片。

用法：每片0·3克，每日三次，每次
　　　3至5片。

（台州中草药组）

方七　向日葵花盘半斤，玉蜀黍穗3两，
　　　沙氏鹿茸草3两，白毛夏枯草3两
　　　至1斤，苹3两

用法：煎服　　　　（温州市中草药组）

脑血管意外

方一　鬼剪羽五錢　　　骨碎补五錢
　　　钩藤五錢　　　　天麻四錢
　　　桂枝二錢　　　　土牛夕一錢
　　　水煎內服，每日二剂。

方二　鬼剪羽四錢　　　倒挂金钟三錢

60

荆芥三錢　　　朱砂根二錢。

用法：水煎內服。

（縉云生产組）

风　湿　病

一、风湿性心脏病：

方一：乌桕根四錢　　大活血三錢

　　　女貞子三錢　　　虎杖四錢

　　　卫矛三錢　　　　杉木皮三錢

　　　胡禿二錢　　　　山查根二錢

　　　大节草三錢　　　过沟尤三錢

用法：水煎服。　　（桐庐卫生組）

二、风湿性关节炎：

方一　虎杖三錢　　　硃砂根三錢

　　　稀签草三錢　　　葱木五錢

　　　桑枝一两　　　　豁石藤一两

　　　伸筋草一两　　　紅花三錢

　　　归尾五錢　　　　五加皮五錢

61

用法：水煎，日服一剂

方二　野葡萄根一两　　金樱子根二两
大活血三錢　　白茅根五錢
硃砂根三錢　　虎杖根三錢
土牛夕三錢

用法：水煎日服一剂。

主药：另加减：
八角楓，絡石藤，六月雪，威灵仙，野蕎麦，竹叶椒，拔葜，海风藤，馬兰头，白英(一般3至5錢)
（兰溪中草药組）

方三　生甘草一两　　延胡索四錢
桂枝三錢

方四：另加減西河柳一两　　汉防己一两
白毛夏枯草二两
（杭州五院）

方五　勾藤5斤　　土牛夕1·5斤
桂枝（中节）1·5斤，葱木根

62

1·5斤，络石藤5斤，大血藤2·5斤，白酒2·5斤，白糖适量。

用法：煎至32000，（加笨甲酸0.2％防腐）

成人一日2至3次，每次30至50西西。　（台州中草药组）

方五　串珠虎刺，黄芪虎刺，五加皮各五钱，若病下肢加白牛夕，金英子各三钱。　（诸暨药材公司）

三、全身瘫：

方一　威灵仙五钱，牛夕五钱，烧酒浸一星期。

用法：每晚吃一匙。

四、半身瘫痪（中风，半身不遂）。

方一　全当归二两　　斗米虫刺根一两
　　　石蚕一两　　　大叶板一两
　　　闹洋花二钱　　何首乌一两

1949

新　中　国
地 方 中 草 药
文 献 研 究
(1949—1979年)

1979

八角风二两　　紅獅毛根五錢
八角刺二两　　白茅根五錢
野胡椒二两　　牛夕一两，
石瘋藤二两　　过山龙一两
紅木香二两　　扁几柴一两
鉄犁头二两　　黄毛耳草五錢
用法：吃三帖。
第二次：（調換）
金樱子二两　　野苧麻根二两
野桃树根五錢
金銀花藤五錢　野蔷麦一两
气急加陈皮（桔皮）五錢
生姜三片。
用法：吃二帖。
第三次：
土茯苓二两　　金毛獅子一两
老虎剌根二两　野紫苏五錢
艾叶一两　　　肺形草一两

64

苍耳子五钱　　扫把树根五钱
一枝黄花五钱　香柴根一两
山查根一两　　野葡萄根一两

用法：一剂。　　　（桐庐卫生组）

方二　白凤仙花二两　黄酒一斤

用法：将上药放酒内浸一夜，煎服，日服
　　　二次，每次1至2两。

（武义民间）

失　　眠

方一　百合一两

　　　炖服　　　　（镇海生产组）

方二　合萌三钱　　鬼针三钱
　　　大枣十只

（镇海生产组）

65

1949

新中国
地方中草药
文献研究
(1949—1979年)

1979

盗　汗

方一　六月雪二两　　浮小麦一两
　　　玉桂五分
用法：水煎服，每日一剂。

（兰溪中草药组）

方二　红枣一斤　　　浮小麦半斤
　　　黑大豆一两　　红糖半斤
用法：水煎连渣服。

（兰溪中草药组）

方三：稆豆衣四钱　　糯稻根三钱
　　　棉花杆三钱　　炙甘草二钱
　　　浮小麦三钱
用法：煎服　　　　（杭州五院）

方四　五倍子研末二分　涂敷脐眼
　　　　　　　　　　　（杭州五院）

方五　野荞麦四钱　　马棘三钱
用法：水煎服，内服1至2服即愈。

66

（疗效）共治 7 至 8 例，皆愈。

〔金华中草药组（筹）〕

出 血　止 血

方一　继木根二两　　旱莲草一两

　　　白茅根五钱　　炒藕节五钱

　　　沙氏鹿茸草一两　虎耳草一两

　　　仙鹤草一两　　白芨三钱

主治：肺结核支气管扩张症咳血，消化道
　　　出血（包括吐血，便血）

用法：水煎服，每日一剂。

（兰溪中草药组）

方二　地榆炭四钱　　侧柏叶炭一两

用法：煎服

主治：肺出血（肺，支气管出血）

（临安青山卫生组）

方三　鹿蹄草二两

67

1949

新 中 国
地 方 中 草 药
文 献 研 究
(1949—1979年)

1979

用法：煎服，冲白芨粉三錢

（临安青山卫生組）

方四　盐肤木三錢　　筋骨草三錢

　　　仙鶴草五錢　　黄毛耳草五錢

用法：連服四日后，再吃白芨粉，每日上下
　　　午各服一錢，連服十日。

主治：肺結核咳血。

（鎭海中草葯座談会）

方五　栀子根一两　　精肉四两

用法：共煎，其汁待冷內服。

主治：咯血，嘔血。

（建德防治組）

方六　大薊，白芨各三錢

用法：水煎服。

（建德人民防治組）

方七　卷柏，扁柏，棕櫚各等分，炒焦存
　　　性共为末

用法：每服三錢以黄酒送服。

68

主治：便血。

（永康土方一）

方八　白芨焙干研末成人三钱。

主治：肠胃出血或便血。

方九　仙鹤草1至2两　　苦参四钱
　　　地榆炭三钱　　煎服

主治：大便出血。

方十　地榆五钱　　白茅根一两
　　　黄董三钱

用法：水煎服

主治：便血

方十一　车前草二两　旱莲草一两
　　　煎服

主　：尿血。

方十二　板兰根捣烂塞鼻孔。

69

1949

新 中 国
地 方 中 草 药
文 献 研 究
(1949—1979年)

1979

主治：习惯性出血，白茅根四两，煎服。

（临安青山卫生组）

方十三　鲜扁柏叶两，捣烂绞汁，用温开

水调服。

（建德人民防治组）

方十四　六月雪根一两，白茅根四两

煎服。　（临安青山卫生组）

方十五　黄草根炒炭一两。

（临安青山卫生组）

尿 潴 留

方一　蝼蛄10只（去须）

用法：用烧酒浸死焙干研粉，分三次开水

吞服。　（兰溪中草药组）

方二　糯稻田稗草二两。

用法：水煎空腹服。

方三　水狗１２只　　蟋蟀１２只

甘草二钱

70

用法：每日上午，各煎服一剂

（金华草药会议材料）

疟　疾

方一　石胡荽（鹅不食草）若干，捣烂塞
鼻，敷脉门，合谷尺泽等穴（在发
作前敷）。

（永康土方一集）

方二　桃树嫩头七个捣烂于发作前
放脐中。

方三　韭菜一把，鸡蛋二个共烤，于发作
前吃。

方四　茅膏菜籽1至2粒，捣烂敷于内关
穴，男左女右

主治：间日疟。

方五　桃树内白皮二两，煎水服。

主治：间日疟。

方六　凤尾草加白糖捣烂外敷内关穴，男

71

1949

新 中 国
地 方 中 草 药
文 献 研 究
(1949—1979年)

1979

左女右。

方七　馬鞭草一至二两，水煎服。

注：上六至七方主治各种疟疾。

（縉云生产組）

方八　毛茛全草一至三株，小儿减半，纸
　　　包，于发病当天，清晨放入內衣袋
　　　內一昼夜去草葯。

方九　墨旱蓮全草加盐搗烂外敷內关。

方十　蛇含又名五叶蛇含，以无毛，干細
　　　的为好。

用法：5至7株冲开水服。

（疗效）：共治130全例，仅四
　　　例无效。

武义卫生办公室）

方十一　小青草一两，发作前二小时前水
　　　　煎服。

72

臉神經麻痹

方一　巴豆3至5粒

用法：搗烂去油放于手中，再用盛滿开水的碗底盖住，用鏡照自己臉进行矫正，复位后即除去巴豆，以免矫正过度。

（兰溪中草药組）

方二　海金砂根适两。

用法：搗烂擦健侧局都，每次擦至发热，2至3次見效。

（兰溪中草药組）

外　　科

麻醉止痛

方一　川乌二錢　　杉树木二錢
　　　乳汲各四錢

用法：共研末擦患处即止痛。

方二　四面劍一两　　南瓜囊一两

73

1949

新 中 国
地 方 中 草 药
文 献 研 究
(1949—1979年)

1979

木加子一两

制法：以上三味药共捣烂敷伤处。

用法：以浓细茶水或二盘泔清洁伤面，再将此丹外敷，一日二次。

功能：消炎，拔毒，生肌，镇痛。

方三　千斤拔（根）蓖麻籽，南瓜囊，仙人掌，牛屎虫，磁石，红薯各等份（视伤面大小而定）。

用法：共捣烂敷于伤口，一日换一次。

方四　枇杷叶三两　　小青叶一两
　　　旱禾子叶二两　砂姜二两
　　　土大黄四钱（若骨打断者加蚯蚓四条）

用法：上药共捣烂，加入冷开水调成浆糊状敷于伤处。

（台州中药组）

74

毒 蛇 咬 伤

經結扎，扩創等急救处理后，选用草药內服，外敷。外敷草药应保持創口通畅以利排毒。

一、蝮蛇（狗屎蝮）咬伤。

（一）內服方：

1、金銀花藤三两　野菊花五錢
　　半边蓮一两　　生大黃二錢

用法：水煎服。一日一剂。

（武义民間驗方集）

2、头昏眼花，复視胸悶等症者服下方：

　　蜈蚣一錢　　　全蝎一只
　　半边蓮一两　　半枝蓮一两
　　蚤休五錢　　　射干五錢
　　金銀花藤二两

用法：水煎服每日一剂。

（武义民間驗方集）

75

1949
新 中 国
地 方 中 草 药
文 献 研 究
(1949—1979年)
1979

3、龙胆草根　　　白芷各一至二两
用法：煎服，渣外敷

（巨县政工组

4、天門冬块根二至三个，加白糖搗烂
絞汁服，渣外敷

（巨县政工組）

5、爵床，岩珠，犁头草，搗烂絞汁
服，渣外敷。

（縉云生产組）

一：　外敷方：

1：半边蓮，半枝蓮，加少量食盐搗烂
外敷。

（武义民間驗方集）

2、生天南星醋磨浆外涂肿胀处。
（武义民間驗方集）

3、蛇含二两，水煎服，鲜草搗烂外
敷。　（武义民間驗方集）

4、木防巳块根切碎口嚼吞服五錢至两

76

　　　另用木防巳块根搗烂外敷。

忌：酒辣物。　　　（武义民間驗方集）

二：眼鏡蛇（犁头蝮）咬伤。

　（一）丙服：白菊花五錢　　夏枯草一两

　　　　射干三錢　　　　半边蓮—两

　　　　半枝蓮一两　　　蚤休五錢

　　　　全蝎一只　　　　蜈蚣一錢

用法：水煎服，日服一剂。

　（二）外敷：　　　（武义民間驗方集）

　1、乌柏（柏子树）嫩头或根白皮搗烂

　　　外敷　　　（武义民間驗方集）

　2、馬兰头，外敷

　　　　　　　（武义民間驗方集）

　3：苦爹菜（鲜）搗烂絞汁丙服，渣外

　　　敷。　　　　（縉云生产組）

三、　五步蛇（奇蛇）。

　（一）丙服，外敷：

　1、徐长卿（竹叶細辛）二至五錢

1949

新　中　国
地 方 中 草 药
文　献　研　究
(1949—1979年)

1979

龙胆草一至三錢

斑叶兰（小叶青）一至三錢

用法：水煎服，渣外敷。

（武义民間驗方）

2、疗疮草（金湯匙）二两。

用法：水煎冲黄酒服，渣外敷，忌荤油。

（武义民間驗方）

3、东风菜(烂屁股三七)根一至二两。

用法：水煎服，并外洗

（武义民間驗方）

4、石蟾蜍（粉防已）鲜根生嚼服一至二两。

用法：渣外敷肿胀处。

（武义民間驗方）

5、羊乳根（山海螺）四两，黃楊根四两。

用法：水煎1至2剂服

（武义民間驗方）

78

6、东风菜（烂屁股三七）黄独（金毛
　狮子）水煎服，或研粉吞服，外用
　蛇珠（滴水珠）七叶一枝花，木防
　巳磨浆外搽患处。

7、东风菜（烂屁股三七）二两
　野荞麦根二两　龙胆草五钱至一两
用法：水煎服，同时外洗。

（武义民间验方）

8、蛇含草根三至五钱
　紫花地黄根五钱　野苘豆根五钱至
　一两，腋生腹水草根二至三钱。
用法：煎服，外用任选下列鲜草一至数种
　捣烂外敷，或煎汤洗，渣外敷。
　苦爹菜，黄毛耳草，铁苋，乌桕树
　叶或根白皮，元参，牛夕，小鸢
　尾，野苎麻，过路黄。

9、七叶一枝花（鲜）捣烂绞汁丙服，
　渣外敷。　　　（缙云生产组）

79

1949

新　中　国
地方中草药
文　献　研　究
(1949—1979年)

1979

10、天南星（鲜）捣烂外敷。

11、垂盆草（鲜）捣汁服，渣外敷。

（缙云生产组）

12、三叶青五钱至一两，煎汤内服。

（巨县卫生组汇编）

四、　银环蛇：

（一）内服，外敷：

1、一包针（鬼针草）三两

半边莲二两。

用法：水煎服，鲜捣烂外敷。

（武义民间验方集）

2、白菊花五钱　　川芎三钱

白芷二钱　　甘草二钱

用法：水煎服，日服一剂。

（武义民间验方集）

五、竹叶青蛇：

（一）内服，外敷：

1、乌桕嫩叶一握，加食盐少许，捣

80

烂，取汁服，渣外敷。半边莲煎湯
代茶，剂量不拘。

（巨县政工組）

2、台灣莴苣根或凤毛菊根二至三个嚼
　　服。另用鲜根加食盐，搗烂外敷，
　　若加东风菜共搗烂外敷则更好，
　　东风菜不内服。

（巨县政工組）

3、叶下珠二两，水煎服，鲜全草搗烂
　　外敷。　　　　（武义民間驗方）

4、犁头草（紫花地丁）二至三两，水
　　煎服并外洗和鲜搗烂外敷伤口，忌
　　葷油。

5、白里金梅根（三叶翻白草）三粒切
　　碎泡服，再用五粒打碎煎洗，渣外
　　敷。

6、射干根（蝴蝶花）五錢，煎服，搗
　　烂外敷。　　　　（武义民間驗方）

81

1949

新 中 国
地方中草药
文 献 研 究
(1949—1979年)

1979

7、竹叶椒叶，山豆根共搗烂外敷。

（縉云生产組）

8、半边蓮搗烂絞汁服，渣外敷

（縉云生产組）

9、爵床，岩珠菜根搗烂絞汁服，渣外
敷。

10、連錢草，搗烂絞汁服，渣外敷。

（縉云生产組）

痈、疽、疖、疔、疮

方一　黃菊花五錢　　蒲公英五錢
　　　忍冬花三錢　　陈皮二錢
　　　小青草二錢　　虎杖三錢
　　　紫花地丁五錢　　十大功勞三錢

用法：煎汁內服。

方二：白毛夏枯草軟膏。

　　　取草洗淨晒干，研末加蜜糖适量，浸
　　　二十四小时和黃凡士林調为軟膏。

82

用量：半斤粉加黄凡士林一斤。

方三　外敷药：紫花地丁，半边莲，蒲公
　　　英，望江南，银花藤，野菊花，
　　　雪里青，随采数种捣烂外敷；用天
　　　南星醋磨，取汁外敷疔疮四周。

内服药：野菊花，蒲公英，紫花地丁，银
　　　花藤，鬼针草各三钱煎服。

主治：多发性脓肿。

方四　野菊花，白英，忍冬花各五钱，野
　　　油菜，蒲公英，皂角刺，白毛夏枯
　　　草，积雪草各三钱。

用法：水煎内服。

方五　疮疖外敷药综合。

　　　常用的有白接骨，白毛夏枯草，匍伏
　　　堇木芙蓉叶花，白马兰根，紫花地
　　　丁，鬼针草，鸭跖草，半夏，野油
　　　菜，墨斗草，半枝莲，龙葵，紫背
　　　天葵根，鱼腥，蛇莓，半边莲，九

83

1949

新 中 国
地 方 中 草 药
文 献 研 究
(1949—1979年)

1979

头狮子草，五爪龙藤根叶等，也有
的用腹水草，冷坑青玉如意，无骨
苎麻，瓦松等一般随采随用几种，
有二、三种即可。

丙服：略，

外敷：（一）未溃，白接骨，白毛夏枯草加
其他药。

（二）已溃：切开排脓或敷白接骨，
茼伏堇，白毛夏枯草。

疔疮虫（苍耳子虫浸蓖麻油加
硃砂和冰片少许）及其他草
药。

（镇海县生产组）

方六　犁头草，半边莲，连钱草，芙蓉花
叶，虎耳草，乌桕叶，任选二至三
种加白糖捣烂外敷。

方七　外用消炎膏。

一枝黄花一两　蒲公英一两

野菊花一两　　匍伏堇一两

芙蓉叶一两　　蛇葡萄一两

主治：各种疮疖痈肿，无名肿毒及乳腺炎

等症。　　（兰溪中草药小组）

方八　首乌、夜交，苦爹菜，捣烂外敷。

主治：背痈。

方九　金丝吊蛤蟆，醋磨外用。

方十　垂盆草，捣烂外用。

方十一　鱼腥草加盐捣烂外用

方十二　园叶佛甲草加酒酿或糯米饭捣烂

外敷。

方十三　乌蔹莓（五叶藤）去茎加酒酿或

糯米饭捣烂外敷。

（缙云生产组）

急、慢性兰尾炎

方一　红藤根三两　　南瓜须三钱

七叶一枝花二分，煎五次服

85

1949

新 中 国
地 方 中 草 药
文 献 研 究
(1949—1979年)

1979

主治：兰尾炎。

（桐庐县卫生组）

方二　白毛夏枯草二两　紅藤二两
　　　　白花蛇舌草二两　一枝黃花一两
　　　　紫花地丁一两　生米仁四錢

用法：水煎服，每日一剂。

方三　白花蛇舌草二两　紫花地丁一两
　　　　白花壺瓶一两　　野菊花五錢

用法：水煎服，每日一剂。

（兰溪中草組）

方四　紅藤根三两　　犁头草二两
　　　　黃酒为引，煎湯冲服便祕加枳壳二
　　　　錢，大黃一錢半，每日一剂，分二
　　　　次服。

主治：烂尾炎。

（江山县中草葯驗方）

方五　敗醬草一斤　　紅藤根二两
　　　　症重量再大1至5倍。

86

主治：急、慢性烂尾炎，子宫炎。

（临安县卫生组）

急、慢性胆囊炎、胆石症

方一　白毛夏枯草一两　　馬蹄金五錢

　　　　白花蛇舌草一两　　过路黄五錢

　　　　大叶金錢草一两　　凤尾草五錢

　　　　海金砂一两　　　　广郁金二錢

用法：水煎服，每日一剂。

（兰溪县中草组）

方二　車前草四錢　　　　条芩二錢

　　　　川栋子二錢　　　　土茵陈三錢

　　　　元胡一錢　　　　　海金砂三錢

　　　　大叶金錢草四錢　　小叶金錢草四錢

　　　　柴胡二錢

注：　如发热消失后，即去車前草，大叶
　　　金錢草，海金砂。

（台州中草组）

87

1949

新 中 国
地方中草药
文 献 研 究
(1949—1979年)

1979

方三　积雪草三錢　　馬蹄金八錢（均干）

用法：水煎服每日一剂、煎二汁連服五到
　　　十剂。　　　　　（鎮海县生产組）

方四　棉茵陈二两　　海金砂二两
　　　車前草二两　　金錢草半斤

用法：水煎服。

主治：胆石症　　　（江山中草药驗方）

方五　田字草（鮮）半斤

用法：煎服

主治：胆石症。

方六　海金砂，車前草，金錢草，萹蓄草，

用法：水煎服。

主治：胆石症。　　　（义乌中草組）

方七　金錢草一两　　荷包草一两
　　　匍伏菫一两

用法：水煎服。

主治：胆囊炎，胆石症。

　　　　　　　　　　（省中医院）

88

泌尿道結石

方一　海金砂一两　　一枝黄花一两
　　　車前草一两　　大叶金錢草一两
　　　石葦五錢　　　巨麥五錢

用法：水煎服，每日一剂。

主治：腎結石，輸尿管，膀胱，尿道結石。

（兰溪县中草組）

方二　海金沙五錢　　葎草一两
　　　杜鵑五錢　　　益母草一两
　　　白茅根一两或加野棉花根。

主治：腎結石。

方三　連錢草一两　　三叶酢醬草一两
　　　海金砂一两　　地茄根（全）一两
　　　滑石八錢　　　小薊（全）一两
　　　仙鶴草二两

主治：腎結石。

方四　海金砂一两　　大叶金錢草一两

89

1949

新　中　国
地 方 中 草 药
文 献 研 究
(1949—1979年)

1979

白茅根三錢　　車前草五錢至一兩
用法　水煎內服，一日一剂。
主治：膀胱結石　　　（台州中草組）

化膿性骨髓炎

方一　落地荷花一兩，水煎服，每日一次。

方二　落地荷花一兩　白毛夏枯草一兩
　　　一枝黄花一兩　穿破石五錢
　　　蒲公英一兩，　紫花地丁一兩
　　　野菊花五錢

用法：水煎服，每日一剂
　　　　　　　　（兰溪县中草組）

方三　紫花地丁，榆树根皮，半边蓮共搗
　　　烂外敷，敷药时注意，創口通暢，
　　　草药要保持湿潤，經一周左右，局
　　　部热退肿消，再用內服。

　　　　　　　　（巨县政工組）

方四　內服（中药方）

90

蕲蛇末三分至一钱半

全蝎一至八分　蜈蚣二分至一钱

黄柏一至四钱　石楠叶二至三钱

下肢加牛夕一至二钱

上肢加续断一至三钱

煎汤分二次服，经服十至二十天后，疼痛减轻，局部大量排脓，有的有死骨排出创口渐愈，食欲增加，体质增强，在愈合阶段，适用当归，黄芪，生地，党参等配方煎服调养身体，促进痊愈。局部可以用络石藤嫩叶捣烂外敷，如久不愈合则捕捉活壁虎，焙干研末，撒布创口周围，再外敷络石藤嫩叶。

忌：浓茶，鱼腥和刺激性食物。

（巨县政工组）

方五　水杨梅根二两　大叶金钱草根二两
鱼腥草二两加精肉，煎服。

1949

新 中 国
地 方 中 草 药
文 献 研 究
(1949—1979年)

1979

方六　桑根白皮加白糖捣烂外敷，每日换
　　　一次。

（武义县办公室）

方七　银花四钱　　　蒲公英四钱
　　　紫花地丁四钱　败酱草四钱
　　　制军四钱
　　　马齿苋四钱　　淡附片三钱
　　　骨碎补四钱　　川桂枝二两,煎服。
（杭州五院）

淋 巴 管 炎

方一　铁菱角（香茶菜）一两煎服
主治：淋巴管炎。
方二　麦冬四钱　　　紫金牛一两
　　　白茅根一两　　柏子根五分
　　　胡颓子一钱　　牛夕二钱　煎服。
主治：淋巴结炎。　　（永康土方一）

92

乳　腺　炎

方一　一枝黄花一两　大蓟一两

　　　蒲公英一两　　赤芍三钱

用法：水煎服，每日一剂。

方二　珍珠菜二两。

用法：水煎服，每日一剂。外用野葡萄根

　　　加少量食盐捣烂外敷。

方三　一枝黄花一两　紫花地丁五钱

　　　野菊花五钱　　银　花五钱

　　　桔　叶七张　　紫背天葵子三钱

用法：水煎服，每日一剂。

方四　白毛藤四两或半枝莲三两

用法：水煎代茶吃。

方五　蒲公英二两，取汁口服，其渣外敷

　　　一日二次。　　　（建德县方汇编）

方六　木芙蓉花叶和鸡蛋，捣烂外敷患处。

　　　　　　　　（武义县验方集）

1949
新 中 国
地 方 中 草 药
文 献 研 究
(1949—1979年)
1979

方七　細叶鼠麴草加酒釀搗烂外敷。

（縉云县政工組）

靜　脉　炎

方一　当　归四錢　　赤　芍四錢

紅　花二錢　　桂　枝三錢

蒲公英一两　　絲瓜絡四錢

紫花地丁一两

用法：水煎服。　　　（杭州五院）

閉塞性脉管炎

方一　絲棉木二两　土牛夕五錢

用法：水煎服，每日二次。

經观察三例，均能达到滿意疗效。

（紹兴医葯公司）

骨　折

方一　骨碎补去皮，食盐少許搗烂付患处。

94

方二　榔榆皮，五茄皮适量搗烂外敷。

　　　　　　（永康土方汇編）

方三　枇杷皮五錢　　兰花根三錢

　　　生栀子三錢　　野葡萄根二两

　　　生草乌三錢　　野蕎麦根五錢

　　　天南星三錢　　倒挂金钟五錢

　　　生半夏五錢　　菊花三七一两

　　　滴水珠三錢　　乌蔹莓一两

　　　柏子树嫩叶适量

　　　（天热时加）小松树根皮五錢

用法：用燒酒搗烂制成药餅外敷。

手术步骤：先复位后局部放棉花，再放杉

　　　树皮，再将药餅敷上，最后用毛竹

　　　片固定外面用綳带包扎卽可。

　　　　　　　（兰溪中草組）

方四　盘柱南五味子根皮

　　　野葡萄根　　水楊梅根

　　　搗烂以糯米粥調和外敷，日换一次。

95

1949
新 中 国
地 方 中 草 药
文 献 研 究
(1949—1979年)
1979

（武义卫生室）

方五　海金沙根一两　　絡石屯一两

　　　远　志三錢　　　紅茴香根三錢

　　　地桔根三錢　　　骨碎补三錢

　　　紫金皮四錢　　　土牛夕一錢

用法：水煎服。

跌 打 損 伤

方一　虎杖根一两　牛　夕二錢

用法：水煎服。　　（永康土方汇编）

方二　虎　杖五錢　大血屯四錢

　　　野　菊二錢　摩来卷柏四錢

　　　茜　草二錢　葱　木三錢

用法：煎服酒引。

方三　虎杖根一两　茜　草三錢

　　　石菖蒲三錢　魚腥草五錢

用法：煎服。　　（永康中草药組）

方四　虎　杖二錢　威灵仙二錢

96

五加皮五钱　十大功劳三钱

叶下红三七二钱。

草乌五分（鲜用一钱）

用法：水煎内服。

如：伤骨加骨碎补三钱，伤上肢加桑枝
五钱，伤下肢加牛夕三钱，鹤夕草
三钱，伤胸部加丹参三钱，连钱草
五钱，伤腰背加扶芳屯五钱，岩柏
三钱，若关节脱位（除复位外）另
加络石屯三两，珍珠菜二两，桑枝
二尺，桃叶顶七个。

用法：煎汁薰洗半小时，隔日薰洗至一星
期。

外敷：赤地利　马鞭草等量捣烂外敷，
肿胀加天名精。

方五　虎　杖一两　地苏木三钱
红木香五钱　威灵仙三钱
五茄皮五钱

97

1949

新 中 国
地 方 中 草 药
文 献 研 究
(1949—1979年)

1979

用法：水煎內服。

主治：背部伤。

方六　虎　杖五錢　万年青三錢

　　　白毛夏枯草五錢

用法：水煎內服。

　注：万年青有毒性，不可多服。

　用量：鲜根一至二錢　鲜叶七錢至一两

　　　　种子一至二粒。

主治：胸部伤。

方七　虎　杖一两　叶下紅三七三錢

　　　威灵仙三錢　五加皮五錢

　　　刘寄奴五錢　积雪草三錢

用法：水煎內服。

主治：腰部伤。　　　（鎮海生产組）

方八　十灵散

　　　山木蟹二錢　南岭尧花二錢

　　　骨碎补五錢　活血龙五煎

　　　硃砂根五錢　当归尾三錢

98

土牛夕二錢　七厘丹六分

紅花三錢（研未）

主治：跌伤、扭伤、筋骨痛、腰痛等症。

（台州中草組）

方九　跌打丸：

紅　屯50克　紅木香35克

土牛夕10克　一枝香四克

打成細粉制成0.3 克丸剂，一日三

次，每次三粒。

（建德草方汇編）

方十　外敷药：

①酢浆草搗烂、烘热，擦敷患处。

②蛇葡萄根皮,搗烂加酒或醋外敷。

③栀子根加面粉燒酒搗烂外敷。

④石胡荽搗烂外敷。

⑤落得打搗烂外敷或加酒共搗烂外

敷。

丙服药：

99

1949
新 中 国
地 方 中 草 药
文 献 研 究
(1949—1979年)
1979

①落得打二两　长梗南五味子根皮
五钱至一两　上肢加桂枝三钱　下
肢加牛夕一两煎服

②及巳根研末，每服三至五分，开
水或黄酒送服，一天服二至三次。

忌：糖、玉蜀黍。

③八角枫根五钱至一两，煎服。

（衢县政工组）

方十一　软组织损伤：

①凤仙花全草一至二两，研粉，黄
酒冲服。

②茜草加白糖，捣烂外敷，三十分
钟后去药。

③韭菜根加糯米饭捣烂外敷。

（缙云生产组）

腰　　痛

方一　仙鹤草二钱　扶芳藤三钱

100

卫　矛三錢　南天竹根二錢

珍珠菜二錢

用法：水煎冲黄酒服。

主治：腰痛、閃腰。

方二　絡石藤根瘤菌（香絡屯子）30—40

粒，嚼碎酒吞服。

主治：腰痛、閃腰。

方三　黄独（金毛獅子）研細末用青油調

涂患处。

方四　算盘珠（木饅头）根皮研粉外敷或

鲜搗烂外敷。

主治：背痛（方三、四）

（武义卫生組）

方五　茜　草五錢　凌霄花根三錢

絡石屯一两　威灵仙一两

淫羊藿一两　及　巳二錢

虎杖根五錢　卫　矛一两

山楂根二錢，爵　床五錢

101

1949

新　中　国
地方中草药
文　献　研　究
(1949—1979年)

1979

下身加牛夕五錢

用法：水煎黃酒送服。

主治：四肢关节痛。　（江山驗方）

方六　虎杖根一兩　叶下紅三七三錢

威灵仙三錢　五茄皮三錢

刘寄奴五錢　积雪草　水煎服

方七　虎杖根一兩　地苏木三錢

紅木香五錢　威灵仙三錢

五茄皮五錢。

用法：水煎服。

主治：背部伤

方八　外伤：

威灵仙一兩　叶下紅三七一兩

生草烏一兩　細　辛一兩

天南星一兩　紅木香一兩

独　活一兩

制法：磨粉，过篩，用時取粉适量，加糯
米粉少許水調外敷。

102

（鎮海中草座談会）

坐骨神經痛

方一　威灵仙三錢　川牛夕二錢

　　　木　瓜三錢　山木蟹（去皮）一錢

　　　羌　活一錢　独　活一錢

　　　五加皮二錢　制川烏一錢

　　　防　风二錢　制草烏一錢

用法：水煎服，每日一剂，配针环跳，殷
門。

方二　土黄芪五錢　土牛夕五錢

　　　鬼箭羽三錢　地　榆五錢

用法：水煎服，每日一剂。

（兰溪县中草葯組）

方三　虎杖根一两　老鹳草一两

　　　牛　夕五錢

用法：水煎服。

方四　虎杖根　元宝草　威灵仙　大活血

103

1949
新 中 国
地 方 中 草 药
文 献 研 究
(1949—1979年)
1979

海风藤　平地木　何首乌　茜草根
淫羊藿　牛　夕　细　辛　眉藤各
等分（不要超出一两）

用法：水煎冲黄酒服。每日二次分服（饭后服）七剂见效。

（桐庐县卫生组）

方五　虎刺根五钱　红葱木根一两
　　　紫葳根一两　山蒟　石豆兰各一两

用法：煎服。　　　　（衢县政工组）

湿　症

方一　吴茱萸一克　凡士林9克制成10%
　　　软膏，用时先将患处洗净，每天二
　　　次涂敷。

主治：黄水疮。

方二　生大黄　生黄柏　生苍术　寒水石
　　　各五钱　研细末，再加冰片二钱，
　　　研匀，另以防风一两，雄黄一钱五

104

分，分四分煎湯熏洗 患 处，然后
用香油調药粉敷上，每天熏洗敷药
1—2次。

主治：急性湿症。

（江山县草药验方）

方三　千里光或山绿梨或白英适量煎洗。

（永康县土方汇编）

方四　一枝黄花一两　野菊花一两

　　　金銀花一两

　　　无壳灯籠泡（龙葵草）三錢

用法：水煎服，每日一剂。

（兰溪县中草組）

方五　千里光　白英　黄荆柴叶各一把煎洗

主治：湿痒症。　（永康县中草組）

方六　大叶辣蓼全草搗汁加热后用鸡毛外
　　　涂有痛出水几次后卽可。

主治：男女阴部湿症。

方七　馬勃撒患处

105

1949

新　中　国
地方中草药
文　献　研　究
(1949—1979年)

1979

主治：小儿湿症。　（武义县办公室）

方八　路路通适量，烘干研粉撒患处或煎
　　　湯熏洗。

主治：阴囊湿症。

方九　葱白一两　明矾一两，水煎洗。

主治：阴囊湿症。

方十　馬鞭草叶和柏子树嫩头搗烂外敷。

主治：慢性阴囊湿疹。

（兰溪中草組）

方十一　明矾，炉甘石，糞缸石灰，共
　　　　研粉外敷。　（縉云生产組）

方十二　湿症粉

　　　　苦楝子四两　冰片四錢　輕粉二錢

用法：研粉調凡士林或麻油外敷。

主治：阴囊湿症。　（台州中草药組）

过敏性皮炎

方一　天胡荽絞汁涂敷患处。

106

主治：漆过敏。

（江山中草验方）

方二　大力黄（落得打）单味适量外擦。

主治：皮肤过敏。

荨 麻 疹

方一　臭牡丹鲜根四两，煎汁加鸡蛋三只，煮食，连服数剂。

主治：荨麻疹。（巨县政工组）

方二　白芝麻花揉擦患处。

（巨县政工组）

方三　落得打一两，煎汤内服，渣擦洗患处。

主治：荨麻疹。

方四　杉树皮煎汤洗或取鲜杉树汁外擦。

主治：稻田皮炎。

方五　10％博落迴酒精液，外搽。

主治：稻田皮炎。

107

1949
新 中 国
地 方 中 草 药
文 献 研 究
(1949—1979年)
1979

癣、神經性皮炎

方一　羊蹄根磨米醋擦局部。

主治：頑癣。　　　　　　（鎭海生产組）

方二　羊蹄一两，大叶水蓼一两，千里光一两，构树汁适量。

用法：上药用鮮草絞汁用构树汁調和搽于患处。　　　　　（兰溪中草組）

方三　酸模根搗烂加少許 食 盐，外 敷患处。　　　　　　（江山驗方）

下肢潰瘍

方一　烏韭加白糖适量搗糊外敷。

方二　烏蔹莓1——2斤。

用法：水煎內服，外洗，
　　　　　　　　　（兰溪中草組）

方三　烏賊骨煅灰，調青油搽患处。先将伤口冲洗干淨，在伤口周边，用三稜針刺一周，再搽药。

（鎮海生产組）

痔 疮

方一　无花果叶四两至半斤，水煎濃汁趁
　　　热薰洗。

方二　甲魚骨头一块，用火燒枯研末夾痔
　　　上。

主治：痔脱肛門。

方三　杷子叶一把，擦細布包搽痔上。

　主治：外痔。

方四　地骨皮根一斤，煎服。

主治：內痔，（方三、四）

（临安卫生組）

脱 肛

方一　石榴皮五錢，明矾少許煎洗。

方二　六月雪（鸡骨头）半斤煎洗。

109

1949

新　中　国
地方中草药
文　献　研　究
(1949—1979年)

1979

（永康土方）

方三　葱头或韭菜煮浓汤洗患处，并用手
托回。　　　　（临安卫生组）

方四　茜草根二钱，石榴皮半只至一只，
苎麻根五至六寸，煎汤后用黄酒送
服，每日一剂，连服2——3剂。

冻　疮

方一　马勃加酒精外搽。

　　　　　　　（兰溪中草组）

方二　初起用生姜花煎洗或辣椒泡开水外
搽。　　　　（永康土方汇编）

方三　狗油外搽患处。

方四　冻疮溃疡时，蜂蜜七分，熟猪油三
分，混合外敷，或把山楂烧烂付于
患处。

方五　老生姜煨后剥去外皮，搞烂外付
3——4次。　（永康土方汇编）

110

妇　　科
月經不調、痛經

方一　六月雪根二兩，赤丹参三錢，平地
　　　木五錢，絡石屯五錢，当归三錢，
　　　益母草一兩。

用法：水煎服，每日一剂。

方二　月季花二兩，土牛夕一兩，小薊一
　　　兩，六月雪一兩，丹参五錢，絡石
　　　屯五錢。

用法：水煎服，每日一剂。

（兰溪中草葯組）

方三　丹参四錢，益母草四錢，蒲黄三
　　　錢，荔枝核五粒。（在行經前三天
　　　服，連服二至三剂）

（紹兴葯材公司）

方四　丹参三錢，香附三錢，元胡三錢，
　　　紅木香三錢，桃仁二錢，煎服。

111

1949
新　中　国
地 方 中 草 药
文　献　研　究
(1949—1979年)
1979

（服三至六帖見效，本方对妇女伤
損也有效）

主治：月經不調，痛經，經閉。

（鎭海中草药座談会）

方五　馬兰头二两，水煎內服。

方六　青木香一至二錢，水煎內服。

方七　当归三錢，川芎二錢，白芍三錢，
　　　生地三錢，水煎內服（热体）。

（縉云生产組）

　上五、六、七三方主治痛經。

方八　丹参三錢，月季花或益母草三錢，
　　　煎服。　　　　　（巨县政工組）

主治：月經不調。

方九　水菖蒲根两，艾根（艾蒿）两，野
　　　菊花根两，小薊根（野紅花）两。
　　　煎服加紅糖为引。

主治：月經不調。

方十　棉花子半斤，炒干研粉，分十四

112

包，每日服一包，紅糖水送服。

（武义民間驗方集）

方十一　胎盘片

用法：（ 0.3克一片）一次五片，每日三
　　　次。

主法：月經不調，神經衰弱，內分泌紊乱。

制法：烤干研粉，和麦芽糖拌勻，烤干压
　　　片。　　　　　（台州中草葯組）

月經过多

方一　紅鸡冠花研末，每服二錢，空腹黃
　　　酒送服。　　　（巨县政工組）

方二　木賊草（炒）三錢，水煎溫服。
（巨县政工組）

子宫出血

一、血崩：

方一　血見愁一两，益母草一两。

113

1949
新 中 国
地方中草药
文 献 研 究
(1949—1979年)
1979

用法：水煎服，每日一剂。

方二 继木二两，旱莲草一两，一枝黄花一两，六月雪一两。

用法：水煎服，每日一剂。

（兰溪中草药组）

方三 摩来卷柏（岩柏）四两，棕榈根半斤，白玉米根须三至五条，水煎服。

方四 丹参全草一至二两。水煎冲白糖服。

方五 薜荔（木莲）果实烧炭存性研粉，炒黄枝研粉，两样等量搅和吞服一至三钱。

方六 大蓟根一至二两，水煎冲白糖服。

（武义民间验方集）

方七 仙鹤草二两，水煎服或白糖冲服。

方八 胡颓子、红葱木、大蓟，均用根二至四两，加夹心肉煮服。

114

如有炎症发热者，酌加六月雪，蕺菜和笔管草各一两：止血后白带多者，加筑子梢根，黄毛耳草各二至四两。

（亙县政工組）

方九 侧柏炭一錢五分，栀子炭一錢，生姜炭五分，共研末，冲开水泡十五分钟左右，取汁內服。

方十 地榆炭一兩，米醋三碗，水煎內服。 （永康土方汇編集）

二、子宫出血：

方一 月月紅根五錢，白茅根五錢，白鸡冠花五錢，益母草五錢，滿山紅五錢，黄鸡卵子一兩，仙鹤草一兩。

用法：水煎服，日服二次。

主法：子宫出血。

方二 紫丹参一兩。

用法：用砂糖水噴炒三次，煎水內服，每

115

1949

新 中 国
地 方 中 草 药
文 献 研 究
(1949—1979年)

1979

日一次，一般二至三次见效。

（台州中草药组）

闭　經

方一　生山楂一两，水煎冲红糖服。

（兰溪中草药组）

方二　茜草根或单一鼠尾草根一两，酒、
水各半煎服。　（巨县政工组）

白　帯

方一　白英一两，水煎服，每日一剂。

方二　六月雪一两，白花蛇舌草一两，白
英一两。

用法：水煎服，每日一剂。

（兰溪中草药组）

116

方三　魚腥草二两，煎服。
（杭州五院）

方四　金櫻子根一两，鸡冠花一两，煎服。
（杭州五院）

方五　金櫻子根二两，平地木一两，白鸡冠花五錢（或海金沙屯一两）。

方六　平地木一两，女貞子四錢，墨旱蓮三錢。

主治：适用于腎虚白带。
（紹兴葯材医葯公司）

方七　凤尾草五錢，車前草三錢，白鸡冠花三錢，扁蓄五錢，米仁五錢，貫众五錢，煎服。
（鎭海生产組）

方八　紫金牛，白毛屯，紅葱木各三至四两，水煎服。

方九　落得打根四至八两，鸡蛋四个，苦天泡草一至二两，水煎服。

117

1949
新 中 国
地 方 中 草 药
文 献 研 究
(1949—1979年)
1979

方十　　沙氏鹿茸草一至二两。水煎加白糖
　　　　服。

方十一　白木槿花二两，猪肚一个，把花
　　　　装入猪肚内，煮熟连猪肚和花内
　　　　服。

方十二　鱼腥草五钱或椿根白皮一两，水
　　　　煎内服。

　　　　　　　　（永康土方一集）

方十三　黄　精二钱　　丹　参二钱
　　　　勾　屯三钱　　骨碎补三钱
　　　　白　蔹三钱　　乌贼骨三钱
　　　　金樱子根五钱
　　　　穿骨草（野米仁）二钱
　　　　水煎服。

　　　　　　　　（建德人防治组）

主治：白带多，腰痛，关节酸痛，四肢麻
　　　　木，头痛，脾、肾两亏。

方十四　枸杞子根一至二两，水煎去渣取

118

汁，煮夹心肉（量不拘）吃，初起者一、二服即癒。

方效：已治数百例，均见效。

（义乌民间中草药方剂）

方十五　白岩蚕一至二两，与瘦猪肉同煮食。

方十六　葎草（拉拉藤、猪殃殃）全草二两，水煎服。

（宁波政工组）

方十七　水杨梅根四两，加火腿脚一片煎服。

（永康中草药组编）

急慢性盆腔炎

方一　六月雪一两　　白花蛇舌草二两
　　　白茅根五钱　　一枝黄花一两
　　　野菊花五钱　　紫花地丁五钱
　　　水白参（白花壶瓶）一两

1949

新 中 国
地方中草药
文 献 研 究
(1949—1979年)

1979

用法：水煎服，每日一剂。

（兰溪中草药组）

子宫颈糜烂

方一　白　英一两　　白花蛇舌草一两
　　　　贯　仲五钱　　一枝黄花一两
用法：水煎服，每日一剂。

（兰溪中草药组）

子 宫 脱 垂

方一　金樱子根，水煎熏洗。
　　　金樱子根半斤醋炒，水煎服。
方二　党　参三钱　　茯　苓三钱
　　　白　术四钱　　炙甘草二钱
　　　当　归三钱　　柴　胡二钱
　　　升　麻三钱　　广　皮二钱
　　　鹿含草三钱　　益母草三钱
　　　水煎内服。

120

方三　白英一两，水煎内服。

方四　野芥菜二钱　　升　麻一钱

　　　马兰头二钱　　黄　芪二钱

　　　水煎内服。

（缙云生产组）

方五　淡竹叶根适量，五倍子，白矾等
　　　量。先用淡竹叶根煎洗，后用二药
　　　末外搽。

方六　金樱子根半斤，煎膏服。

方七　蓖麻子四十九粒去壳捣烂敷头顶
　　　（百会穴）。

（永康土方汇编集）

安　胎

方一　丹参　紫金牛各一两，继木根二钱
　　　煎服。

主治：防治习惯性流产。

方二　丹参、棕榈根须各一两，继木根二

121

1949

新　中　国
地 方 中 草 药
文　献　研　究
(1949—1979年)

1979

錢。煎服。

主治：外伤引起流产。

（巨县政工組）

方三　紫金牛根四两，水煎冲鸡湯服。

主治：习慣性流产。

方四　苧麻根一至二两，水煎服。

主治：习慣性流产。

（武义民間驗方集）

方五　半边蓮一两　　珍珠菜二两
　　　水煎內服。

主治：先兆流产。

（永康土方汇編集）

方六　黄花菜根二两，鸡蛋一只。

用法：水煎服，每日一剂。

主治：先兆流产。

方七　野苧麻根四两　　桂元廿个
　　　冤絲子五錢

122

用法：水煎服，每日一剂。

主治：先兆流产。

（兰溪中草药組）

乳管阻塞及催乳

方一　当　归三錢　　路路通三錢

　　　白　尤三錢　　絲瓜絡三錢

　　　留行子三錢

　　　川山甲（炙）一錢五分

用法：水煎服，每日一剂。

（兰溪中草药組）

方二　羊乳二至四两，煮猪蹄服。

方三　班地錦五錢，同鰱魚煮服。

方四　珍珠菜四两，煮夹心肉服。

（巨县政工組）

　　上二、三、四方主治催乳。

方五　白芝麻四两，食盐少許，共炒以香

1949

新中国
地方中草药
文献研究
(1949—1979年)

1979

为度，一日吃完。

（永康土方一集）

产后虚劳

方一　六月雪二两　　白茅根三錢

用法：水煎服，日服一剂。

方二　野菊花一两　　一枝黃花一两

　　　金銀花一两　　益母草五錢

　　　白　英五錢　　白花蛇舌草一两

用法：水煎服，每日一剂

　　　主治：产褥热。

计 划 生 育

1、避　孕

1、当归三錢，川芎二錢，白芍三錢，

　　生地三錢，芸苔子三錢。

　　将上药水煎，經来第一天开始服，連

服二剂至三剂，可管一月不孕。

　　本方来自陝西省鎮坪县紅旗公社卫生

124

所中医方××。据說：服上药經訪七人，其中六人有不同程度的效果，一职工曾于經后服此方二剂，八年未孕。后又欲生，如上法服桂附八味丸后又怀孕。有的說：上方药四味加白芥子于經前連服三剂，連服三月可絶育，多数有效。有的說：上方芸苔鮮者一至二两（即春天油菜子花将开未开之际，将其苔采之入药，亦可晒干备用），月經第三天服一剂可管一年不孕，連服二剂則三年不孕，效果很好。有的說，上方将川芎改用五錢，白芥子用四錢，效果达百分之七十以上。

注：芸苔子各地說法不一，有人說是土油菜子，亦有人說是白芥子，但多数人說前者为是。

2、芸苔子四两。

炒熟后用白酒噴，再将药研末，于經来时服，每天一次，每次一湯匙，开水冲

125

1949

新 中 国
地 方 中 草 药
文 献 研 究
(1949—1979年)

1979

服，服完为止。据說：芸苔子三錢，經后三天冲服，每月一次可管一月。

3、当归二至五錢，川芎一至五錢，
    白芍一至四錢，生地（或熟地）
    三至五錢。

将上方为基础，有的加知母，黄柏，有的再加地龙，有的加紅花，白芥子各二錢；有的加地龙二錢，油菜子三錢；有的加寒水石二錢，花蕊石二錢等，均在經临前或后服一至三剂，可避孕一月至几年。

4、以棕櫚为基础，用其不同部份，可获
    避孕之效。例如：
    （1）棕櫚子（炒过，不拘多少），研
        細末，于經后空腹服二至三錢，
        开水送下，日服一次,連服四日。
    （2）棕櫚頂心一节，如玉米棒子大,
        洗淨加猪肉于产后第二日連湯
        服，一至二次服完,可避孕二年。

126

（3）鲜棕榈树根一至二两（用粗根）洗
净，加大肉燉，另不加调料，于
月经第二天晨起空腹服。

5、生紫草十二斤，生绿萼五斤。

生紫草用花、茎、叶、根，同绿萼研
为细末，制成0.2克的片剂，水包糖衣，于
经后口服，一日三次，每次九片，连服九
日，可避孕一月。

据说：紫草根十克水煎，经来前每日
服一剂，连服三剂也可。绿萼去皮一至二
两，研细末，月经期冲服也可。

6、紫棉花籽七个，明绿萼七个，胡
桃格三个，共为细末，经后三日
用开水一次冲服。

7、紫茄子花苞十四子（长形茄子）。

将茄花苞焙黄为末，产后第一次月经
来时以白糖和甜酒冲服，忌吃茄子。欲再
生者可食茄子。

127

1949

新 中 国
地 方 中 草 药
文 献 研 究
(1949—1979年)

1979

8、棉花白花一把。

将药与黄酒同煎，每月服一至二次，连服二至三个月，可二至三年不孕。

9、急性子（凤仙花子）两。

将药炒后研末，經后分五次服光。据說：凤仙花子于經后用黄酒、水各半煎服，每付为五錢，连服三付，可一年不孕。若逢产后，每次服三次，隔日一次，可絕育。有的說：凤仙花子三錢半，加杭白芍三錢在产后三天服，每日一剂，连服三至五剂可絕育。

10、梧桐树皮水煎服，在經后加白糖可避孕。（注：份量不詳，情况不明）

11、川楝子六錢，滑石一两，梧桐树皮一两半。

上药水煎，产后滿月服一剂，一月三次服完，可二至三年不孕。

128

12、益母草六两，烏梅四两。

将上药分三剂，每月經淨后分三天服完。連服三个月。

13、白头翁二两。

用白酒半斤泡，每月經前二日每晚服一小杯，連服三天，經来后停服，連服三月可管两年不孕。

14、以早晨采，未經雨打，蜂蝶采蜜过的絲瓜花（天罗花）晒干待用。在妇女經前三天取天罗花三朵研末以开水送服。行經时，經血即变淡，或經期不准，即可避孕。如果本月不变，下月再服一次。服药后忌吃温热性的食物：生姜、辣椒、絲瓜。效期一年。

（永康民間土方汇編）

2、絶　育

1、土黄連根二錢。

1949
新中国
地方中草药
文献研究
(1949—1979年)
1979

于产后的当天，煎后用黄酒冲服。

例：莲花公社麻车大队赤脚医生杨志平之妻徐××在她29岁时，曾服此方，今年已42岁未曾生育，最小的孩子已14岁，经了解近十多年来身体一直很好。同样在解放前也有一例服此方后未曾生育。

（建德草药方汇编）

2、葛根花一两。

据说将上药一两水煎，产后一月，分三次服完。

3、胡桃七个。

据说将上药烧焦研细，产后用黄酒冲服。

4、马槟榔。

据陕西省武功县医院刘××亦介绍经后每日空腹服二至三个，连服一至二个月即不生育，共食二十四粒即可绝育。

130

5、茜草、红花各等分，两味用甜酒
　　或烧酒泡，产后加童便服。

6、梨树叶七钱。

　　梨树叶未经霜杀者，与糟烧在一起，
产后满月时一次服完或在经净后连服二至
三剂。根据陕西省留坝县江口公社原社长
刘××介绍，此方在产后即服。经访一妇
女，现年四十四岁，三十九岁时曾服此
方，至今五年未孕。

7、小米壳三钱，本人顶心头发三钱
　　或小儿满月头发，烧灰存性，开
　　水冲服，在月经来潮的第五、六
　　天服永远不育。　　（缙云生产组）

8、云实子三钱（醋制），芡实子三
　　钱（醋制），煅牡蛎三钱，化龙
　　骨三钱，共研细粉，每天服三钱，
　　连服三天。　　（缙云生产组）

9、土黄连根二钱，于生产后的当

131

1949

新 中 国
地 方 中 草 药
文 献 研 究
(1949—1979年)

1979

天，煎后用黄酒冲服。据說，用
此方二人，效甚佳。

10、石門穴：

每月經后針刺，每日一次，連針三日。
据陕西省邵阳县坊塘鎮公社張××亦献此
方。城固县汉江医院陈××談产后或經后
一至二天針刺共三次可絶育（針 二 至 三
寸）。

11、石門，至阴。

將針刺，每月一次，据宝鸡县釣渭公
社卫生所赵××献方。

12、石門、三阴交、太冲。

針刺，每隔三、四天一次，針三至四
次卽可。据銅川黄堡卫生院王××献方。

3、引产、堕胎

1、阿魏一錢，官粉五厘，雄黄。

將阿魏、官粉研为細末，以 面 糊 为

132

丸，雄黄为衣，制成长约2.5厘米，粗约0.5厘米，形如枣核，每个重五分至一钱，阴干，放入子宫腔内，三个月放一个，四个月放二个，六个月放三个或四个，放后一般在二十四小时、四天内即流产。

此方来源河北省中医药验方汇编；西安市北大街中医门诊部曾用本方加麝香，作过一百一十例，有效率98%；旬阳县曾作七十八例，有效率100%；西安市西大街中医门诊部曾作一百例左右，仅一例为不全流产，余皆全流，经访多个地区使用情况，均认为本方引产效果可靠，除个别因年龄大、体弱、用量不当而引起不全流产或出血过多外，大部份都安全流产。而且使用便利简单、痛苦小、适于山区及基层卫生部门应用；妊娠月分愈大，流产效果越好，一般在三至五个月效果最好。故可弥补刮宫不足之处。流产时间一般在放

133

1949

新　中　国
地方中草药
文　献　研　究
(1949—1979年)

1979

药后一至四天内流出，在流产前，一般有腹痛、发烧、寒战等现象，轻者不需处理，流产后则自然消失。反应重者，可作对症处理。

以上几处病例，西安市北大街中医门市部作过110例临床总结外，其它无完整记载。

2、牛膝。

牛膝以鲜土牛膝（红牛膝）、（川牛膝），长二公分，粗1.5毫米，有的需长1.5——2寸，用pp水洗净放入阴道内，用于二至四月妊娠。有的认为要一至三支，放入宫颈内外各半，一般二十四小时内可完全流产。

3、生附子。

将药研为末，用油调成膏状，晚间用纱布，裹住贴两足心，白天去掉，连贴二至三天可堕胎。据宝鸡市红卫公社卫生所

134

王××用三人，二人有效。

4、蓖麻子二两。

将药子捣烂敷涌泉穴，三日内有效。

5、太冲，三阴交，合谷，至阴。

针刺，配服桃红四物汤加大黄三至四钱，川牛膝八钱。献方者陕西省宝鸡市中医院吴××。

小 儿 科

麻 疹

一、预防麻疹：

方一　忍冬屯：

用量：6月——1岁　　2——3钱

　　　　2——3岁　　3——4钱

　　　　4——5岁　　4——5钱

　　　　6——8岁　　5——6钱

　　　　8岁以上一两。

1949
新 中 国
地方中草药
文 献 研 究
(1949—1979年)
1979

用法：水煎服，每日二次，連服三日。

（兰溪中草药組）

方二　地肤子　　四叶萍　　菖蒲根　　蟬蛻各一錢　　　紅花五分

用法：水煎內服。　　（縉云生产組）

方三　絲瓜根五錢

用法：水煎內服。

方四　絲瓜瓢一至二錢，燒炭存性。

用法：黄酒冲服，每年一次，連服三年，可得終身免疫（注意：每年都必同日服）。　　（縉云生产組）

二、麻疹：

方一　①前驅期　　紫花地丁一錢　　勾屯五錢　忍冬屯一錢　　炒牛旁子八錢

用法：水煎服。　　　（建德人防組）

②发疹期：大叶十大功劳根二錢，凤子一錢煎服。

136

又方：盐肤木根三錢，水煎服。

③并发症：瓜子金（辰砂草）

忍冬屯　薄荷　凤子　生石羔

用法：水煎服，适用于解煩渴。

肺　　炎

方一　白毛夏枯草二两，（小孩减半）

用法：煎服。　　　　　（杭州五院）

方二　一枝黄花一两　　野菊花一两
　　　金銀花一两　　　白毛屯一两
　　　（小孩减半）

用法：煎服。

方三　白花蛇舌草二两　败酱草一两
　　　紫地丁一两　　　蒲公英一两
　　　（小孩减半）

方四　海金砂一两　　馬兰根一两
　　　抱石蓮一两　　犁头草一两
　　　（小孩减半）

1949

新　中　国
地方中草药
文　献　研　究
(1949—1979年)

1979

方五　斑叶兰一钱　　　鱼腥草二钱

白茅根二钱　　　忍冬屯一钱

高梁根一钱

用法：煎服。　　（永康中草药土方）

方六　桔梗　　　天门冬　　　瓜蒌

白花鼠麯草各二钱

方七　酢酱草一两　　天门冬五钱

六月雪一两　　骨碎补四钱

用法：煎服，临睡服。

（永康中草药土方）

方八　石蟾蜍三钱　　马兜铃二钱

天门冬三钱　　杜　衡一钱

姜半夏一钱　　三角枫三钱

白　芨三钱　　加生姜二片

主治：哮喘。

方九　酢酱草五钱　　鱼腥草三钱

盐肤木四钱　　岩　柏三钱

百路通三钱　　百　部三钱

138

麻　黄一钱　　佛耳草五钱

抽膿白三钱

用法：水煎服。

主治：哮喘。　　（永康中草药土方）

方十　咳嗽：

①枇杷叶炒煎加蜜服。

②棉花根一两，煎服。

③百部五钱　　天冬五钱　煎服。

④茶叶一两　　僵蚕一两　煎服。

　主治：咳不能卧。

⑤白前一钱　紫花三钱　姜夏三钱

⑥美丽胡子枝二两，加蛋二只煮吃。

　　（永康中草药土方一）

高　热

方一　金絲吊胡芦六至七片　小春花二根

用法：水煎服。　　（建德人防組）

方二　乱发团浸鸡旦清全身擦抹半小时卽

1949

新 中 国
地方中草药
文 献 研 究
(1949—1979年)

1979

退。

方三　馬蹄香　皮花草　高良姜　山查根
　　　适量，如高热持續不退加"蚤休"
　　　三片，罗青叶　五爪龙　半边蓬
　　　适量煎服。　　（建德人防組）

方四　射　干一錢　　　凤尾草二錢
　　　威灵仙一錢　　　車前草一錢
　　　馬兰头根五分　　园糖梨刺二錢
　　　青屯根一錢　　　白芧根一錢
　　　小叶絡石屯（爬在墙上）一錢
　　　鲜生地一錢半

用法：二帖，每帖吃二次。

主治：急惊、发抽。

　　　　　　　　　　（桐庐中草药驗方）

方五　紫背天葵一两　　虎耳草五錢

用法：将上二药加水煎，日服一剂，每剂
　　　分三次服。　　（上于爱办整理）

方六　金鎖匙三錢　　　小春花三錢

140

用法：用水煎服。

（金华中草药组筹）

腹　泻

方一　凤尾草一至三錢　　鉄莧一至三錢

天胡荽一至三錢

白花蛇舌草一至三錢

用法：煎服，如抽搐加双勾屯，1—3錢

腹泻水多者加雨久花1—3錢，香

需0.5—1錢。

主治：小儿暑热腹泻。

（台州地区中草药組）

方二　銀　花三錢　　車前子三錢

焦冬术三錢　　神麯三錢

用法：煎服。　　　　（杭州五院）

方三　炒焦谷麦芽各五錢　　車前子二錢

用法：煎服。　　　　（杭州五院）

方四　石榴皮一錢或用地锦草（奶奶草）

141

1949
新 中 国
地 方 中 草 药
文 献 研 究
(1949—1979年)
1979

一两。

用法：水煎内服。　　　（永康土方一集）

白　喉

方一　沙氏鹿茸草二两　　土牛夕一两

生地五钱　麦冬三钱　元参四钱

银花五钱　连翘五钱　青果五只

用法：水煎服，每日一剂冲鲜萝卜绞汁服。

（兰溪中草药组）

方二　土牛夕捣烂取汁口嗽。

（建德人民防组）

方三　香附子捣烂取汁口服。并可治白口

疮。　　　　　（建德人民防组）

方四　白牛夕根三钱　　射干一钱

一枝黄花二钱

用法：水煎服。　　（缙云生产组）

方五　土牛夕根，马兰头根各五钱至一两

水煎内服。

142

方六　一枝黄花根二钱，灯芯草二至三根水煎内服。

方七　威灵仙二钱。水煎服。

方八　硃砂根三钱，牛夕，一枝黄花各五钱。煎服，亦有另加凤尾蕨三至五钱同煎服。再用毛茛一两捣汁，徐徐咽服。（试用方）

（巨县政工组）

方九　兔耳凤（一枝香）一至二两
　　　苏叶一至三钱

用法：捣烂绞汁口服，渣再次开水冲服。

（武义民间验方集）

方十　九头狮子草，揉挤取汁，将汁含口内，少时吐净，再含新汁，连含数次，效果显著，注意不可咽。

（诸几医药公司）

方十一　茅草山里的蚯蚓，破腹洗净，装入葱管内，瓦片上焙干，研粉，每

143

1949

新 中 国
地 方 中 草 药
文 献 研 究
(1949—1979年)

1979

日一次，每次服四分，二至三天即
好。　　　　　（諸几医药公司）

方十二　金絲荷叶，白毛夏枯草，搗汁冲
服立效。　　　（桐庐卫生組汇編）

方十三　一枝黄花，土牛夕搗汁冲米汁服，
特效。　　　　（桐庐卫生組汇編）

腮　腺　炎

方一　海金砂根二两　　馬兰头根二两
用法：水煎服，每日一剂。

　　　　　　　　（兰溪中草药組）

方二　馬兰头　　車前草各一至二两
用法：水煎代茶，連服數天。

　　　　　　　　（巨县政工組）

方三　鴨跖草八錢，忍冬屯三錢，用水煎
服。疗效：治过25例，（10岁以下
儿童）20例見效。

　　　　　　　　（金华民間草药）

144

方四　馬兰根一两　　鸭跖草一两

用法：水煎服，同时可加食盐少許搗烂外
　　　敷。　　　　　　（杭州五院）

方五　半枝蓮　　积雪草各三錢

用法：水煎內服，渣外敷。

　　　　　　　　（縉云生产組）

方六　野菊花　　蒲公英　　犁头草
　　　岩珠各一两，水煎內服。

　　　　　　　　（縉云生产組）

方七　蒼耳子　　板兰根各三錢　　生甘
　　　草一錢，水煎服
　　　　　　（江山中医草药驗方）

方八　馬齿苋搗烂外敷。

　　　　　　（江山中医草药驗方）

百　日　咳

方一　蚯蚓10条　　百部三錢
　　　枇杷叶（去毛）三錢，冰糖适量。

1949
新 中 国
地 方 中 草 药
文 献 研 究
(1949—1979年)
1979

用法：先将蚯蚓与冰糖用碗放饭上蒸后取
汁冲百部，枇杷叶煎服。

（兰溪中草药组）

方二　石胡荽一市斤，加水二斤煎至一
斤，加小儿咳嗽糖浆一斤，过滤冷
却，加入防腐剂（0.2％笨甲酸）
和矫味剂。

用量：一岁以下　　　3——4毫升
1——2岁　　5——7毫升
7——8岁　　16——20毫升
一日三次，一般用药1——2天后
即见效。　　（兰溪中草药组）

方三　百合一两　　魚鰲草三錢
冰糖三錢，煎服。

（建德人民防治组）

方四　側柏叶鲜三錢　　紅枣四枚
用法：煎服一日一次。

方五　酸浆（鲜）五錢　石胡荽（鲜）五錢

146

白糖为引

用法：水煎服。　　（建德人民防治組）

方六　魚腥草二两　綠豆四两　冰糖煑食

　　　　　　　（临安青山卫生組）

方七　一枝黄花五錢　桔皮一錢　松針一錢

用法：水煎代茶喝。　　（昌县政工組）

方八　大蒜头一两　葱白二个　白糖一两

　　　加少量水，蒸食之。

方九　石胡荽三至四錢　　大蒜头一两

　　　絞汁服。　　（縉云生产組）

方十　魚腥草一两　百部五錢　車前草五錢

用法：水煎服。　　（杭州五院）

方十一　光叶水苏五錢　　三白菊五錢

　　　一枝黄花五錢

用法：水煎服。　　（杭州五院）

方十二　鸡苦胆焙干吞服，每日一个，三

　　　个即癒（无併发病有效）。

　　　　　　　（諸几医葯公司）

1949

新 中 国
地 方 中 草 药
文 献 研 究
(1949—1979年)

1979

方十三　馬齿苋三錢，煎服。

（諸几医药公司）

遺　尿

覆盆子三錢　　金櫻子三錢

芡　实三錢　　桑螵蛸三錢

淨芋肉三錢

用法：水煎服，每日一剂。

（兰溪中草药組）

疳　积

方一　六月雪二两　　鸡肝一只

用法：水煎連鸡肝服下。

（兰溪中草药組）

方二　白茅根二至三两　　山茶根三两

一枝香二两

用法：煎服，每日一剂，共三剂。

（諸几医药公司）

148

方三　芦柴根　板渣根　山茶根各二两

用法：煎服，每日一剂，共三剂。

方四　馬兰根　叶下珠　牯岭勾儿茶根
　　　各一两。任选一种，与馬料豆二
　　　两，或鸡蛋数只，也可加鸡肝或猪
　　　肝适量。共煮服。（巨县政工組）

方五　田皂角　馬兰根各五錢　谷芽二錢
　　　加鸡肝或猪肝适量，煎汁，一天分
　　　三次服，連服三至五天。
　　　　　　　　　（巨县政工組）

方六　地錦草三錢　　鸡眼草三錢

用法：水煎服。　　（永康土方一集）

五 官 科

急、慢性扁桃体炎，咽喉炎

方一　沙氏鹿茸草一两　一枝黄花一两

中草药单方验方选编

1949

新　中　国
地方中草药
文　献　研　究
(1949—1979年)

1979

天名精一两　　　兔耳草五錢

凤尾草五錢

用法：水煎服，每日一剂。

方二　細叶金錢草一两　金鎖匙五錢

一枝黄花一两　　大薊一两

用法：水煎服，每日一剂。

（兰溪中草組）

方三　海金沙一两　　馬兰一两

竹叶麦冬三錢

用法：水煎內服，日服2——3次。

（台州中草組）

方四　七叶一枝花三錢，咬碎吞服，日服

三次，2——3天即愈。

方五　板兰根一两　　鸭跖草一两

用法：煎服。　　　（杭州五院）

方六　筋骨草(干)五錢（鲜加倍）

用法：加水煎約一小杯，一日一剂，分三

次服。

150

方七　馬鞭草　牛夕　一枝黄花　苧麻根

（上于爱办）

台灣莴苣，任选一种，搗汁滴喉，

或取一两，煎汁、徐徐吞服。

（巨县政工組）

方八　硃砂根三至四錢，水煎服，另外硃

砂根醋磨后滴患处。

（建德草方汇編）

口 腔 炎

方一　蛇含（五叶）加少許食盐搗烂吞服。

方二　一枝黄花五錢　半支蓮三錢

半边蓮三錢　　射　干二錢

用法：水煎服，每日一剂。

方三　細叶骨排草三錢，水煎服，每日一

剂。　　　（兰溪中草組）

方四　海金砂　　馬兰

主治：霉菌性口腔炎。

151

1949

新 中 国
地 方 中 草 药
文 献 研 究
(1949—1979年)

1979

用法：海金砂，馬兰煎剂，大剂量当茶飲，
每日服用2——3次，疗效更高。

方五　牛夕一錢　　馬兰根二錢煎服。

（永康中草土方）

方六　細叶鼠麯草五錢至一两，煎服。

方七　石胡荽　天胡荽　大薊　牛夕
各一錢，煎服。也可任选二至三种，
煎服。　　　　（巨县政工組）

方八　鉄扫帚一两　　薄荷一錢

用法：冰糖适量煎服。（永康土方汇編）

牙　痛

方一　万年青根

用法：切片含在牙痛处或煎水含口，可止
痛。　　　　　（台州中草組）

方二　細辛一两　白芨二錢　冰片适量

用法：上葯共研細末，适量塞入患处。

方三　生石膏三錢　細辛一錢　骨碎补三錢

152

用法：上药共研细末，塞入患处。

主治：风火牙痛。

方四　瓦松一撮，煎服。

方五　鲜生地一两　　生石膏二两
　　　细辛一钱，煎服。　　（杭州五院）

方六　细辛一钱　胡椒二钱　绿豆三钱
　　　共研细末，涂敷患处，宜用虫牙痛。

方七　枸骨（八角刺）根一至三两
　　　灯心草（野马棕根）一至二两
　　　水煎服，忌辛辣。

主治：火牙。

方八　草棉根（棉花根）三钱，水煎服。
　　　　　　　　　　（武义验方集）

方九　山枝根一两　　糯稻根一两煎服。
　　　　　　　　　　（诸几医药公司）

方十　萱草根一两，用水煎服，一般一剂
　　　即愈。

方十一　茶叶树根一两，加鸡蛋三只，燉

1949
新 中 国
地 方 中 草 药
文 献 研 究
(1949—1979年)
1979

服后吃汁和鸡蛋，一般一服即效。

（金华中草药組）

方十二　牙痛散：

北細辛一錢　艮姜一錢　白芷一錢

毕撥一錢　　研細吹鼻

（永康中草药方）

結　膜　炎

方一　鮮海金砂根适量加食盐少許搗烂，
左眼塞右耳，右眼塞左耳。

主治：　急性結膜炎　　（兰溪中药組）

方二　珍珠菜根搗烂貼太阳穴，或鮮草一
两，水煎服。

方三　鮮一枝黄花搗烂貼太阳穴，鮮草一
两，水煎服。

方四　韮菜根搗烂塞对側鼻孔丙2——6
小时。　　　　　（武义驗方集）

方五　粗茶叶，紫苏，白糖搗烂外付。

154

方六　大蓟根，白茅根，车前草，半枝莲，
　　　大蒜头一片，水煎内服。

方七　继木叶水煎服。

方八　冬桑叶二至三钱，粗茶叶二钱，水
　　　煎内服，渣外付，加天胡荽。

　　　　　　（缙云生产组）

方九　野菊花，桑叶，蒲公英，各四钱，
　　　煎服。　　　（镇海生产组）

角　膜　炎

方一　蛇莓根三至五个，洗净，捣碎，加
　　　纯菜油一茶匙，蒸后，取油滴眼，每
　　　日3——4次，连滴5——7天。

方二　毛茛根须数条，插入蛋中，蒸熟服
　　　蛋，取出根须捣烂塞对侧鼻孔。

主治：急性结膜炎（红眼睛）。

　　　　　　（巨县政工组）

方三　虎儿草三钱，水煎内服，渣外敷。

155

1949

新 中 国
地 方 中 草 药
文 献 研 究
(1949—1979年)

1979

白 内 障

方一　威灵仙（鮮）

用法：取其兜适量和甜酒糟搗烂，用铜錢一枚，放在內关穴位上，将搗好的药放在铜錢上，用紗布包扎，过一夜将錢取下，此时铜錢小孔內的药接触皮肤可見一小泡，随卽用消毒針刺破水泡，让水流出，用干凈紗布包扎，以保护伤口处，一周到半月白內障可自行消失。

說明：①左眼敷右手，右眼敷左手。
　　　②敷药后一周內禁吃青菜。

（台州中草組）

青 光 眼

方一　半枝蓮三錢，牛肝共煑食。

方二　谷精草二錢，米仁四两，牛肝〔酒

156

炒）水煎內服。

（缙云生产组）

云 翳

方一 六月雪四两，毛茛一錢。

用法：水煎服，每日一剂。

（兰溪中草組）

方二 鲜半夏治眼上星翳。

病起很快，眼中出現白点，視物模糊不清，流泪不适，先将患側的另一側（如左即右，如右即左）太阳穴处皮肤稍挑破，用鲜半夏1——2粒，加食盐少許，搗烂敷于該处，快則一夜即退。

（金华中草組）

方三 金銀花叶（不計量）

制法：搗烂榨汁。

用法：以灯芯蘸葯汁点眼內，一日三次。

157

1949
新 中 国
地方中草药
文 献 研 究
(1949—1979年)
1979

主治：去白翳。

方四　貝母，眞丹。

用法：各半研末，用适量撒于患眼。

主治：去白翳。　　　（台州中草組）

夜 盲 症

方一　六月雪四两，猪肝四两。

用法：水煎服，每日一剂。

（兰溪中草組）

方二　天胡荽（滿天星、破銅錢）五錢，和牛肝蒸食。

方三　谷精草一两，羊肝或猪肝一只，入瓦罐內煑熟食肝及湯。

（武义卫生室）

迎 风 流 泪

方一　冬桑叶加人乳蒸汁外搽（早、晚各搽一次）　（兰溪中草組）

158

方二 用多桑叶七張, 皮硝三錢。

用法: 放在盆內冲开水适量, 加盖待温后洗眼, 有明目作用。

主治: 眼糊, 眼干燥, 迎风流泪。

方三 合萌三錢 　　 叶下珠三錢

　　 谷精草二錢 　　 菊花二錢

　　 女貞子三錢 　　 千里光三錢

　　 大枣１０枚煎服

用途: 有退翳明目功能。

主治: 眼疾如目生障翳, 迎风流泪, 赤眼, 玻璃体混浊等。

（鎮海生产組）

急慢性中耳炎

方一 滴水珠晒干研粉冲冷开水滴耳, 每日２——３次。

方二 虎耳草适量搗汁滴耳, 每日三次。

（兰溪中草組）

159

1949

新 中 国
地 方 中 草 药
文 献 研 究
(1949—1979年)

1979

方三　岩松捣汁滴耳。

（永康中草药组）

方四　鳖甲焙干研粉，吹入耳内，一般三次即愈。　（缙云生产组）

方五　一枝黄花一两　　辛荑三钱

连召三钱　　　　白芷二钱

石菖蒲三钱　　　苍耳子三钱

茜草二钱　　　　水煎服

方六　青龙衣烧灰、加枯矾，研成细粉，内敷。

（缙云生产组）

方七　五倍子粉少许吹入耳内。

（建德人民防治院）

急、慢性鼻炎，副鼻窦炎

方一　沙氏鹿茸草煎炒猪脑加麻油鸭蛋吃
主治：副鼻炎（脑漏）。

（永康中草组）

160

方二　白鸡冠花四钱，水煎服。

方三　沙氏鹿茸草一至二两，野菊花五钱
　　　至一两，水煎内服。

方四　白颈蚯蚓一两，洗净后开水泡服。

方五　石胡荽捣烂塞鼻孔。

（缙云生产组）

部份毒性中草药的症状和中毒处理

草　乌

〔地方名〕草乌头（天台、嵊县）。

〔原植物〕毛茛科华东乌头，多年生草本，高2—3尺；地下有纺锤状的块根，常二个或几个接连併生。叶互生，掌状三

161

1949
新 中 国
地 方 中 草 药
文 献 研 究
(1949—1979年)
1979

全裂，叶炳长1—2寸，8—9月在顶端或叶腋开紫色花，外面疏生白色卷毛，果期10至11月，由3至5个长椭园形的蓇葖果聚代成。

（应用）药用部分为块根。民間用以治无名肿毒和跌打损伤，有祛风，理湿，化痰，止痛等功能。生草乌一日最高服量，煎剂1錢，散剂5分。

（中毒表现）最快在服后立即发生，最迟者达6小时，嘴唇，舌，咽喉，口腔及四肢或全身发麻，典型突出的症状是手足有特异的刺痛及蚁爬感，尤以指尖为甚，胃有强烈烧灼感，干渴，欲飲大量涼水，但渐不能下咽，腹鳴，腹痛，腹泻不常见。大部分病例还出现头昏，眼花，烦躁不安，心慌，心悸，恶心，嘔吐，脉搏最初迅速继而强度变慢，心率减慢，心律不齐，血压下降，继而发展顏面肌和四肢痛

162

性痉挛及难以忍受的冷感，言语困难，视力，听力减退，瞳孔大小不定，部分病例还呈现体温下降，下肢不能活动，皮肤苍白，流涎出汗膝反射减弱，发绀，眼睑颤动，胸闷，呼吸初增强而后出现呼吸困难，半昏迷至昏迷，休克发生后患者意识不清，大，小便失禁，最后由于心脏及呼吸衰竭而死亡。服毒后至死亡平均在4至6小时以内。

〔解救方法〕内服中毒者早期可以导泻，洗胃，但通常以对症疗法和支持法为主。

1、中毒初期可用甘草1两煎服（新昌小将区小将公社里宅大队）。

2、莨菪子一匙捣碎加开水吞服（开化县下山公社卫生所）。

3、静脉注射大剂量阿托品。

4、用生姜，甘草各五钱，银花六

1949

新　中　国
地方中草药
文 献 研 究
(1949—1979年)

1979

錢，三味煎服，配合静脉补液抢救，服药后不到１２小时即可完全恢复。

5、生姜捣碎丙服。（巨县人民防治院）。

6、馬尾松叶，捣烂取汁吞服。并同时用猪油送下。 （巨县人民防治院）

7、防风八錢煎服。

（东阳人民医院）

初步看法：1、草烏具大毒，毒性反应主要表現于消化道，心血管系統和中樞神經系統，消化道反应为恶心，嘔吐，中樞神經系統为昏迷抽搐，心血管系統可发生心律紊乱，患者二次昏厥最大可能是阿一斯氏綜合症。

2、大剂量阿托品持續应用能介除草烏之毒性作用。

3、患者再昏迷，提示消化道有再吸收，故今后遇到这种中毒患者必 須 注 意

164

之。

附一：苋菜子：即市场上供应的蔬菜苋菜子。

附二：馬尾松：我省松树分布有馬尾松与雪松二种，但大部分地区为馬尾松。

四 叶 对

〔地方名〕四門天王（龙泉，遂昌，兰溪）（宁波误称土細辛，四叶細辛，应予斜正）。

（原植物）金粟兰科及已，多年生草本，高約1尺，根茎粗短，侧根密集，茎数个，但常单独自根抽出。具明显的节，叶四枚常两两相对生于茎端，叶椭园形，长2至4寸，穗状花序2至3梗，生于茎顶5月开花，乳白色，7月結浆果。

近来据云浙江新发现二个四叶对新品种。

165

1949

新 中 国
地 方 中 草 药
文 献 研 究
(1949—1979年)

1979

一、为銀綫草：一为接骨金粟兰，但由于我們沒有采到植物标本，所以未予列入。

（应用）药用部分为根，功能杀虫，民間治劳伤，（民間俚語有认得四叶对，不怕骨头跌得粉粉碎）。可外敷或內服，但毒性较大，故內服宜慎，一般研末吞服容易中毒，煎服比較不易中毒。

（中毒現象）体温微升高，脉搏120次/分钟，血压150/80mmhg，头昏，眼花，恶心，嘔吐，顏面蒼白，瞳孔中等度縮小，結膜充血，口唇干燥，齿齦发黑，心悸亢进，杂音不显，頸动脉搏强盛，呼吸音较弱，全身乏力，胃烧灼痛，呈昏迷状态。手足抽搐。

据动物小白鼠中毒后，肝脏，子宮，阴道出血，故及已应用于孕妇更宜謹慎。

解救方法

166

1、当归三钱，黑豆２０粒煎服即可（宁波市草医民间诊所）。

2、铁称锤（香茶菜），阴地厥适量，水煎服。　（新昌医药卫生站）

病例：

葛××，男，１９岁，住上虞县章镇公社瓜益大队第四生产队。

患者于８月３１日因慢性腰背肌肉劳损而服土方，黄酒冲四叶对五株余，较常规服用剂量约大五倍，服药后二小时即出现头晕目眩，胸肋苦闷继则恶心呕吐，口渴，呕吐物为中午之进入内容（米饭与茄子），第二次呕吐则为紫红色及药渣样液体，伴眼泪鼻涕口涎，全身麻木，于服后四小时急送上虞县卫生院，予以服泻药，灌肠，服鞣酸等并转杭治疗。

入院体检：一般情况佳，巩膜无黄染，两侧瞳孔等大，结合膜颊粘膜及全身

1949
新中国
地方中草药
文献研究
(1949—1979年)
1979

皮肤未见出血点，心肺四诊无殊，满腹檢压痛，肠鸣音稍亢进，肝肋下刚及上界第六肋間，膝（一），两侧膝反射存在。

診治計划：目前予以积极护肝治疗，临床严密观察予以对症治疗。內科二級护理，流质飲食。葡萄糖醛酸0.2三/日，复維乙片2三/日，1/910%葡萄糖液500/靜滴，葡萄糖醛酸0.2。血肝功能檢查。2/9葡萄糖液500/靜滴，維C20，葡萄糖醛酸0.2。4/9，患者入院后一切正常，今已飲食起居自理，并上街活动，准予出院。

紅 茴 香

（地方名）山木蟹，香蟹，全家哭（嵊县）（乐清，江山，天台，昌化，余姚，淳安将本品誤称为八角茴香，应予糾正）

168

（原植物）木兰科红茴 常 綠 乔木，高 可 达 2 丈，树皮灰色或紅褐色，嫩枝綠色或灰白色。叶互生，倒披針形或椭园形，长約一寸半到三寸半，5至6月开紅色花，1至3朵生在叶腋，有长柄。8至10月結果，为9至13个集成星状的菁荚果，尖端均向下弯曲成钩状。熟时上方开裂，暴出內藏的园形淡棕色种子。

（应用）药用部分为根。民間用以治疗跌打损伤，关节炎，风湿痛，痈肿及乳腺炎等症，具有行血，发散，祛瘀及鎮痛等作用。

注：因紅茴香果实外形与八角茴香相似，民間常当作八角茴香而誤服，引起中毒事例，故需注意鑑別，引起重視。

（中毒表現）一般出現头昏，晕眩，嘔吐，出汗，抽搐，严重者 有 磨牙，发紺，呼吸困难，角弓反張，休克甚至死亡

1949

新 中 国
地 方 中 草 药
文 献 研 究
(1949—1979年)

1979

等情况。

（解救方法）：

1、日最高服量煎剂三钱，如服五钱则可出现严重中毒情况。解救方法可立即服用十倍量（五十钱）甘草，煎成水剂灌服。（东阳县深泽公社卫生所）。

2、灌服濃茶（红、绿茶均可）、糖水、米泔水，并配合注射葡萄糖盐水等。

3、为避免中毒可与等量的甘草或平地木同时服用（同1）。

4、常规服冬眠灵亦可缓解病情。

鬧 羊 花

地方名：（黄牯牛花）

（原植物）杜鹃花科羊踯躅，落叶灌木，高约3尺余，幼枝被短柔毛，老枝灰褐色而光滑，叶互生，长椭园形或倒披针形，4至5月开黄色花，数朵集生在莖

170

顶。7至8月結长椭园形蒴果，內藏众多細小种子。

（应用）药用部分为根皮。民間用以治跌打损伤，亦有采花浸汁作 农 业 杀虫药。

（中毒表现）鬧羊花的花，果，叶，根都有大毒，根据哺乳动物該药中毒一般表现安静，嗜睡，輕瘫，也 有 降 压，緩脉，嘔吐，呼吸抑制及横紋肌麻 痹 等 症状，大剂量（35ug/kg以上）可引起心脏傳导阻滞，心动可速，甚至心室紆維乱顫而死亡。

商　　陆

（地方名）洋紅（淳安）胭脂、河义草（临安）。（临安誤将本品称为紅参，应予糾正）

（原植物）商陆科商陆，多年生草本，

1949

新 中 国
地 方 中 草 药
文 献 研 究
(1949—1979年)

1979

高达三尺，根粗壮，深入土中，莖綠色或紫紅色，多分枝。叶互生，椭园形，长3—7寸，质柔嫩，脉紋明显，全綠，具叶柄。6—7月生总状花序，花白色或淡紅色。8月結扁球形浆果，果穗直立，熟时紫黑色，种子黑色有光澤，具三稜。

（应用）药用部份为根。民間用以治妇女月經不調或閉止，亦可治跌打損伤，此外其根浸汁作农业杀虫药。果实作紅色染料，嫩叶可作家畜飼料，本品新鲜根汁有劇毒，誤食能致死，中国药典规定常用量为八分至一錢五分。

（中毒表現）有輕度至中毒的体温升高，心动较速，脉搏在84—132次/分钟之間，呼吸在24—36次/分钟，血压升高，恶心，嘔吐，出現眩暈，头痛，不适感，言語不清，胡話，躁动，手脚乱动，站立不稳，抽搐，渐至神志恍惚，轉为昏迷状

172

态，瞳孔放大，对光反射消失，膝反射亢进。大小便失禁，从神志昏迷至清醒短至11小时，长达31小时，大剂量商陆可使中枢神經麻痹，呼吸运动障碍，血压下降，心肌被抑制而引起心搏障碍，终于心肌麻痹而死亡。

病例

（1）男性5例、女性2例，年岁7—74岁。

（2）服法中毒剂量及服药后发病时间：7例服药方法均采用商陆与肉类混合薰成或燉湯剂，一次服完。商陆据文献記载，含有多量的硝酸鉀与4—5％商陆毒素，此7例中一例一次服6錢，其余病例虽剂量不詳，但均为一次服完，可能量过大引起中毒，服药至发病时間除1例从夜間2时服药后直到次晨7时才发现患者臥床不起，神志昏迷外，其余患者在服药后

173

1949
新 中 国
地 方 中 草 药
文 献 研 究
(1949—1979年)
1979

20分钟至三小时发病。

（3）临床表现：7例的临床表现，虽以为原有疾病（腸道钩虫、蛔虫病，2例系健康儿童，因与父母同餐吃了商陆肉湯而中毒）的临床表现解釋，认为以下的征象系属商陆中毒所致。

1、体温，脉搏，呼吸，均有輕度至中度的体温升高，在37.6—38.4°C，入院2—4天后体温下降至正常。体温的下降与中毒症状的恢复是一致的，临床上无感染証据。鉴于7例均有发热，心动較速，脉搏在84—132次/分钟之間，认为商陆可能对交感神經有刺激作用，由于血管收縮，放热減慢而引起发热。商陆能兴奋呼吸运动中樞，而引起呼吸頻数。此7例呼吸在24—36次/分钟之間，平均呼吸为29次/分钟。

2、血压：商陆能兴奋血管运动中

174

框，引起血压上升，而引起尿分泌增加，此7例均有血压升高，收缩期血压平均升高35毫米汞柱，舒张期血压平均升高25毫米汞柱（以出院时血压为正常基础血压），病情恢复出院时，血压普遍下降至正常。文献称服大剂量商陆可致中枢神经麻痹，呼吸运动障碍，血压下降，心肌被抑制而引起心搏障阻，终于心肌麻痹而死亡，服小剂量商陆能使血压轻度升高达到利尿作用。

3、商陆对胃肠道的蠕动有亢进作用而引起下痢或腹泻，此7例中仅能有三例发生恶心，呕吐。

4、神经系统表现：商陆能刺激延脑运动中枢而使四肢肌肉抽搐，在此6例中（除夜间发病一例外）先后表现晕眩，头痛，不适感，言语不清，胡话，躁动，手脚乱动，站立不稳，抽搐，渐致神志恍惚

175

1949

新 中 国
地 方 中 草 药
文 献 研 究
(1949—1979年)

1979

轉为昏迷状态，其中四肢肌肉緊張与顫动者一例，牙关緊閉者一例，瞳孔放大7例，对光反射消失及膝反射亢进者5例，角膜反射迟钝和消失各一例，·大小便失禁三例。从神志昏迷到清醒时間，短致11小时，长达31小时。

（4）治疗：我們均采用一般支持及对症治疗法，如洗胃，輸液,吸氧,維生素，鎮靜剂等治疗入院2—4天后商陆中毒症状消失而出院。

博 落 回

（地方名）山火筒。

（原植物）罌粟科博落迴,多年生草本，株高有时可达8尺，全草具黄色有毒液汁，根粗大。莖园柱形，直立、粗壮而中空。叶互生，长4—10寸，卵园心脏状，具深淺不同掌状分裂。6—8月在莖頂开

176

白色花，有时亦带红色，分枝较多，成大形园锥花序。10月结狭长椭园形蒴果，扁平，内藏种子3—4粒，成熟后黑色，有光泽。

（应用）药用部分为根和根茎，性大毒。只可供外用，民间用水煎外洗，治脚趾湿气，或涂敷恶疮，农业上则可用为杀虫药。

（中毒表现）为发作性晕厥，苍白，口渴，呕吐，出冷汗，继则口吐白沫，伸舌，眼球上翻，呼吸停止及四肢抽搐等现象。发作时听诊心律极度不齐以至心音消失。

心电图表现：多发性，多源性室性期前收缩，阵发性室性心动过速，心室扑动等。

（解救方法）用大剂量阿托品注射后，发作次数显著减少，并于短期内终止而痊愈。

177

1949

新 中 国
地 方 中 草 药
文 献 研 究
(1949—1979年)

1979

雷 公 藤

（地方名）菜虫药。

（原植物）卫矛科雷公藤，蔓性落叶灌木，小枝有角稜，红褐色，具绒毛。叶互生，椭园形或卵园形，长一寸半到三寸，有短柄。5—6月开白色小花，成顶生或腋生的园锥花序。9—10月结果，三稜，中央有一粒细长种子。

（应用）药用部分为根和叶。历来用作杀灭菜虫的土农药，毒性大。近年来民间亦有于治跌打损伤和骨结核等病，叶擦创口可治毒蛇咬伤。

（中毒表现）一般并不发热（体温反稍有下降），口腔，咽喉和腹部灼痛，流涎，恶心和呕吐。复视，视力减退，瞳孔散大，甚至完全失明，眼肌弛缓，调节消失，上眼睑下垂，眩晕，言语含糊，发音无

178

力，肌肉可弛缓无力，但亦可发生震颤。颜面和咽喉肌肉呈强直性痉挛，吞咽困难。可出现头和足均前弯而躯干强直，也可出现醉汉步态，又能直立，最后昏迷，心跳起初缓慢，以后加速，四肢冰冷，可出现循环衰竭，呼吸起初快而深，渐变为慢而浅，且不规则，呼吸衰竭而死亡。

（解救方法）

1、香茶菜根和栝蒌藤叶煎汁服。

2、贯众四两，甘草一两水煎服。

（新昌县人民医院）

3、朝天子一两　　　生甘草三錢
　　青防风三錢　　　老月石六錢
　　天花粉四錢　　　金银花五錢

水煎服。呕吐加川连二錢，竹茹三錢，孕妇加白扁豆一两。忌服粥、饭、米汤，忌饮酒。

（新昌大市聚联合卫生所）

179

1949

新 中 国
地 方 中 草 药
文 献 研 究
(1949—1979年)

1979

4、先用米饭花根皮一把煎服，次日用乌桕根皮一把煎服。（开化城东卫生院）

5、新鲜梧桐树枝剥去外皮后粘液渗出，吞服此渗出物可催吐。

（开化张弯公社卫生所）

6、新鲜羊血半碗。

（开化张弯公社卫生所）

7，注射阿托品，青霉素，服用雄生素C并注射葡萄糖盐水。（开化防治院）

8、枸树、嫩枝头7—8个，蛇含全草（新鲜）2—4两，捣烂取汁加青皮鸭蛋四只的蛋清，混匀，灌服。

（金华防治院）

180

常见毒性中草药品种表

品 名	来 源	地方名	附 注
草 乌	毛茛科植物华东乌头	草乌头	一日最高剂量煎剂1錢，散剂5分。
川 乌	同 上	生川乌	同 上
白附子	系乌头中楝取细长多节的侧生根	生白附子	同 上
博落迥	罂粟科	山火筒	含有生物碱，白屈菜素、血根碱。
苦 楝	楝科		中毒治疗适用一般的中毒原则，幷用苯甲酸钠咖啡因皮下注射收效较快。
巴 豆	大戟科巴豆种子	刚 子	一日最高剂量，煎剂3錢，吞服3厘(霜)。
甘 遂	大戟科植物甘遂的生根	生甘遂	一日最高服量，煎剂2錢。
京大戟	大戟科植物京大戟的根	龙虎草(毒性中药商品通称)	一日最高服量，煎剂3錢。
狼 毒	大戟科植物钩腺大戟的根		
天南星	天南星科植物异叶天南星块根	蛇六谷	一日最高服量，煎剂1錢。
半 夏	天南星科植物半夏的块茎		一日最高服量，煎剂2錢。
滴水珠	天南星科植物滴水珠的块茎	独叶一枝花，一粒珠。	
银 杏	银杏科植物银杏的种子	白 果	
藜 芦	百合科植物天目藜芦的根	山棕榈	一日最高服量，煎剂1錢。
蝴蝶花	鸢尾科植物蝴蝶花的根		

1949

新 中 国
地 方 中 草 药
文 献 研 究
(1949—1979年)

1979

茅膏菜	茅膏菜科植物茅膏菜的根	落地珍珠	
红茴香	木兰科植物红茴香的根、叶、果实。	山木蟹 山大茴	
商 陆	商陆科植物商陆的根	胭 脂	中国药典规定煎剂常用量8分到1錢。
千金子	大戟科植物續随子的种子		一日最高服量，煎剂2錢。
雷公藤	卫矛科植物雷公藤的全草	菜虫药	
南岭蕘花	瑞香科植物南岭蕘花的根皮	贼裤带	
芫 花	瑞香科植物芫花的花蕾		
閙洋花	杜鵑花科植物羊蹢躅的花	黄牡牛花	一日最高服量，煎剂2分（六軸子相同），花、叶、果都有大毒。
蔓陀罗（洋金花）	茄科植物蔓陀罗的花。其果实为楓茄果。	楓茄花	一日最高服量，煎剂8分。
四叶对	金粟兰科植物及己的根	四門天王	
玉 簪	百合科植物玉簪的根		
黄菪子	茄科植物莨菪的种子	天仙子（不是紅花的子）	一日最高服量，煎剂3錢。
番木鼈	馬錢科植物馬錢子的种子	木鼈子	一日最高服量，煎剂3錢。
藤 黄	藤黄科植物藤黄的胶树脂		一般作外用。
蟾 酥	蟾蜍科动物蟾蜍的耳后腺分泌的白色浆液		一日最高服量，內服5厘。
斑 蝥	芫青科黄黑小斑蝥的虫体		一日最高服量，散剂2厘。
信 石	原矿物砷华毒砂的天然矿石。	紅砒，白砒。	一日最高服量0.032分。
水 銀	原矿物汞		一般作外用。

注：系摘自浙江省葯品檢驗所《草烏等七种毒性中草药介紹》

衢县中草药临床
应用资料汇编

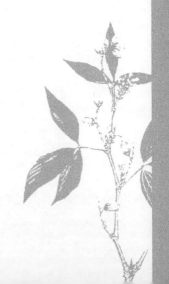

提　要

衢县生产指挥组卫生办公室编。

1971 年 1 月出版。成本费 0.076 元。共 73 页，其中文前文章 18 页，附言、前言、目录共 4 页，正文 49 页，插页 2 页。纸质封面，平装本。

全书分为两部分。第一部分是反映各地"赤脚医生"和医务工作者积极学习、运用毛泽东思想指导工作实践、开展新医疗法的文章，共 3 篇。第二部分具体介绍各种中草药的临床应用资料，包括中草药治疗毒蛇咬伤资料、中草药断指再接治验资料、中草药治疗跌打损伤资料、中草药治疗水火烫伤资料。文中详述治疗以上疾病时所用方剂的组成、煎服法、疗效、病例、随症加减及资料来源等。部分方后注有相关药物的正名、地方名及其植物拉丁学名、科属等。

衢县中草药
临床应用资料汇编

（毒蛇咬伤　断指再接
跌打损伤　水火烫伤）

衢县████生产指挥组卫生办公室

一九七一年一月

目　录

中草药治疗毒蛇咬伤资料……………………（19）

中草药断指再接治验资料……………………（45）

中草药治疗跌打损伤资料……………………（51）

中草药治疗水、火烫伤资料……………………（62）

· 白 页 ·

中草药治疗毒蛇咬伤资料选编

方剂：白花藤五钱，乌柏树根须五钱至一两。

嚼汁服，渣外敷。也可加水煎汁服，渣外敷。一天二次。

疗效：云溪公社南垅大队，军属邵堂娜同志，用本方治疗蝮蛇咬伤六十多例，均全愈，无一例死亡。

1949
新　中　国
地 方 中 草 药
文　献　研　究
(1949—1979年)
1979

病例： **1.** 黄甲山大队孙××，男，19岁，被蝮蛇咬伤面部左侧颧弓处，当即开始局部肿大，次晨送县人民医院抢救，但二天后病情无好转，仍然加重，牙关紧闭，不省人事，患者家属连夜到邵堂娜处，采得白花藤，赶到医院，煎汁服后，渐转危为安，次晨肿渐消，数天后全愈。

2. 南垅大队，郑××，17岁，被蝮蛇咬伤足跟部，当即发生红肿，第二天肿至大腿，疼痛剧烈，经邵堂娜同志治疗，单用白花藤，每次五钱，煎服，一天三次，五天后肿消而全愈。

（云溪公社卫生所随访）

白花藤：系衢县云溪公社地方名，植物名为：Clematis Maximowiciziana Franch et Savat 是毛茛科威灵仙属植物。尚无统一译名，故以地方名作植物名用。

（编著注）

· 20 ·

方剂：三香散 隔山香二两，青木香一两，一枝香（徐长卿）五钱，研末备用。每次服二至三钱，一天服 3—4 次。

治疗方法：1.局部处理：患肢用冷水、盐水冲洗，针刺（八风或八邪穴）扩创排毒。

2.外用药物：因地制宜地采用犁头草、乌桕嫩叶、半边莲、野菊花、垂盆草任选 1—2 种捣烂外敷。

也可用滴水珠五钱，天南星一两，生半夏一两，雄黄一两，香白芷五钱，研末备用。醋调外搽，有消肿止痛作用。

3.内服药物：三香散二至三钱，吞服，一天四次。

野菊花一两，犁头草二两，半边莲一两，车前草一两，煎汤代茶，每天 1—2 剂，首剂加泻药，中草药或化学药导泻均可。

4.随症加减：

1949

新 中 国
地 方 中 草 药
文 献 研 究
(1949—1979年)

1979

视物模糊、复视：加徐长卿、杜衡等量研末，每次五分至二钱，每日三次。也可用娃儿藤研末，每次三至五钱，每日1—2次，对解神经毒有良效。

全身瘀斑：加白茅根一两、大蓟一两煎服，或三叶青二钱，研末吞服，一天2—3次。

便秘：用乌桕叶嫩头7—10只，打烂吞服，服后2—4小时即泻，也可用大黄苏打片，每次10片，每日三次，一天后减量。

头昏晕眩：加白菊花三钱，川芎二钱，煎服。

尿少、尿闭：加车前草、灯芯草各一两煎服。

咽喉水肿、呼吸困难：用台湾莴苣、射干或万年青根，任选一种，取一两左右打烂，绞汁滴服。

抽搐：加蜈蚣1—3条，全蝎三至七

· 22 ·

分煎服。

肝区痛：加龙胆草三钱，玄胡索二钱，煨川栋子三钱煎服。

疗效：龙游区医院张长春同志，用本方治疗蛇伤八十多例，主要是蝮蛇咬伤，少数几例为银环蛇、蕲蛇咬伤。均获全愈。

病例：模环江西坪大队，金××，男，12岁，被蝮蛇咬伤足背部，高度肿胀，肿至胸部，喉头水肿，全身有瘀斑及血泡，呼吸困难，经用下例方法治疗，十天全愈。

局部清创，用犁头草、乌桕树叶嫩头、半边莲、扛板归捣烂外敷。

内服三香散二钱，每日三次。开始几天，每次加服滴水珠3小粒，不咬碎，整粒吞服。

另取台湾莴苣、射干各五钱，捣汁滴服，每日2—3次，解除咽喉水肿，直至呼吸通畅为止。

（龙游区医院）

· 23 ·

1949

新　中　国
地方中草药
文　献　研　究
(1949—1979年)

1979

方剂：内服任选一方。

1.隔山香、硃砂根、娃儿藤各五钱，煎服，也可单味应用，每天一剂，一般服4—7剂全愈。

2.香白芷、五灵脂各一两，煎服。每天一剂，一般服3—5剂全愈。

外用：

生草乌、七叶一枝花、雄黄等量，研末备用。用时以醋调药末搽患肢，有止痛消肿之效。

疗效：经治疗二十三例蝮蛇咬伤，一般3—7天全愈。

病例:1.上圩头公社下扬村大队吴××，女，16岁，于69年6月某日下午放牛，被蝮蛇咬伤，右足踇趾，当天下午六时半来院治疗。肿至膝关节，局部疼痛，双目复视，随即用隔山香、硃砂根、娃儿藤各五钱，煎服。外用生草乌、七叶一枝花、雄黄药

· 24 ·

末，用醋调搽肿处。每天一次，五天全愈。

2.团石公社团二大队周××，男，3岁，70年9月被蝮蛇咬伤右足踇趾，二天后来院治疗，肿至大腿，局部疼痛，双目复视，呕吐，失水。采取娃儿藤三钱，煎服，外用生草乌、滴水珠、雄黄研细末，用醋调搽肿处，连续治疗七天全愈。

3.团石公社半潭大队下放知识青年扬××，男，19岁，69年8月某日晚上，左足背被蝮蛇咬伤，局部疼痛，四小时后，肿至膝关节处，头晕、眼花复视，来院治疗。用香白芷、五灵脂各一两，煎服，外用隔山香、七叶一枝花、雄黄，醋调外搽。连治七天全愈。

（龙游区医院）

方剂：1.内服十味蛇药散：
虾脊兰、东风菜、苦爹菜、直刺山芹菜、

1949

新 中 国
地 方 中 草 药
文 献 研 究
(1949—1979年)

1979

兔儿伞、半边莲、八角莲、七叶一枝花、雄黄各二份，天南星一份，研末混合。

每次服五分，一天服四次。也可置胶囊中服。

2.外用七味蛇药散：

芙蓉叶、黄药脂、七叶一枝花、香白芷、天南星、大黄、雄黄等量研末，备用。

加醋或凉开水调成糊状，外搽肿胀处，有消肿止痛作用。

3.随症酌情配服中草药煎剂：

可随症选用半边莲、苦荬菜、过路黄、香白芷、徐长卿、金银花、野菊花、连翘、蒲公英、白茅根、生甘草等，便秘加大黄（后下）。煎服，每日一剂。

治疗方法：局部清创，三棱针穿刺伤口周围肿胀处，用废针筒（掉头）抽吸排毒。每天抽吸排毒2—3次，至肿消为止，外搽七味蛇药散。内服十味蛇药散，每次五分，一天四次，首剂加泻药。随症酌情配服中草药煎剂。患肢起血泡、水泡者，应用无菌手术挑破，局部感染组织坏死者，应扩创排脓，内服消炎抗菌中草药。视病情需要辅以输液及抗菌素治疗。

疗效：７０年以来共收治十八例蝮蛇咬伤病例，均用以上方法为主治愈。

病例：柴××，男，成人，住院号**61672**号，７０年８月２日劳动时被蛇咬伤右足背处，逐渐肿胀疼痛，向上蔓延，当地用过草药未奏效，局部疼痛，头昏、眼花。来院后，随即按上法处理，住院三天肿胀基本消退，十余天恢复劳动。

２.姜家山公社，余××，女，１８岁，住院号６３８８９号，７０年11月５日右手背侧被蛇咬伤，当即疼痛不止，逐渐加剧，局部肿胀，伴头痛、头昏、视力模糊，经当地治疗无效，９日来院，局部肿胀至胸部及

· 27 ·

1949
新 中 国
地 方 中 草 药
文 献 研 究
(1949—1979年)
1979

肩部。经三棱针扩创排毒，外敷蛇伤七味散，内服蛇伤十味散，一天四**次**，连服六天，第一天加服徐长卿一钱、苦爹菜五分，研未吞服，一天三次。同时内服龙胆草、银花各五钱，野菊、蒲公英、茯苓皮、白茅根、车前草各四钱，香白芷一钱五分，生甘草一钱，水煎，每天一剂。经上述处理六天后肿胀渐消，临床症状消失，全愈出院。

（衢县人民卫生院）

方剂： 解毒消肿蛇药粉。

九头狮子草（或狗肝草）、隔山香各三钱，七叶一枝花、魔芋（蒟蒻）各二钱五分，生南星、生草乌、生半夏、生苍术、香白芷各二钱，明雄黄四钱，共研未备用。

用法： 内服药未三至五分，一天服二至三次。外用清水或醋调药末，成稀糊状，搽患肢肿处。

· 28 ·

疗效：廿里制药厂"赤脚医生"自制解毒消肿蛇药散，并用于治疗蝮蛇咬伤六例，一般３－７天左右全愈。重症者酌情配服中草药煎剂（方见病例１）。

病例：１.廿里公社大湖大队陈××，女，成人，７０年８月某日早晨挑水，在路上被蝮蛇咬伤，当即结扎，在大队曾用过土方治疗，次日肿至大腿，由于结扎未放松，下肢发紫黑色呈坏死状，眼睛发花复视，送来廿里医院，当即除去结扎，内服外用解毒消肿蛇药散。并配方：并头草、半边莲、木防己各三钱、犁头草五钱、香白芷、青木香各一钱五分，川蜈蚣二条，煎服。二天后好转，随带蛇药散，回家继续治疗，先后七天全愈。

２.上宇公社鱼头塘大队熊××，男，１８岁，７０年９月２７日晚１１时，被蝮蛇咬伤左足背内侧，当即疼痛，局部开始肿

1949
新　中　国
地 方 中 草 药
文 献 研 究
(1949—1979年)
1979

胀，**患者自己步行到廿里医院，**局部已肿至小腿，**随即用解毒消肿蛇药内服、外用，**次晨疼痛及肿势均缓解，患者感到眼花、复视，继续治疗三天，患肢肿消痛止，，但眼花未全部消失，加服七叶一枝花，二天后全愈。

（廿里公社制药厂）

方剂：大戟、泽漆、生草乌、生南星、土高丽（野豇豆）、九头狮子草八钱，半边莲一两，香白芷一两，滴水珠三钱，八角莲四钱，望江南叶各五钱。

均为干品，共研细末，密封备用。

用法：内服每次三至四分，首剂服五至六分，每天服三至四次。

外用醋、酒或凉开水调药末敷伤口周围。

疗效：本方系衢县下张公社兽医站拟订"蛇伤散"，历年来曾用本方治愈毒蛇咬伤一百多例，疗效确切，愈后无后遗症。７０

· 30 ·

年衢县下郑公社初中，曾用本方治愈蛇伤十二例，其中一例眼镜蛇咬伤，十一例蝮蛇咬伤，一般三至五天全愈。服药期间忌油、鱼、肉及山粉。

病例：1.下郑大队郑××，女，成人，右手食指被蝮蛇咬伤，半小时后肿至腕部，伤口出血，肿痛。随即用本方内服、外敷，四天全愈。在治疗前后均未作结扎、排毒等手术。

2.上方大队大坑村，罗××、江××两人，于清晨先后被同一条蝮蛇咬伤足背部，伤后一个半小时，已肿至小腿。随即用本方内服、外敷，分别于三至四天全愈，从下郑步行回九华山。在治疗前后均未作结扎、排毒等手术。

3.沐—大队，方××，男，成人，于下午劳动时被眼镜蛇咬伤足背，毒牙牙痕间距离1.6厘米，伤后结扎患肢，前往卫生所治疗，

1949

新 中 国
地 方 中 草 药
文 献 研 究
(1949—1979年)

1979

内服解毒片，并用普普卡因封闭患肢，但不能控制。当晚八时半，到病家访问，患肢已肿至大腿上部，腹股沟淋巴结肿大，小腿发亮，瞳孔缩小，病人疼痛难忍，当即用本方内服、外敷，并放松结扎带，半小时后，疼痛大喊，当晚安静入睡，共治疗十四天全愈，能参加体力劳动，但上山砍柴有时患处隐痛，另服徐长卿，每次三钱，连服二次，全愈。

（下郑初中）

方剂：内服：柳叶白前、半边莲、杏香兔耳风、腋生腹水草、七叶一枝花各一两，苦爹菜、青木香各二两，香白芷三钱，龙胆草三钱，共研末备用。

每次服三至五钱，一天服2—4次，重症酌增。

外用：生南星、生草乌、香白芷、万年青、黄药脂、雄黄各等量，杜衡半量，共研末备用。

用烧酒调搽患肢肿胀处。

随增加减：重症者加服苦爹菜一撮，嚼服；大便不通加大黄、枳壳；喉部水肿者加射干；肿胀不退用泽兰、花桐木煎汁，薰洗患肢。

疗效：梧村公社合作医疗站赤脚医生，自70年4月以来，用本方治愈蝮蛇咬伤十一例。

（溪口区医院调查）

方剂：鲜星宿菜、苦爹菜、三脉叶马兰，均取根等份，共二两左右，捣汁服，渣外敷，每天一次。

随症加减：

1.蛇伤中毒重者：酌情服滴水珠1—3粒（约2—6分），并另取适量捣敷伤处。

2.患肢肿胀者：可选用天名精、盐肤木

· 33 ·

1949
新 中 国
地方中草药
文 献 研 究
(1949—1979年)
1979

（根皮）、仙茅，煎汤薰洗。天南星、七叶一枝花、八角莲或红花落新妇根，任选一种，在烧酒中磨汁，搽于肿胀处。

3.创口不愈合：可用山鸡椒根皮加食盐少许，捣栏外敷创口，可以收口。

4.腹胀者：可用龙胆草三两，香白芷、五灵脂各五钱，附片、雄黄各一钱，煎汤加糖冲服，每日一剂。

疗效：举村公社举村大队献方人用本方治愈蛇伤四十例，对治疗蕲蛇、眼镜蛇、蝮蛇、竹叶青蛇咬伤均有一定疗效。

病例：1.举村公社王家坂大队，廖××，男，33岁，69年7月上山砍柴，右小腿被竹叶青蛇咬伤，创伤处剧痛，全身无力、头昏、视力模糊，即请当地蛇医治疗，服滴水珠一个，同时外敷草药（不详），疼痛不止，肿达大腿。后用星宿菜、苦爹菜、三脉叶马兰内服外敷，用药后一小时疼痛停止，每天换药一次，十五天全愈。

2.举村公社白祥坑大队，"赤脚医生"张××的母亲，于70年8月，上山采猪草，足背被蕲蛇咬伤，用本方治愈。

（乌溪江区医院调查）

方剂 内服1.羊儿蒜四株，滴水珠（研末)一钱，顿服。

2.金银花、野菊花、一枝黄花各三至五钱，青木香四钱，白茅根一两，七叶一枝花、滴水珠各二钱、羊乳三钱，三叶青、苦爹菜各五钱，根据当时病情和药源，选用以上中草药3——6味，煎服，每天1—2剂。

外用 1.四合蛇药粉（也可任选一、二种单用）：滴水珠、七叶一枝花、四叶对、大黄，等量研末，醋调搽肿处。

2.个别病例用土圜儿、羊乳各一份、异叶天南星三份，捣烂外敷。

· 35 ·

1949

新 中 国
地方中草药
文 献 研 究
(1949—1979年)

1979

疗效 ７０年中曾用中草药治愈蝮蛇咬伤六例。一般五至十天出院。有的病例辅以输液支持疗法。

病例 1.许××，女，21岁，于70年6月２３日傍晚采猪草时被蛇咬伤右手指、当地用草药治疗未奏效，至２４日凌晨３时左右来院，已肿至肩部，眼花复视，神志不清楚。采用本方治疗，口服滴水珠，首次增至三钱，同时配野菊花、一枝黄花、金银花、三叶青及苦爹菜各三至五钱，煎服，外搽四合蛇药粉，伤口周围加用土围儿、羊乳、异叶天南星捣烂外敷，第一、二天辅以输液支持疗法。经治疗五天，基本治愈出院。

1.陈××，女，２７岁，王××，男，３１岁。于70年9月4日晚，先后被同一条蝮蛇咬伤，半小时后即来医院。陈××左足咬伤，当即开始感到麻木，肿痛，来院时左足踝关节以下肿胀；王××右足被咬伤，创口可见齿痕，少量出血，无明显肿胀。两人伤处均无瘀斑，神志清楚，无头晕、呕吐复视。经本方治疗，两人先后于９月１１日、１７日肿消全愈出院。

（衢州化工厂职工医院）

方剂：苦爹菜根五钱至一两，绞汁服，渣外敷。

另取苦爹菜根五钱，棕榈根须二钱，红茴香根皮二至三分，牛膝三钱，煎服，每日一剂。

疗效：衢县下村公社大俱源大队贫农吴卸耀祖传秘方，治愈多例。石梁区民间用于治疗蕲蛇、蝮蛇咬伤，多年来使用有良效。公社卫生所和赤脚医生经临床实践，均有效。

病例：余××，被蕲蛇咬伤，经用本方三剂，治愈。

1949

新 中 国
地 方 中 草 药
文 献 研 究
(1949—1979年)

1979

下郑卫生所方××，被蛇咬伤，用本方治愈。　　　（衢县中草药推广小组、

石梁区医院调查访问）

民间治疗毒蛇咬伤验方选编

方一　台湾莴苣根2—3个捣烂，汁服，渣外敷。外用药若另加东风菜共捣烂外敷，则更好。

疗效：据大街公社岭足大队献方者介绍68年以来，经治六例有效。

方二　隔山香根1—2个，捣烂，汁服，渣外敷，每天换药1—2次，换药时用腐婢叶煎汤薰洗患肢。

疗效：大街公社民间验方，多年使用，有效。

方三　娃儿藤根三至五钱，煎服；叶捣烂外敷，

疗效：本方在衢县溪口、乌溪江、杜泽等

·38·

地民间应用于治疗毒蛇咬伤。

方四 毛大丁草四株，杏香兔耳风三至五株，共捣汁服，轻者服一次，重者每天服一次，连服数天。

取药渣加烧酒，浸渍片刻，先将患肢创口用针拨开，盖上纱布，然后将烧酒浸渍的药液喷在伤口周围。

疗效：据介绍者使用本方，治愈蛇伤数十例，对蕲蛇、蝮蛇、竹叶青蛇咬伤，均有效。

方五 紫金牛三钱，并头草(鲜)二两，煎汁，冲酒服，每天服二剂。

并头草一握，蓖麻子10粒，捣烂外敷，也可酌加半边莲和漆姑草。

疗效：本方系某部卫生队解放军同志提供，据称献方者于69年一年中用本方治愈20多例蝮蛇咬伤，解放军同志在目睹献方人治疗蛇伤过程中，学会此方。后遇一例蝮蛇

1949

新　中　国
地 方 中 草 药
文 献 研 究
(1949—1979年)

1979

咬伤手指，肿至胸部，痛如刀刈，两眼复视，便应用本方治疗，第三天复视消失，第四天肿消，八天全愈。

方六　内服：蛇含草根三至五钱，紫花地黄根一两，野豇豆根五钱至一两，腋生腹水草根二至三钱，共煎服。

外用：苦荬菜、过路黄、黄毛耳草、野苎麻、玄参、牛膝、铁苋、乌柏树叶等，任选1—2种，煎汤洗，渣捣烂外敷。

疗效：上方焦坑大队献方者，曾以此方治疗蕲蛇、蝮蛇、竹叶青蛇咬伤，达数十例，均有效。

方七　蛇葡萄根皮，捣烂外敷。大豆根瘤(鲜品为佳)洗净捣烂内服。

疗效：长柱公社茶坪大队赖××，上山劳动被蕲蛇咬伤，当即用本方治疗，平安无事。

方八　小叶青(系地方名,鸢尾属一种)

· 40 ·

鲜根五钱左右嚼服,服后会吐、泻,则有效。

绥草一两,煎服,每天二剂,也可酌情加红花落新妇二至三钱研末吞服,或同煎服。

另用绥草适量,煎汤,洗患肢,如创口已溃烂,则用并头草煎汤,洗创面,红花落新妇研末,外敷溃烂创面。

疗效: 樟潭公社一民间蛇医,用此方治愈各种毒蛇咬伤共五十多例。

方九 单叶铁线连根磨汁,外搽肿处。半边莲、珍珠菜、积雪草等量捣烂外敷。

半边莲、佛甲草各五钱,煎服。

疗效: 69年长柱公社王××,被蝮蛇咬伤,白坞口卫生所用此方治愈。

方十 天名精、半边旗、金鸡脚、老观草、乌柏树嫩叶各三钱、半边莲五钱、积雪草二钱,煎汤薰洗患肢。

天南星、香白芷等量研末,以冷开水调

1949

新 中 国
地 方 中 草 药
文 献 研 究
(1949—1979年)

1979

搽肿处。

半边莲三钱，珍珠菜、东风菜各二钱，七叶一枝花一钱，煎汤内服，渣可外敷。

疗效：介绍者曾用本方治愈蕲蛇、蝮蛇咬伤达二十余例。例如69年白坞口高奎大队毛××，女，被蝮蛇咬伤，头昏，复视，伤口剧痛，经用本方治愈。

方十一 龙胆草、香白芷各一两至二两。水煎服，渣捣烂外敷。

疗效：大洲区医院使用多年，治疗蕲蛇、蝮蛇咬伤，有效。

病例：长柱公社黄泥岭大队陆××，被蕲蛇咬伤，用本方治愈。

方十二 天门冬鲜块根3—5只，加白糖，捣烂，汁服，渣敷。

疗效：岩头公社卫生所调查，献方人曾用此方治愈蝮蛇、竹叶青蛇咬伤共十四例，均愈。

· 42 ·

方十三 乌柏嫩叶一握或根皮五钱，加食盐少许，捣烂取汁内服，渣外敷伤口周围。同时用半边莲四两，煎汤代搽，每天服二剂。

疗效：衢县溪口区"赤脚医生"学习班采访。献方人曾用本方治愈蝮蛇咬伤十多例。溪口区赤脚医生学习后，在应用中也取得了满意的效果。

方十四 白花藤八钱，隔山香五钱，台湾莴苣、七叶一枝花各三钱，黄独四钱，薯蓣二钱，八角莲一钱，共研末，备用。

内服：每次一钱，六小时一次。

外用：水、醋或酒（５０％酒精亦可）调药末搽肿处

疗效 一般服用本方治疗四至六天，肿消痊愈。７０年（云溪公社程家山大队合作医疗站）经治蝮蛇咬伤四例，有效。个别病例曾加服滴水珠，嚼服至麻口为度，渣外敷

1949

新 中 国
地 方 中 草 药
文 献 研 究
(1949—1979年)

1979

伤口周围，也有加服 1 — 2 次小叶青（鸢尾属一种），每次二至三钱。

服本方量多者有头昏、呕吐反应，可服米泔水解。

中草药断指再接治验资料选编

方剂：苏木（炒黄）、杉木（烧炭）、干姜。分别研细末，按 2：2：1 混合，即为接骨散。

·45·

1949

新 中 国
地方中草药
文 献 研 究
(1949—1979年)

1979

用法：1.清创缝合伤指，血管闭塞者，应设法清除血块令其喷血。

2.取白糖适量加水少许，溶化煎熬成糖浆，拌入接骨散，调成膏糊状，外敷固定于已清创缝合的伤指，加小夹板或用松树皮固定。

病例：陈乐安，男，成人，开化森工局木材厂工人，于70年4月22日右手被锯木机锯伤，中指和无名指断成三段，仅连少许（0.2厘米）皮瓣，软组织严重损伤，开放性骨折。伤后三个半小时，来衢县人民卫生院。经清创缝合，用本方外敷固定，治愈。

（衢县人民卫生院）

方剂及用法：蓬蔂嫩叶、连钱草全草，洗净揩干，四季葱根白（烘热）各取一握，加地鳖虫三至五只，白糖适量共捣烂，外敷于已清创缝合之断指。

· 46 ·

病例：1.吴××，男，20岁，衢县灵山公社木业社学徒；于五月二十三日上午八时不慎右手被锯板机锯伤四指，其中食指仅连少许皮瓣（背侧），骨、肉完全断离，中指骨底粉碎性骨折，皮、肉严重撕裂伤，关节囊破坏。无名指和小指软组织损伤。当日中午十二时来龙游区医院，经清创缝合后用上药外敷固定，每天用上药绞汁滴入，保持局部外敷药潮润。三天后换药，以后每隔1—3天换药一次。一月后患指愈合。

（龙游区医院）

2.郑××，男，龙游化工厂工人，70年7月29日，右食指末节被铁板压断仅连内侧少许（3毫米）皮瓣，当即来院，经清创缝合后，用本方鲜草加白糖捣烂外敷，每隔1—2天换药一次，经17天全愈。

治疗期间，当晚注射青霉素60万单位，内服索密痛，次日起内服筋骨草丸（置胶囊

1949

新 中 国
地 方 中 草 药
文 献 研 究
(1949—1979年)

1979

中），每次5粒，一天三次，连服三天。

（衢县第二人民医院）

方剂：蓬蘽嫩叶二份，白芨二份，蚊母草一份，共研细末，备用。外敷于已清创缝合或断端对位后之伤指。

病例：1.模环公社方××，男，7岁，70年7月右手中指、无名指末节被打稻机轧伤，四小时后来院，经清创、断端对位后，外敷本方药末，固定包扎，内服筋骨草，十天后，全愈。

（龙游区医院）

2.龙游大桥工人夏××，男，成年，70年7月22日右大拇指指掌关节被压伤断裂，第二指骨骨折，伤口不整齐。当即来院，经清创缝合后，外敷本方药末，固定包扎，住院11天，断指接活，但局部有感染，经门诊继续换药，渐愈。

· 48 ·

（衢县第二人民医院）

方剂：三叶青研末，备用。外敷于经清创缝合或断端复位之伤指。

病例：1.罗家公社姜家大队范××，男，13岁，65年砍柴时不慎，砍断左手大拇指第一节，当时拾起断指奔回村里，采用金丝吊葫芦（三叶青）捣烂外敷，七天后断指接活，但局部有感染，另用草药外敷消炎全愈。

（龙游区医院随访病例）

2.龙游榨油厂周××，男，40岁，70年8月7日下午三时，右手拇指第一节被机器轧断，仅留内侧四分之一皮边，马上来院治疗，经清创后，断指对位，用三叶青细末外敷，当即血止，石膏固定包扎，每隔三天换药一次，九天后愈合。

（龙游区医院）

1949

新 中 国
地 方 中 草 药
文 献 研 究
(1949—1979年)

1979

方剂：筋骨草 鲜一两，煎汁，一天分二次服，连服至伤口愈合为度。

病例：大洲公社花园梗大队邹××，男，22岁，70年4月8日右手食指第一指关节被柴刀割断，仅连$\frac{1}{5}$皮瓣，当即来我院，经清创缝合皮肤，消毒敷料包扎固定，内服筋骨草，二十天创口全愈，一个月后功能恢复，参加劳动。

（七七一矿职工医院）

方剂：冰片五分，红升丹、轻粉、孩儿茶、地鳖虫各一钱五分，白芷、白蔹各二钱五分，煅石膏、炉甘石各三钱，共研末，外用。

疗效：外敷伤指，有良好止血、消炎、收敛作用。用于止血及断指再接。

病例：下张公社毛××，三岁，右中指末节，被锯断，仅连2毫米皮瓣，经复位固定后，用活地鳖虫取浆，调药末，外敷包扎，血即止，第三天换药时已愈合，每隔三天换药一次，连续换药三次全愈。

（下张公社兽医站）

· 50 ·

中草药治疗跌打损伤资料选编

跌 打 损 伤

方剂：杨梅树皮三份，樟树第二层皮一份。也可加入红茴香根皮二份，研末备用。

1949
新　中　国
地 方 中 草 药
文　献　研　究
（1949—1979年）
1979

用时加烧酒或50％酒精，调敷伤处。若用鲜品加烧酒捣烂外敷，则更佳。

病例： 1.一工区洗衣工赵××，70年7月不慎摔伤，左足关节扭伤，内外踝关节处及足背红肿，大片淤血，不能行走。来院治疗，敷药一次后肿痛、淤血显著减轻，经外敷三次全愈。

2.二工区工人郭××，70年9月，左臂肘部被大石块砸伤，前臂不能抬举。来院治疗，敷药二次后，肿痛渐消，而愈。

方剂： 鲜鹅不食草加烧酒，共捣烂外敷。消肿、止痛、散淤作用良好。

病例： 1.一工区工人朱××，左足背扭伤，局部青肿如鸡蛋大，剧痛，跛行，经本方治疗二次而愈。

方剂： 斛蕨（骨碎补）五份，红茴香根皮二份，樟树皮一份，共研末备用。用时加鲜野荞麦叶一握，加烧酒捣烂，外敷伤处。有消肿、止痛作用。骨折整复，小夹板固定后，也可用本方外敷治疗。

病例：1.杨××，70年9月30日晚班，被十余斤重的矿石从三米高处跌下打伤两侧背部、肩胛部，有二个手掌大的青紫淤血，肿痛剧烈，不能抬举，不能仰睡，经门诊外敷消肿止痛膏无好转，于10月2日改用本方治疗，疼痛显著减轻，渐能平卧、抬臂，青肿迅速消散，继续用本方外敷治疗，三次后肿消、痛止，功能恢复。

2.一工区工人姜××，左足背被石块砸伤，肿痛剧烈，不能行走，住院治疗，用本方敷治一次后，肿痛消失，能起步行走，第二次敷治后，全愈。

方剂：兔儿伞捣烂，加烧酒或75%酒精，外敷伤处。

病例：一工区工人金××，10月23日下

· 53 ·

1949

新 中 国
地 方 中 草 药
文 献 研 究
(1949—1979年)

1979

井劳动，右手被石块砸伤，手背、手掌外侧皆肿痛厉害，局部青紫。经上药外敷后，肿痛明显好转，敷药二次后，淤血消散，仅深部肌腱伸屈时稍有疼痛，经第三次敷药后全愈。

以上四个方剂，在七七一矿职工医院门诊和住院治疗跌打损伤及扭挫伤，共四百余例，治愈率达80%左右。

（七七一矿职工医院）

方剂：红虎酊

红茴香根、红楤木根、细柱五加根各二斤，虎杖根三斤，甘草半斤，烧酒三十斤。先将药物用冷开水浸湿，再加入烧酒，浸三十天，取出过滤即成。每次成人服10毫升，一天三次。

疗效：应用于治疗跌打损伤，风湿痛、神经痛。经用200余例，普遍反映效果良好。

· 54 ·

病例：1.上方镇周××，男，34岁。右中指扭伤，肿胀酸痛半年，经拍片无骨质病变，服上药一周，肿退全愈。

2.上方立模小学，童××，男，成人。患上肢风湿痛多年，服抗风湿西药治疗，效差，经服上药而愈。

（上方区医院）

方剂：野蚊子草根十五克，75％酒精或烧酒一百毫升，浸制而成。外搽伤痛处。

疗效：治疗挫伤、扭伤，关节肌肉酸痛，有良效。献方者每年用此方治疗百余人，我院采用后，治疗数十例，确实有良好效果。

病例：玳圳大队张××，男，成人。颈后左下部及胸部酸痛半月余，用上药外搽，酸痛逐渐减轻，五天全愈。

（上方区医院）

方剂：硃砂根八分，长梗南五味子根皮

1949

新 中 国
地 方 中 草 药
文 献 研 究
(1949—1979年)

1979

一钱五分，生草乌一分研末服，每天早晚各一次。

疗效：今年以来，用本方治疗各种跌打损伤，共五十余例，效果良好。

病例：项家工地安装队，王××，胸部挫伤，服药后七天全愈。

（白坞口公社卫生所）

方剂：八角枫根皮、长梗南五味子根皮加带毛童鸡一只，共打烂焙干，研末备用。用时调米汤外敷患部。

配方选用：八角枫根一两、长梗南五味子根皮五钱，竹叶椒根三至五钱煎服。

疗效：历年经治跌打损伤一百多例，疗效好。

病例：何××，男，24岁，木工，右手腕部因骑自行车跌伤，三个月来经常隐痛，不能举斧做工，经用本方治疗，用药二次治

·56·

愈。

　　（庙下公社靖林寺大队合作医疗室）

　　方剂：红茴香根皮、虎杖根各二两，杜衡根一两，樟脑适量，膏药油一斤。制成50—60只膏药，外贴。

　　疗效：用于外伤性腰痛、关节痛及风湿性腰痛、关节痛。经用200余例，反映良好。

　　病例：庙前公社李××，男，成人。腰部扭伤酸痛多年，自购各种伤膏药贴过，效果不佳。经用此土制膏药贴后，反映良好，并主动要求用此土膏药治疗，渐愈。

　　　　　　　　　　　　（上方区医院）

　　方剂：虎络通药酒

　　虎杖五钱，络石藤、五叶木通各三钱，烧酒一斤，浸七天。睡前服一次，1—2两。

　　疗效：经治四肢关节痛、腰痛、坐骨神

1949

新 中 国
地方中草药
文 献 研 究
(1949—1979年)

1979

经痛，共18例，16例全愈，2例好转。

（大洲区医院）

方剂 野芋 捣烂外敷。也可酌情选加草乌、斛蕨、红茴香共捣烂外敷。

疗效 我院中草药组门诊使用，治疗跌打损伤、扭挫伤，有良好消肿止痛作用。

病例 季××，女、成人、上山采药，不慎右足扭伤，足背肿胀疼痛，不能步行，当天傍晚用野芋打烂外敷，当晚肿消痛止，第二天能照常坚持采药。

（衢州化工厂职工医院）

方剂 杜衡根 三至五分研末，黄酒吞服。

疗效 治跌打损伤（无骨折脱臼），有镇痛、祛伤作用。

方剂 四叶对（大叶及已）根切碎，加

· 58 ·

酒精浸没，用酒精浸出液，外搽伤处。

疗效 治疗扭、挫伤。

以上二个方剂，本大队合作医疗站，今年以来应用数十例，群众反映效果良好。

（花园公社东周大队合作医疗站）

骨　折

方剂：外用：斛蕨、红茴香皮、樟树皮、杨梅树皮、野荞麦叶共捣烂，也可单用斛蕨捣烂，加烧酒或75％酒精，外敷于已复位之骨折患肢，用杉树皮或薄夹板固定，每天换药一次。

内服：斛蕨、虎杖、长梗南五味子根各五钱，硃砂根三钱，四叶对三分。共煎服。

病例：1.清水公社桥头大队社员江××，67岁，10月5日，因外伤，右前臂肿痛厉害，腕关节处，疼痛剧烈，不能活动。经X光拍片，挠骨远端骨折，骨折缝⅓多，在

1949

新 中 国
地 方 中 草 药
文 献 研 究
(1949—1979年)

1979

X光下对位后，用夹板固定，采用本方治疗，外敷草药，一天后肿痛明显减轻，以后又继续用本方外敷及内服六剂，至10月20日肿痛基本消失，能轻度活动，以后由其自采本方草药外敷五次。12月6日X光正位片复查，骨痂形成75%左右，骨折处基本愈合，右腕关节能活动，功能基本恢复。

2.家属工贾××，女，30岁，10月9日左足被铁钎砸伤，大拇趾及足背大面积淤血肿痛，不能步行。X光正位拍片检查：左足拇趾中部有一斜形骨折。10月10日采用本方治疗，一天后疼痛显著减轻，随即消肿、散淤，连续敷治四次后肿消痛止，继续敷至第九次后，功能恢复。11月25日X光正位片复查见斜形骨痂形成$\frac{3}{4}$。

（七七一矿职工医院）

方剂：斛蕨、四叶对（大叶及已）各二钱，虎杖三钱，粘鱼须一钱，煎服。

疗效：跌打损伤、骨折（须经对位固定），用本方内服有止痛消肿之效。

病例：花园公社东周大队二小队，吴××，女，52岁于７０年６月４日，因跌扑，左手桡骨远端横形完全性骨折（经Ｘ光检查，为柯李氏骨折），在Ｘ光下，对位后，石膏固定，手腕及手臂肿痛不已，服用本方三剂肿痛大减，停服后肿痛又加剧，再服七剂肿消、痛止。７月３日折除石膏，复查，骨折处对位线尚良好，见有嵌入表现，骨折面已摸糊。

（花园公社东周大队合作医疗站）

1949

新 中 国
地 方 中 草 药
文 献 研 究
(1949—1979年)

1979

中草药治疗水、火烫伤资料选编

方剂：虎杖、乌桕树上的菰（地衣）、老茶叶树上的青苔各一两、青龙衣一条。

虎杖烘干研末，其余三味烧炭存性，研末混合，用青油调搽水、火烫伤患部。

疗效：洞口公社竹梗底大队民间验方，

· 62 ·

当地治水、火烫伤十余例，疗效满意。

病例：王××，颈部和口唇烫伤，应用本方外搽，伤面迅速愈合，脱茄后，不留疤痕。

（洞口公社银坑大队保健站）

方剂：陈石灰二两，生石羔、滑石粉各四钱，大黄二钱，共研末，调青油外搽，如有水泡、组织液渗出的创面，亦可用药末撒布创面。

疗效：经治水、火烫伤２０余例，效果良好。

病例：王××，右下肢开水烫伤，局部起泡，溃烂，用本方外搽，连续治疗，历时10天全愈。

（白坞口公社卫生所）

方剂：地榆50克，大黄30克，冰片２克，

1949

新　中　国
地方中草药
文　献　研　究
(1949—1979年)

1979

研末，直接撒布于水、火烫伤之创面，或用青油调搽。也可单用鲜地榆根捣汁外搽。

病例：区医院备有本方药末，经治十余例小面积水、火烫伤，效佳。

（乌溪江区医院）

方剂：1.地榆、黄柏、大黄等量研末，青油调制成稀糊状，备用。

2.虎杖根、大蓟根、铁苋全草，等量研末，青油调制成稀糊状，备用。

遇有水、火烫伤，上方任选一种，搽患处。

疗效：本院外科备有以上二种自制烫伤搽剂，一年来使用于小面积水、火烫伤，效佳。

病例：灰坪公社沙坑大队，邱××，男，20岁，火烧伤下肢，面积25％，其中三度伤占15％，当即来院治疗，用铁苋煎成30％浓

· 64 ·

汁，洗创面，用虎杖、大蓟研末调青油，外搽，经住院治疗半月，治愈出院。

（上方区医院）

方剂： 1.地榆炒炭，研末，青油调搽，治水、火烫伤。

2.地榆炭、生大黄，等量研末，麻油调搽，治水、火烫伤。

疗效： 用地榆炭治烫伤，为我县民间通用方，一般小面积烫伤，疗效很好。

病例： 1.乌溪江初中一炊事员，因沸水烫伤下肢，当即红肿起泡，经医院治疗二天无好转，改用本方："1"外搽治疗，迅即好转，历时十天全愈，不留疤痕。

2.下郑公社徐××等三人，不慎眼球角膜被烫伤，呈白雾状，视物不清而疼痛，经卫生所用本方"2"外搽，二、三天治愈。

（乌溪江初中、下郑卫生所）

1949

新 中 国
地方中草药
文 献 研 究
(1949—1979年)

1979

方剂：桐子花、南瓜瓢，浸青油中经常搅拌，二个月后应用。外搽烫伤创面。

病例：1.龙游草包厂许××，男，26岁，70年11月9日因锅炉爆炸,蒸汽烫伤面、手、胸腹部皮肤1—2度烫伤，胸部有一手掌大小创面皮肤起泡，左手背、右足背部皮肤潮红，有少部皮肤起泡，面部及右手背有小水泡，部分表皮擦破，有少量渗出液,11月10日上午9时半入院，患者神志清楚，一般情况良好,在用凡士林纱布进行无菌包敷的同时，头面等部光采用草药油外搽，以资对照，结果至11月22日头面等创面均获全愈。

（衢县第二人民医院）

2. 莫××，男，26岁，于７０年７月９日矿渣灼伤胸前部及左臂，Ⅰ°——浅Ⅱ°烧伤面积约１２％，当即来院采用复方桐子花烫伤油外搽，四小时一次，暴露疗法。内服筋骨草煎剂，每次服30毫升，一天三次。

· 66 ·

经治疗十二天基本治愈出院。

今年以来，采用本方治愈水、火烫伤10余例。

（衢州化工厂职工医院）

方剂 虎杖、地榆、大蓟，均用根，研末，备用。用青油调药末，制成30％搽剂，时时涂搽伤处。

疗效 治疗Ⅰ°或Ⅱ°烫伤

病例 陈××，女九岁，被开水烫伤面、颈、胸、右臂等处，面积35％左右，大部为浅Ⅱ度，部分为深Ⅱ度，用本方药油涂搽，辅以补液、抗感染治疗，七天全愈，除深Ⅱ度有疤痕外，余均无疤痕。

（航埠区医院、河东公社土药厂）

· 67 ·

中草药验方选编

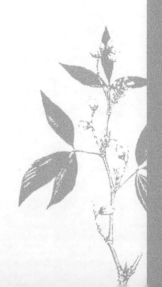

提　要

上海市奉贤县文教卫生局编印。

1970 年 8 月出版。共 158 页，其中前言、编写说明、目录共 12 页，正文 142 页，插页 4 页。纸质封面，平装本。

上海市奉贤县文教卫生局将该县开展中草药工作中的几份总结和收集的中草药验方汇编成《中草药验方选编》。

本书分为两部分。第一部分为中草药工作总结，包括上海市奉贤县开展中草药运动的情况，开展群众性草医草药运动的几点体会，奉贤县邬桥公社胜利大队开展群众性防治工作的调查报告。第二部分是中草药验方选编，涉及传染病科、内科、外科、妇科、五官科、皮肤科常见疾病共 90 余种。此部分共收方 290 余个，依次介绍各方的处方（组成）、用法、来源等。此部分处方以中草药防治农村常见病、多发病为重点，故疾病名称尽可能采用西医病名和症状名，并包括一部分中医病名。处方下注项多用于介绍其防治疾病的情况和兼治的其他病证。

处方中的药物计量单位采用旧市制，即 1 斤等于 16 两。服用剂量，除少数指儿童剂量外，其余均指成人用量。

处方中的药物，除药物前后注明"鲜"的以外，其余都指干药，如用鲜草药代替，用量宜酌情增加。

中 草 药 验 方 选 编

上 海 市 奉 贤 县

文 教 卫 生 局 编

一 九 七 〇 年 八 月

1949
新 中 国
地 方 中 草 药
文 献 研 究
(1949—1979年)
1979

目　　录

第一部分　中草药工作总结

(一)中草药群众运动在东海之滨

　　蓬勃开展……………………………… 1

　　——上海市奉贤县开展中草药运动的情况

(二)勤俭办医，群众办医……………17

　　——开展群众性草医草药运动的几点体会

(三)群众办医好………………31

　　——奉贤县邬桥公社胜利大队开展群众

　　性防治工作的调查报告

第二部分　中草药验方选编

一、染传病

(一)流行性感冒………………40

(二)感冒(伤风)………………42

(三)麻疹………………44

(四)水痘………………44

（五）流行性腮腺炎……………………45

（六）流行性脑脊髓膜炎……………46

（七）肺结核…………………………46

（八）百日咳…………………………47

（九）传染性肝炎……………………47

（十）细菌性痢疾……………………49

（十一）蛔虫病………………………52

（十二）疟疾…………………………53

二、内科疾病

（一）急性支气管炎…………………54

（二）慢性支气管炎…………………55

（三）支气管肺炎……………………58

（四）哮喘……………………………58

（五）咯血……………………………61

（六）消化不良………………………62

（七）胃痛……………………………63

（八）胃、十二指肠溃疡……………64

（九）慢性胃炎………………………69

1949

新 中 国
地 方 中 草 药
文 献 研 究
(1949—1979年)

1979

(十)急性胃肠炎……………………69

(十一)肠炎…………………………70

(十二)便秘…………………………73

(十三)吐血、便血…………………73

(十四)腹水…………………………75

(十五)高血压………………………76

(十六)急性肾炎……………………79

(十七)急性尿路感染(膀胱炎、

　　　　肾盂肾炎）……………………80

(十八)尿血…………………………82

(十九)遗精…………………………83

(二十)糖尿病………………………83

(二十一)风湿性关节炎……………84

(二十二)腰肌劳损…………………86

(二十三)面神经瘫痪………………86

(二十四)肋间神经痛………………87

(二十五)坐骨神经痛………………88

(二十六)神经衰弱…………………88

· 8 ·

(二十七)血防 846 后遗症(头晕)………90

(二十八)锑剂反应（恶心呕吐、头晕)…91

(二十九)中暑………………………92

三、外科疾病

(一)外伤出血………………………93

(二)水、火烫伤……………………96

(三)骨折……………………………98

(四)痈、疖、疔疮…………………98

(五)乳腺炎…………………………102

(六)急性淋巴结炎…………………103

(七)阑尾炎…………………………104

(八)胆囊炎、胆石症………………105

(九)胆道蛔虫病……………………106

(十)蛔虫性肠梗阻…………………107

(十一)泌尿系结石…………………107

(十二)下肢慢性溃疡(老烂脚)……108

(十三)毒蛇咬伤……………………108

(十四)脑震荡后遗症………………109

1949

新 中 国
地 方 中 草 药
文 献 研 究
(1949—1979年)

1979

四、妇科疾病

(一)月经不调 …………………………113

(二)月经过多 …………………………114

(三)痛经 …………………………114

(四)闭经 …………………………115

(五)白带 …………………………116

(六)滴虫性阴道炎 …………………………118

(七)急性盆腔炎 …………………………118

(八)子宫脱垂 …………………………119

(九)胎动不安 …………………………119

(十)产后腹痛 …………………………120

(十一)产后虚汗 …………………………120

五、五官科疾病

(一)麦粒肿 …………………………122

(二)结膜炎(风火赤眼) …………………123

(三)鼻炎 …………………………124

(四)副鼻窦炎 …………………………124

(五)鼻出血 …………………………124

(六)扁桃体炎 …………………………………125

(七)咽喉炎 ……………………………………126

(八)声哑 ………………………………………127

(九)中耳炎 ……………………………………128

(十)口腔炎 ……………………………………128

(十一)牙周炎 …………………………………129

(十二)龋齿(蛀牙)痛 ………………………130

(十三)牙龈出血 ………………………………130

六、皮肤科疾病

(一)稻田皮炎 …………………………………131

(二)脓疱疮 ……………………………………133

(三)湿疹 ………………………………………134

(四)荨麻疹 ……………………………………136

(五)皮肤瘙痒症 ………………………………136

(六)神经性皮炎 ………………………………137

(七)过敏性皮炎 ………………………………138

(八)头癣 ………………………………………138

(九)体癣 ………………………………………138

1949

新 中 国
地 方 中 草 药
文 献 研 究
(1949—1979年)

1979

(十)脚癣 …………………………………………139

(十一)牛皮癣 ……………………………………140

(十二)冻疮 ………………………………………141

(十三)痱子 ………………………………………141

(十四)鸡眼 ………………………………………142

第一部分
中草药工作总结

1949

新 中 国
地 方 中 草 药
文 献 研 究
(1949—1979年)

1979

（一）中草药群众运动在
东海之滨蓬勃开展

——上海市奉贤县开展
中草药运动的情况

实践证明，推广中草药好处很多：

一、有利于落实伟大领袖毛主席"**把医疗卫生工作的重点放到农村去**"的伟大指示。全县实现了 ▆▆▆▆▆▆ 队队（大队）实现合作医疗，队队建立了草药房，配药达十五万余帖；使广大贫下中农和 ▆▆ 群众治病服药十分方便，改变了农村缺医少药的面貌。▆▆▆▆▆▆▆▆▆▆

二、有利于贯彻伟大领袖毛主席"**备战、备荒、为人民**"的伟大战略方针。中草药药源丰富，取之不尽，用之不竭，就地取材，十分便利，广大群众一看就懂，一用就会，人人会采，个个会使用。目前，我县有不少社员已能自己采集和使用八、九种草药。如邬桥公社胜利等大队，每户有"红医

1949

新 中 国
地方中草药
文 献 研 究
(1949—1979年)

1979

包",所以推广中草药十分适应战备的需要,打起仗来,要医有医,要药有药。每个队都有草药房,如止血和治疗伤风咳嗽等病基本上人人都会。

三、巩固和发展了合作医疗制度。在合作医疗制度刚实行的时候,有些大队因全部用西药治疗,造成经费超支,影响合作医疗制度的巩固。推广中草药以后,在五个月内全县采集草药二十万余斤,全县九百名赤脚医生经过实践培养,在治病中以中草药为主,许多大队的合作医疗经费都有不同程度的积余,如新寺公社东方红大队,过去用西药治病,平均每月化五百余元,现在用中草药治病,只化六十元,这就使合作医疗制度不断巩固和发展,更有利于广大贫下中农。

四、充分发挥中草药的作用,治好了一些疑难病症。如邬桥公社胜利大队会计

• 4 •

患肾结石，当时因他体质较差，没有开刀，后来大队推广中草药，服了中草药，病痛就好了。胡桥公社曙光九队政治指导员，患了一年多头昏病，经常失眠，吃了许多药，效果不显著，服了中草药，就睡得着了，头也不昏了，████████搞生产的精神越来越充沛。齐贤公社有个干部的儿子患面神经瘫痪症，到处治疗，疗效甚微，后经用葱白、斑蝥二种草药一敷，眼睛合得拢，嘴也不歪了。广大贫下中农称赞说："莫看树皮草根，却能铲除病根。"

我们在推广中草药的工作中具体做法是：

（一）举旗抓纲，走政治办医的道路。

我们遵循伟大领袖毛主席"**推广人民的医药卫生事业**"的伟大教导，去冬以来，充分发动群众，使全县各大队都实行了合

· 5 ·

1949
新中国
地方中草药
文献研究
(1949—1979年)
1979

作医疗制度，这对农村防病治病起了极大作用。但因用西药治病既不能适应战备的需要，又造成了经费超支，影响合作医疗制度的巩固。我们把这个问题提到常委会上讨论，重新学习了毛主席"六·二六"指示，深刻认识到办合作医疗是贫下中农利益所在，是战备的需要。办合作医疗同办其他事业一样，必须███████████采取勤俭节约的方针，才能巩固下来。要达到这个目的，就必须大力推广使用中草药治病，在我们奉贤，地处海边，药源十分丰富，取之不尽，用之不竭，于是，决定大力推广中草药治病。我们首先召开了九百多人的大会████████████████████。接着，全县多次举办了有县、社医药卫生人员和大队赤脚医生、药工参加的中草药师资学习班。各公社党委把这项工作列入议事日程，加强领导，大办各种类型的推广中草药

· 6 ·

的毛泽东思想学习班，今年以来，共举办了
三百多期学习班，达四万多人次。

一场轰轰烈

1949

新　中　国
地方中草药
文　献　研　究
(1949—1979年)

1979

烈的推广中草药群众运动全县由点到面蓬勃发展。

推广中草药是贯彻毛主席"**备战、备荒、为人民**"的伟大战略方针的一项重要措施，是落实毛主席"六·二六"指示的具体行动，

使广大群众进一步提高了觉悟，推广、使用中草药的积极性越来越高。

· 8 ·

（二）依靠群众，打一场推广
中草药的人民战争。

我县各级领导

在推广中草药的过程中，运用文娱演出、有线广播、标本展览，培训骨干参观现场和在小学中增设中草药课程等方法，深入发动群众，传授识药、采药、制药、用药的知识。许多大队卫生室墙上挂的是中草药，凳里放的是中草药，屋前屋后种的是中草药，场上晒的是中草药。广大贫下中农说："草药是个宝，看你找勿找，过去见宝勿识宝，药材当野草，现在要把草药来采好。"

在推广中草药的过程中，各公社坚持自力更生，开展群众性的"一腾"（腾出房屋

• 9 •

1949

新 中 国
地 方 中 草 药
文 献 研 究
(1949—1979年)

1979

600多间，办草药房）、"二土"（土药、土法）、"三献"（献药、献验方、献物）、"四自"（自采、自种、自制、自养）的活动。如办草药房没有盛器，领导亲自动手，社员争先恐后，把自己家里多余的缸、瓮献给草药房。齐贤公社扶兰大队有个七十多岁的老贫农献出了自己珍藏四十多年的卤浸芙蓉花敷疗疮的验方。青村公社东风大队有个六十多岁老妈妈献出了六十多年有一定疗效的止血粉秘方。

目前，我县大部分大队做到农闲大量采，农忙不停采，形成干部带头采，社员突击采，老人近处采，████████████专业队伍经常采的群众采药运动。如胡桥公社永革大队在三夏大忙期间，在支部书记亲自带头下，户户动员，人人动手，一个晚上就捉到蛤蟆一千二百余斤。江海公社延安大队在农忙期间，████████████搞到蚯蚓干二

• 10 •

百多斤支援了国家。同时我们为了解决药源的不足，从城镇到农村，机关到学校，普遍利用空地，开垦荒地建立草药园。有的对野生药材进行原地保护。现有一百多个大队在一百八十余亩零星土地上进行野生药材家种，稀少药材引种，量大药材播种。如泰日公社有三个大队二十七个生产队八百多户社员，他们采取三结合三为主的方法：即专业队与群众结合、以群众为主；大队生产队结合、以生产队为主；集中与分散结合、以分散为主。种植草药一百余种，达十二亩之多。

为了适应战备，有利生产，方便贫下中农，目前，有四十多个大队草药房自制成药二百余种。青村公社东风大队东风烫伤膏等八种，齐贤公社三长大队消炎合剂等六种，胡桥公社曙光大队的曙光哮喘剂等等，既节约了经济，又方便了群众，贫下中农满

1949

新 中 国
地 方 中 草 药
文 献 研 究
(1949—1979年)

1979

意地说："自己种药材，种在田里，记在心里，用在手里，防病治病真正方便。"

在推广中草药的过程中，县、社两级卫生、商业部门根据 ▆▆▆▆▆ 规划，紧密配合，统一行动。这两个部门的领导同志认识到：推广中草药，积极开展人民的医疗卫生事业， ▆▆▆▆▆▆▆▆▆▆

▆▆▆▆▆▆ 是落实战备的措施，是共同的战斗任务。他们既合作又分工，卫生部门主要负责草药使用、疗效，商业部门主要负责草药加工炮制、贮藏、保管和调剂。为了做好这项工作，从县到社，这两个部门都抽出专人抓推广中草药的工作，做到上下一条龙，事事有人抓。他们在具体工作中做到了"五同"、"五抓"，即共同举办毛泽东思想学习班，抓思想；共同制订规划，抓实施；共同总结经验，抓推广；共同督促检查，抓进度；共同加强技术指导，抓提高。破"四

• 12 •

关",即大破识药关、采药关、制药关和用药关。打"三战",即在采药上打"常战备",做到边采集边引种，不误季节；在使用上打"歼灭战"，做到在传染病流行期间边使用、边总结，全面解决问题；在草药房发展上打"持久战"，做到发展一个，巩固一个，发展一批，巩固一批。

为了更加方便群众，便于调剂药材和加强大队草药房的业务指导，县商业部门开设了县草药房，三个月来，治病达二千七百多人次，深受广大贫下中农的欢迎。

（三）抓好典型，树立样板，总结经验，推广全面。

我们遵循毛主席"一定要抓好典型"和"要认真总结经验"的教导，在推广中草药的过程中，首先搞好点，然后指导面上工作。产生新的问题，先在点里解决，再在面

1949

新 中 国
地 方 中 草 药
文 献 研 究
(1949—1979年)

1979

上推广，如此循环，以点带面，使中草药越推越广，草药房逐步巩固提高。

在推广中草药的工作刚开始的时候，我们发现齐贤公社比其他地方先行一步，并创造了"三抓"和"三落实"的经验，"三抓"即抓紧、抓细、抓到底。"三落实"即思想落实、组织落实、措施落实。我们认为他们的经验具有普遍意义，于是就进一步加以总结，组织各公社干部、医务人员、商业人员到现场参观、学习，从而大大推动了全县推广中草药的群众运动。我们还召开了中草药经验交流会，介绍推广了齐贤公社三长大队、邬桥公社胜利大队红医村做到每个生产队有草药房，户户有卫生员、红医包，要医有医，要药有药的经验和泰日公社光辉大队、江海公社延安大队坚持因陋就简办草药房的经验，光明公社光明大队草药房种药好、采药好、保管贮藏好的经验。

· 14 ·

使县有样板社，社有样板队，不同地区有不同类型的样板。同时，我们又汇编了各地的中草药验方手册。我们深刻体会到，榜样的力量是无穷的，好的榜样必须是 ██████████████████ 坚持自力更生的榜样。这样的榜样就有力量。我们在选择样板时，力求选得准，举得高，推得广。今年以来，我们所选择和培养的样板确是起了示范作用。

我县在推广中草药和巩固发展合作医疗制度方面，虽然做了一些工作，但与毛主席提出的一系列卫生工作指示的要求，同兄弟单位相比，相差很远。我们的工作发展不平衡，抓得不够紧，如对中草药的加工、贮藏、使用还有不少薄弱环节，今后，我们一定要 ████████████████

████████ 进一步推广中草药，为创造中国统一

1949

新 中 国
地 方 中 草 药
文 献 研 究
(1949—1979年)

1979

的新医学、新药学而努力

！

上海市奉贤县

一九七〇年五月十一日

（上海市郊县开展中草药工作活学

活用毛泽东思想讲用会材料）

（二）勤俭办医，群众办医

——开展群众性草医
草药运动的几点体会

我们公社在今年一月份全面实行合作医疗制度的基础上，充分发动群众，发扬自力更生，艰苦奋斗的 ▩ 精神，开展了群众性的草医草药运动。在四个月内，全公社共采到草药一万七千一百八十斤，达一百五十多品种（其中已用掉八千一百四十斤，库存九千零四十斤）。十四个大队、一个果园和公社卫生院先后建立了草药房，开辟了大大小小的草药园五十多个，经使用草药治病的有八千六百六十八人次，用草药有一万三千四百二十五帖，不仅治愈了各种常见病、

· 17 ·

1949

新 中 国
地 方 中 草 药
义 献 研 究
(1949—1979年)

1979

多发病，而且还治好了各种疑难病。合作医疗基金绝大部份大队有结余。这对落实毛主席"**备战、备荒、为人民**"的伟大战略方针，巩固合作医疗制度有重大意义。广大贫下中农满意地称："合作医疗站是我伲的小医院"，热情赞扬："草医草药真正灵，赤脚医生是我伲的贴心人。"

██████████████████████
████████████████████████ 公社卫生
院的 ████ 医务人员遵循毛主席"中国医药
学是一个伟大的宝库，应当努力发掘，加以
提高"的教导，积极推广中草药。他们一方
面自己动手采集草药，开垦废地种草药，另
一方面，先在卫生院内使用草药治病，逐渐
做到了住院病人有百分之八十用草药治
疗。在一年时间内，他们用草药治愈了二
十多个阑尾炎病人，没有一个开刀，只化了
二、三元钱，三、四天就出院。他们还在赤
脚医生训练班上，传授采集、应用草医草药
的知识。在 ████ 医务人员的具体指导下，
李家、陆家、白沙等大队曾经运用过草药治
病，深受广大贫下中农的欢迎。████████

██████████████████████
██████████████████████
██████████████████████

· 19 ·

1949

新 中 国
地 方 中 草 药
文 献 研 究
(1949—1979年)

1979

　　去年秋天，三长大队在实行合作医疗的基础上，开始了草医草药的工作，取得了显著成绩。为了落实毛主席对医疗卫生工作的一系列指示，大力推广草医草药，我们公社、各大队　　　举办了各种类型的合作疗、草医草药的毛泽东思想学习班近百期，组织广大贫下中农、赤脚医生认真学习毛主席的有关教导，　　　　　　　　　　提高了走自力更生、勤俭办医道路的自觉性。

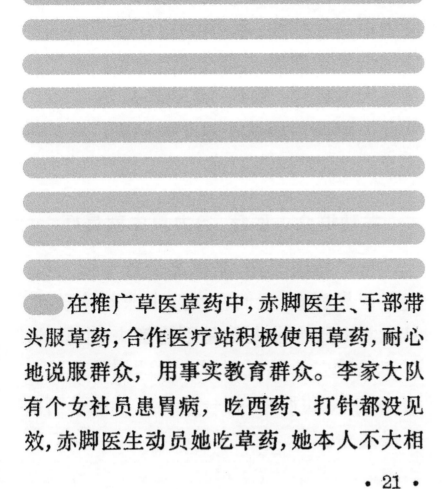

在推广草医草药中，赤脚医生、干部带头服草药，合作医疗站积极使用草药，耐心地说服群众，用事实教育群众。李家大队有个女社员患胃病，吃西药、打针都没见效，赤脚医生动员她吃草药，她本人不大相

· 21 ·

1949

新 中 国
地 方 中 草 药
文 献 研 究
(1949—1979年)

1979

信,丈夫也阻止她吃草药,经赤脚医生再三动员,才勉强服用,仅服了三剂草药就治愈了。这个大队还有一个七十多岁的老太太患病躺倒在床,卫生院医生也认为她已到了难于治愈的地步,没有办法了,但经赤脚医生用新针疗法、草药治疗,仅十天时间就使她恢复了健康。通过这二件事,给了社员极大的教育,赞扬"草药真是治病宝。"从此,草药治病就在这个大队更广泛地推广了。

发动群众办医疗,自力更生就是好

推广草医草药,是依靠少数专业人员,还是依靠群众,我们在实践中深刻体会到,只依靠少数专业人员是不能解决问题的,必须采取专业队伍和群众运动相结合的办法,放手发动群众,打一场推广草医草药的人民战争。

· 22 ·

毛主席教导我们："**人民群众有无限的创造力**"，我们在推广草医草药中，做到了深入动员群众，广泛发动群众，紧紧依靠群众。我们做了三个方面工作：

一、大造舆论。利用大小会议及文艺宣传、广播宣传等形式，广泛宣传推广草医草药的意义，使群众认识到草药是勤俭药、备战药。

二、普及草药知识。各大队制草药标本，搞草药样品展览，建立百草园，并在各种草药样品上注明土名及药用性能，让贫下中农随时参观。有的大队还印发草药知识小本子及传单，发给社员群众，在各生产队业余学习班上宣传讨论。各大队还把采草药知识作为学校的课外教材，组织 参观草药展览。

三、组织群众采药，利用农闲季节，组织劳力突击采药。

1949

新　中　国
地 方 中 草 药
文 献 研 究
(1949—1979年)

1979

　　现在全公社不论男女老少，随时随地见草药就采，许多生产队每天把采到的草药集中起来，由卫生员交到合作医疗站。丁家大队有个七十七岁的老太太，也扶杖到医疗站献药。李家大队党支部书记到公社开会也不忘采药，利用会议休息期间，拾了一大包桔皮送到医疗站。广大贫下中农深有体会地说："不识是棵草，识了就是宝，草药到处可以找。"群众的力量无穷大，在群众性的采药献药运动中，各大队合作医疗站草药源源而来，除了足够供应当前病人用药外，还贮存了大量"备战备荒"药。

　　我们还发动群众献秘方、验方、单方。仅北行大队社员群众，在二天内就献方十五张，经临床实践，疗效很高。扶兰大队有个老太太献出了她保藏了四十多年的芙蓉花浸盐卤敷疗疮的秘方。

在推广草医草药中，我们坚决贯彻执行毛主席"**自力更生，艰苦奋斗**"的方针，土法上马，自己动手，克服困难。没有盛放草药的器具，大家想出了放在甏里的好办法，广大社员群众积极向合作医疗站献甏，李家大队社员群众二天内就献出了二百多只甏，全公社社员群众献出了一千多只甏，基本上解决了草药的存放问题。大家还用稻草做了甏盖头，用砖头、竹片、木板做架子，把草药整整齐齐地堆放在草药房里。各大队合作医疗站、公社卫生院还用草药加工自制成药。北行大队用枇杷叶、桑白皮等草药制成止咳糖浆，有个小学教师长期咳嗽，服了大队自制的止咳糖浆，很快就治愈了。我们还利用另星什边田种植稀有草药，开辟"草药园"。现在各大队在医疗中

1949
新 中 国
地 方 中 草 药
文 献 研 究
(1949—1979年)
1979

使用草药及新针疗法占总治疗数的百分之五十以上，其中三长大队占到百分之八十五，最近三长大队发动社员群众自己贮藏草药，自己治疗疾病，有百分之七十以上社员家庭自藏草药七、八种，并能自配草药治疗五、六种疾病，做到了"藏药于民"，家家有草药，户户有保健员。我们认为这是落实毛主席"**备战、备荒、为人民**"伟大战略方针的有效措施。

重视加强领导，不断总结提高

遵照毛主席"**全面规划，加强领导**"的指示，我们在去年年底就着手进行开展合作医疗，推广草医草药的规划和准备，公社████常委会议专门讨论了这个问题，要求各大队████把这一工作抓紧抓好████████████。推广草医草药一开始，我们就狠抓了三个落实：

• 26 •

一是思想落实，使广大社员群众充分认识到大办合作医疗推广草医草药的深远意义；二是组织落实，各大队都要建立一个合作医疗草医草药领导小组，公社 ▇▇▇▇ 指派一名常委负责抓这项工作；三是人员落实，我们培养了一支骨干队伍，今年以来，由公社卫生院负责举办了四期由赤脚医生、土药工参加的草医草药学习班，通过边学习边采药，理论与实践相结合，每人都能掌握近百种草药的识、采、制、用的技术。现在我们公社各大队从原有二名赤脚医生增加到四名赤脚医生，一名土药工。赤脚医生还在各大队向生产队卫生员教草医草药知识，培训他们作为采药员，这样，就在很短的时间里建立起一支由赤脚医生、土药工和采药员（卫生员）所组成的推广草医草药的骨干队伍。

根据毛主席"**要认真总结经验**"和"一

1949

新 中 国
地 方 中 草 药
文 献 研 究
(1949—1979年)

1979

定要抓好典型"的教导, 我们在认真总结了三长大队领导重视, 发动群众推广草医草药的典型经验后, 用召开现场会组织参观等形式加以大力推广, 使一些后进单位也迅速赶上先进行列。我们还经常组织赤脚医生和土药工开讲用会, 总结经验, 把临床疗效显著的草药进行交流, 及时推广, 共同提高。南行大队赤脚医生通过学习毛主席的哲学思想和工作实践, 打破了开药方要"君臣佐使互相搭配"的老习惯, 用集中优势兵力打歼灭战的方法, 每剂开三、四味草药, 这样少而精, 疗效高, 草药省, 我们及时把这个经验推广到各大队。

公社卫生院的 医务人员遵照毛主席"全心全意地为人民服务"的教导, 经常深入各大队合作医疗站进行技术指导, 帮助鉴别草药品种和指导临床应用, 卫生院草药房有时直接为各大队土药房泡制

• 28 •

各种草药成药，对全公社推广草药起了一定的作用。

████████████在广大贫下中农的支持和广大医务人员的努力下，我们公社推广草医草药取得了一定的成绩，草医草药正在医疗卫生战线上越来越显示出它的威力████

████

██。广大贫下中农高兴地说："自力更生办医疗，████备战备荒为人民，草医草药就是好。"我们深深体会到推广草医草药████

█对于迅速改变农村缺医少药状态，落实毛主席"**备战、备荒、为人民**"的伟大战略方针有十分重要意义。我们在这方面的工作还刚刚开始，还有很多缺点，今后我们决心进一步贯彻毛主席的医疗卫生路线更加广泛地发掘和使用草药，进一步巩固合作医

• 29 •

1949

新　中　国
地 方 中 草 药
文　献　研　究
(1949—1979年)

1979

疗制度，更好地为贫下中农服务。

奉贤县齐贤公社██████

一九七〇年五月十一口

（上海市郊县开展中草药工作活学
活用毛泽东思想讲用会材料）

• 30 •

（三）群众办医好

——奉贤县邬桥公社胜利大队开展群众性防治工作的调查报告

在伟大领袖毛主席关于"**把医疗卫生工作的重点放到农村去**"的光辉指示指引下，奉贤县邬桥公社胜利大队党支部████████充分发动群众，发扬"自力更生"的精神，掀起了一个群众办医的热潮，形成了一支"群众防治、专群结合、预防为主、防治结合"的医疗卫生网，做到有病早治，无病早防。这样，进一步巩固了合作医疗制度████████████████████████████████。

胜利大队共有十二个生产队，三百八十多户，一千八百余人。这里地方偏僻，交通不便，原来卫生条件较差，缺医少药，有些流行病时有发生，常见病的发病率也较

1949

新　中　国
地方中草药
文　献　研　究
(1949—1979年)

1979

高。去年年初实行了合作医疗制度以后，抓了预防工作，卫生状况有所改善，社员的健康水平有了提高，▇▇▇▇生产▇取得了显著成绩。

今年四月份，胜利大队学习了黑龙江省明水县繁荣公社群众办医的经验，认识到只有充分发动群众，开展防治工作，才能巩固和发展农村合作医疗制度，更好地落实毛主席的"**备战、备荒、为人民**"的伟大战略方针。通过办学习班，▇▇▇▇▇▇▇从本地实际情况出发，各生产队都办起了"红医村"，培训了一批卫生员。这样，大队有"赤脚医生"，生产队有"三员"（卫生员、保育员、清洁员），家家户户也有家庭卫生员。每家都有一只"红医包"，备有一些常用草药、外伤药水、止血带以及土制的医用器械。各生产队办了草药房，用本地的草药为社员防治疾病。现在他们做到了要医家里有，要药队里有，治小病不出门，治一般常见病不出队。

他们的主要做法是：

(一)建设一支卫生骨干队伍，普及卫生常识，突出一个"防"字。今年四月，他们在原有基础上培训了二百五十多名卫生骨干，实现生产队、家庭都有卫生员。这些家庭卫生员，发动群众，大搞爱国卫生，并普遍做到"五会"：会宣传、会预防、会用药、会包扎、会注射，有的还会针灸。他们掌握了用草药防治伤风感冒、胃病、风湿痛、支气管炎、哮喘、疮疖、蛔虫病以及一般妇女病等十多种常见病。父母有病子女治、妻子有病丈夫治、兄妹有病姐弟治，实行群众防治。三队贫农社员陆品芳，患妇女病半年没治好，误工四分之一；现在她女儿是卫生员，给她服了十五帖草药就痊愈了。

为了普及卫生常识，大队"赤脚医生"

1949

新中国
地方中草药
文献研究
(1949—1979年)

1979

和生产队卫生员带了黑板、实物，或者印发资料和用文艺演出，在田间休息时或会前会后，向群众宣传毛主席有关卫生工作的指示，讲解本地常见病的防治方法。特别是教社员识草药、用草药。他们还编了这样一些顺口溜："有了黄花郎，疗疮不用愁。喝下酱板草，肠炎不必怕。产后腹痛不用慌，快快服下益母汤"，使社员易懂易记。目前，绝大多数社员▇▇▇▇▇▇▇▇▇▇▇▇▇▇▇▇▇▇▇▇▇▇▇都能识几十种草药，懂得四、五种草药的使用疗效。达到"人自为防、队自为治"的群众防治目的。

（二）依靠群众，自力更生，因陋就简，勤俭办医，突出一个"土"字。各生产队创办"红医村"和草药房，缺少器械、用具，都是发动群众自己动手解决。他们利用竹头做拔火罐、压舌板、镊子钳、担架，用头巾代替三角巾，用棉纱绳代替止血带，用土布做

· 34 ·

"红医包"，作为保健箱。社员们都把办好"红医村"看作自己的事情，主动向生产队献甏腾屋，全大队共献出五百七十八只甏，腾出十多间房子，有的社员还做了草窝献给队里，供给草药房使用。加工切制草药铡刀不够就用菜刀代替。没有时间，社员们就自动在下工后做。就这样，他们不化一分钱，坚持依靠群众走自力更生的道路，用土办法办起了"红医村"和草药房。

（三）发动群众大搞草药的采、制、管、种，解决各种矛盾，突出一个"抓"字。原来大队有一个十二人的专业采药队，群众办医运动开展后，就出现了一些矛盾，主要是药源不足，有些草药的采集赶不上季节，加工切制有困难等等。为了解决这些矛盾，大队领导依靠群众紧紧抓住采集与引种这

1949

新 中 国
地 方 中 草 药
文 献 研 究
(1949—1979年)

1979

两个主要环节。首先是抓采集，向群众讲
明任务和意义，发动大家动手采草药。社
员和干部明确意义后，干劲很足，他们在坚
持搞好农业生产的前提下，都利用出工前、
收工后或田头休息时间采集草药。如三队
社员邵伯弟，是██残废军人，只有一只
手，他也积极采草药，收集了十多斤比较稀
缺的桑白皮、茅柴根，交给生产队。又如十
一队的七十三岁老贫农金三宝，虽然眼睛
看不大清楚，在半天内也采集了六斤金钱
草交到队里。由于大家动手，全大队不到
一个月就采集了一百四十八种、五千多斤
的草药，数量之多、品种之全，是过去专业
队所不及的。为了更好地发挥草药的效
能，他们除将采集的草药加工储藏外，还制
成治疗咳嗽、风湿痛的成药水，不需再煎，
随时都可服用，深受群众的欢迎。目前，全
大队的草药除确保自用外，还可以上交一

• 36 •

部分给国家。

其次是抓引种。现有的草药都是野生的，多采就会断种。为此，各生产队和社员利用十边荒地，开辟百草园，种植草药。目前，集体已种了十多亩，有七十多种。社员自己也在宅基前后或自留地上种了一些。二队社员宋洪林，把家中大部分自留地都种了十几种草药。这种群众性种草药，有利于备战的需要，是一条藏药于民的好途径。

社员群众为了把"红医村"、草药房办得更好，采药种药，蔚成风气。人们走路也要留神采些草药回队里，就连六、七岁的小孩也这样做。过去不被注意的红花草、猪油经草，经过试验证明有退热止痛的效能，已被广泛应用。

胜利大队由于实行群众防治，疾病大为减少，社员健康水平提高，保证了

1949

新中国
地方中草药
文献研究
(1949—1979年)

1979

生产的发展。以六队为例，去年因病误工多，插秧四十亩要五天完成；今年因病误工少，插秧四十五亩三天就完成了。今年三月份前，平均每天到大队卫生室治病吃药的有五十多人；现在不到十人，减少了百分之八十以上。合作医疗费用也大大降低，今年四、五月份比去年同期节约了六百七十四元。

解放日报通讯员

（载《解放日报》一九七〇年七月二十日）

• 38 •

第二部分
中草药验方选编

1949
新　中　国
地方中草药
文　献　研　究
(1949—1979年)
1979

一、传　染　病

（一）流 行 性 感 冒

〔预防〕

1. 处方：紫苏三钱　蒲公英三钱　生姜三
片

用法：水煎服，一日一剂，连服二、三
剂。

注：齐贤公社李家大队第二、四生产
队，三长大队第七生产队，在去
冬今春之际，曾用本方预防流行
性感冒，控制了本病蔓延。

（齐贤公社李家大队卫生室等）

2. 处方：紫苏二钱　野菊花三钱　生甘草
一钱

用法：水煎服，一日一剂，连服二、三
剂。

注：本方也能用于治疗。奉城公社
同心大队第三生产队，在去冬今
春之际，社员患流行性感冒传染
率已达60%以上，该队普遍服
用本方三天，使已发病者迅速痊
愈，未发病者得到预防。

（奉贤县奉城医院）

3. 处方：野菊花三钱　白毛藤五钱　生甘
草一钱

1949
新 中 国
地 方 中 草 药
文 献 研 究
(1949—1979年)
1979

用法：水煎服，一日一剂，连服二、三
剂。

注：在流行性感冒流行期间，奉城医
院曾用本方在血吸虫病房给正
在锑剂治疗的病人服用，控制了
本病传染。

（奉贤县奉城医院）

〔治疗〕

处方：羌活五钱　板蓝根一两

用法：水煎服，一日一剂，病重高热者
一日服二剂，连服数日。

注：治45例，43例痊愈。

（齐贤公社卫生院）

（二）感 冒（伤 风）

〔治疗〕

一、风寒感冒：

1. 处方：紫苏五钱　葱白三钱　生姜三片

· 42 ·

用法：水煎服，一日一剂。

注：治 50 例，服 2 至 3 剂愈。

（齐贤公社卫生院等）

2. 处方：紫苏三钱　薄荷二钱　生姜三片
西河柳三钱　忍冬藤五钱

用法：水煎服，一日一剂。

（平安公社友谊大队卫生室）

二、风热感冒：

处方：桑叶三钱　野菊花三钱　薄荷二
钱　苍耳子五钱

用法：水煎服，一日一剂。

（奉贤县奉城医院）

三、伤风鼻塞、头痛：

处方：白芷一两　冰片二分

用法：共研细末；以药末少量吸入鼻
孔，一天数次。

（钱桥公社卫生院）

1949

新 中 国
地 方 中 草 药
文 献 研 究
(1949—1979年)

1979

（三）麻　疹

〔治疗〕

1. 处方：西河柳三钱　鲜芦根二两

　　用法：水煎服，一日一剂。

　　注：适应于透疹。

　　　　　　（泰日公社联二大队卫生室）

2. 处方：浮萍二钱　桑叶三钱　金银花三
　　　　钱

　　用法：水煎服，一日一剂。

　　注：适应于透疹。

　　　　　　　　（头桥公社卫生院）

（四）水　痘

〔治疗〕

1. 处方：大青叶一两　板蓝根一两　羌活
　　　　五钱

　　用法：水煎服，一日一剂。

· 44 ·

（齐贤公社卫生院）

2. 处方：蒲公英一两　板蓝根一两　生甘
草三钱

用法：水煎服，一日一剂。

（齐贤公社卫生院）

（五）流行性腮腺炎

〔治疗〕

1. 处方：蒲公英二两　羌活五钱　板蓝根
一两

用法：水煎服，一日一剂。

（齐贤公社卫生院）

2. 处方：蒲公英　地丁草等量(均用鲜草)
用法：共捣烂，外敷患处。

（齐贤公社行前大队卫生室）

3. 处方：江剪刀草一两　蒲公英五钱　地
丁草五钱　忍冬藤三钱　生甘草
二钱

· 45 ·

1949

新 中 国
地 方 中 草 药
文 献 研 究
(1949—1979年)

1979

用法：水煎服，一日一剂。

（头桥公社胜利大队卫生室）

（六）流行性脑脊髓膜炎

〔治疗〕

处方：羌活五钱　板蓝根一两　龙胆草
三钱

用法：水煎服，一日一剂。

注：本方治轻、中型流行性脑脊髓膜
炎各一例，服2至4剂愈。

（齐贤公社卫生院）

（七）肺　结　核

〔治疗〕

处方：（1）鱼腥草一两。水煎服，一日
一剂。

（2）对氨柳酸1.0克　异烟肼
0.1克。日服三次。

用法：以上中、西药两个处方配合内
　　　服。

　　　　（光明公社光明大队卫生室）

（八）百　日　咳

〔治疗〕

　　处方：天胡荽六两　天竺子三两　腊梅
　　　　　花三两　百部三两　冰糖一斤
制、用法：上药水煎浓液，加入冰糖收膏，
　　　　　做成药糖三十块；每服一块，日
　　　　　服三次。

　　　　　　（四团公社十村大队卫生室）

（九）传染性肝炎

〔治疗〕

一、急性黄疸型：

1. 处方：茵陈五钱　蒲公英一两　制大黄
　　　　　四钱　平地木五钱　车前草一两

1949

新 中 国
地 方 中 草 药
文 献 研 究
(1949—1979年)

1979

用法：水煎服，一日一剂。

（奉贤县人民医院）

2．处方：鸡蛋数个　土硝适量

用法：鸡蛋上开一个小孔，取出蛋清，留蛋黄，放入土硝如米粒大，用竹签将蛋黄、土硝拌和，封闭蛋壳上小孔，煮熟；日服一个，服一星期为一个疗程，可连服 2 至 3 个疗程。

（四团公社卫生院等）

二、急性无黄疸型：

处方：金钱草一两　平地木一两

用法：水煎服，一日一剂。

（泰日公社联一大队卫生室）

三、迁移性肝炎、慢性肝炎活动期：

1．处方：糯稻草二两

用法：水煎服，一日一剂，连服 1 至 3 个月。

· 48 ·

（奉城公社向阳大队卫生室）

2. 处方：平地木一两　马兰一两　夏枯草
　　　　五钱　铁扁担一两　金钱草五钱
　　用法：水煎服，一日一剂。

（四团公社沈家大队卫生室）

3. 处方：金钱草一两　平地木一两　脱力
　　　　草一两　蒲公英一两　铁扫帚五
　　　　钱　糯稻根一两
　　用法：水煎服，一日一剂。

（奉贤县奉城医院）

（十）细 菌 性 痢 疾

〔治疗〕

1. 处方：辣蓼二两　马齿苋二两　一见喜
　　　　二两　地锦草二两
　　用法：上药任选一种，水煎服，一日一
　　　　剂。

（奉城公社洪北大队卫生室等）

1949

新　中　国
地方中草药
文　献　研　究
(1949—1979年)

1979

2. 处方：马齿苋二两　配合辣蓼二两，或
荠菜一两，或血见愁二两，或石
榴皮一两。

用法：水煎服，一日一剂。

（四团公社渔村大队卫生室等）

3. 处方：马齿苋　鸡眼草　车前草各二斤

制、用法：上药一半研末，一半水煎浓液，
为丸；每次三钱，日服三次。

（光明公社光明大队卫生室）

4. 处方：马齿苋一斤　一见喜六两　山豆
根二两

制、用法：共研细末，水泛为丸；每服2至
3钱，日服三次。

（青村公社东风大队卫生室）

5. 处方：一见喜五钱　马齿苋一两　紫花
地丁一两　鸡眼草一两

用法：水煎服，一日一剂。

（奉贤县奉城医院）

· 50 ·

6. 处方：马齿苋一两　辣蓼一两　省头草
五钱
用法：水煎服，一日一剂。
（邬桥公社红星大队卫生室）

7. 处方：马齿苋　血见愁　荠菜　辣蓼各
二斤
制、用法：上药取八分之一磨粉，八分之七
水煎浓液，混合制成药片1000
片；每次服4至8片，日服三次。
（平安公社友谊大队卫生室）

8. 处方：辣蓼五两　荠菜花五两　车前草
五两　干姜一两　紫苏二两
制、用法：共研细末，水泛为丸；每服三钱，
日服三次。
（金汇公社金汇大队卫生室）

9. 处方：青木香二两　香附三两　马齿苋
一斤　辣蓼一斤　铁苋菜一斤
百草霜二两

1949

新 中 国
地方中草药
文 献 研 究
(1949—1979年)

1979

制、用法：铁苋菜、辣蓼水煎浓液，其余四味研末，制丸；每服三钱，日服三次。

（青村公社红光大队卫生室）

10. 处方：白头翁三钱　制香附二钱　地锦草一两　黄芩三钱　陈皮二钱　秦皮二钱

用法：水煎服，一日一剂。

（肖塘公社金光大队卫生室）

（十一）蛔　虫　病

〔治疗〕

1. 处方：苦楝根皮五钱　土大黄五钱

用法：水煎服，一日一剂。

注：孕妇忌服，小儿服用剂量酌减。

（齐贤公社沿港大队卫生室）

2. 处方：苦楝根皮一两　鹤虱三钱或使君子三钱

用法：水煎服，一日一剂。

注：小儿服用，剂量酌减。

（光明公社西胡大队卫生室等）

（十二）疟　　疾

〔治疗〕

处方：马鞭草五钱

用法：水煎服，一日一剂。

（邬桥公社卫生院）

1949
新 中 国
地 方 中 草 药
文 献 研 究
(1949—1979年)
1979

二、内 科 疾 病

（一）. 急性支气管炎

〔治疗〕

1. 处方：佛耳草五钱　江剪刀草五钱　地
丁草五钱　枇杷叶(刷净毛)三钱
用法：水煎服，一日一剂。

　　　　（金汇公社新民大队卫生室等）

2. 处方：天将壳五钱　全瓜蒌五钱　佛耳
草五钱　桑白皮三钱　蒲公英五

· 54 ·

钱 酢浆草五钱

用法：水煎服，一日一剂。

（齐贤公社陈家大队卫生室等）

2. 处方：枇杷叶（刷去毛）二十两 江剪
刀草十两 佛耳草十两 蒲公英
十两 非那更（12.5mg）200 片
氯化铵（0.3g）100 片

制、用法：上四味中草药水煎浓液，加入二
味西药及蔗糖，制成 2000 毫升
糖浆；日服三次，每次服 10 毫升。

（奉城公社五星大队卫生室）

（二）慢性支气管炎

〔治疗〕

1. 处方：胡颓叶 江剪刀草 等量

用法：上药烘干，共研细末；每服三钱，
日服三次。

（奉城公社五星大队卫生室）

1949
新　中　国
地方中草药
文　献　研　究
(1949—1979年)
1979

2. 处方：桑白皮一两　地骨皮五钱　天将
壳五钱　佛耳草五钱　枇杷叶
(刷净毛)三钱

用法：水煎服，一日一剂。

（齐贤公社三长大队卫生室等）

3. 处方：蒲公英一两　桑白皮五钱　佛耳
草五钱　桔皮二钱　当归三钱
枇杷叶(刷净毛)三钱

用法：水煎服，一日一剂。

（奉城公社城东大队卫生室）

4. 处方：紫苏子三钱　佛耳草五钱　酢浆
草五钱　丝瓜络三钱　天将壳三
钱　莱菔子三钱　天竺子五钱
胡颓叶三钱

用法：水煎服，一日一剂。

（泰日公社联二大队卫生室）

5. 处方：胡颓叶五钱　苏子三钱　佛耳草
五钱　枇杷叶(刷净毛)三钱　挂

· 56 ·

金灯五钱　桑白皮三钱　江剪刀
草五钱

用法：水煎服，一日一剂。

（庄行公社卫生院等）

6．处方：江剪刀草一斤　天花粉一斤　制
半夏八两　桔皮八两　桑白皮一
斤

制、用法：共研细末，水泛为丸；每服三钱，
日服三次。

（肖塘公社合作医疗服务站）

7．处方：生甘草　桑白皮　桔皮各二十两
佛耳草　胡颓叶各四十两　桔梗
制半夏各十两　蔗糖适量

制、用法：上药水煎浓液，加入蔗糖，制成
糖浆4000毫升；日服三次，每次
10至20毫升。

（邬桥公社胜利大队卫生室等）

8．处方：泽漆三钱　黄瓜藤四钱　制半夏

1949

新 中 国
地 方 中 草 药
文 献 研 究
(1949—1979年)

1979

三钱　蒲公英一两　胡颓叶五钱
枇杷叶(刷净毛)五钱

用法：水煎服，一日一剂。

注：本方治慢性支气管炎、并有肺气
肿者

（奉城公社洪中大队卫生室）

（三）支 气 管 肺 炎

〔治疗〕

处方：麻黄一钱　鱼腥草一两　鸭跖草
一两　桑白皮五钱　苏子五钱
生甘草二钱

用法：水煎服，一日一剂。

（头桥公社卫生院）

（四）哮　　喘

〔治疗〕

一、支气管哮喘：

1. 处方：生麻黄二钱　桂枝二钱　干蟾皮
　　　　三钱　光杏仁三钱　生甘草二钱
　　　　制半夏三钱　紫石英一两　地龙
　　　　干三钱

　　用法：水煎服，一日一剂。

　　　　注：本方适用于冷哮。

　　　　　　　　　　　（星火农场医务室）

2. 处方：麻黄一钱半　地龙干一两　生甘
　　　　草三钱　鱼腥草一两　桑白皮一
　　　　两　江剪刀草一两

　　用法：水煎服，一日一剂。

　　　　注：本方适用于热哮。

　　　　　　　　　　　（头桥公社卫生院）

3. 处方：细辛　蜜炙麻黄　甘草　桔梗
　　　　桔皮　五味子　车前子　太子参
　　　　各三钱

　　用法：水煎服，一日一剂。

　　　　注：本方适用于虚实夹杂的哮喘。

1949
新 中 国
地 方 中 草 药
文 献 研 究
(1949—1979年)
1979

（奉贤县人民武装部医务室）

二、哮喘性支气管炎：

1. 处方：麻黄一钱　桔梗二钱　天将壳
五钱　制半夏三钱　桔皮三钱
佛耳草五钱　枇杷叶三钱　甘草
二钱

　用法：水煎服，一日一剂。

　注：本方适用于症状偏于寒性者。

（钱桥公社七大队卫生室）

2. 处方：薄荷二钱　江剪刀草五钱　蒲公
英一两　天将壳五钱　胡颓叶一
两　枇杷叶三钱

　用法：水煎服，一日一剂。

　注：本方适用于症状偏于热性者。

（四团公社秦树大队卫生室）

3. 处方：蜜根五钱　佛耳草五钱　丝瓜子
五钱　桑白皮五钱　地骨皮五钱
白茄子梗五钱　江剪刀草五钱

用法：水煎服，一日一剂。

注：本方适用于体质虚弱患者。

（胡桥公社黄砂大队卫生室）

4. 处方：生麻黄六两（后入）　甘草六两
桔梗六两　百部十五两　桑白皮
三十两　砂糖十斤

制、用法：上药水煎，加入砂糖，制成糖浆
9000毫升；日服三次，每服10
毫升。

注：本方适用于一般的哮喘性支气
管炎患者。

（庄行公社卫生院）

（五）咯　　血

〔治疗〕

1. 处方：蚕豆茎、叶（鲜）适量
用法：捣烂，取汁20毫升，内服。

（齐贤公社丁家大队卫生室）

1949

新 中 国
地方中草药
文 献 研 究
(1949—1979年)

1979

2. 处方：旱莲草　小蓟草　仙鹤草　各一
两

用法：水煎服，一日一剂。

（齐贤公社三长大队卫生室）

3. 处方：仙鹤草一两　大蓟根、叶各一两
小蓟草一两　蒲公英一两　枇杷
叶五钱

用法：水煎服，一日一剂。

（齐贤公社丁家大队卫生室）

（六）消 化 不 良

〔治疗〕

1. 处方：炒麦芽　谷芽各五钱　鸡内金五
钱　扁豆衣三钱

用法：水煎服，一日一剂。

（头桥公社卫生院）

2. 处方：土藿香一斤　广木香八两　佩兰
叶一斤　谷芽一斤　麦芽一斤

山查一斤　莱菔英一斤　桔皮八
两

制、用法：共研末，水泛为丸；日服三次，
每服三钱。

（肖塘公社合作医疗服务站）

2．处方：炒谷芽　焦山查　六神曲　等量
用法：共研细末；日服三次，每服三钱。

（齐贤公社三长大队卫生室）

（七）胃　　痛

〔治疗〕

1．处方：生香附三钱　　苦楝子一两
用法：水煎服，一日一剂。

（泰日公社联二大队卫生室）

2．处方：香附一斤　高良姜三两　甘松八
两

用法：共研细末；日服三次，每服二钱。

（江海公社人民大队卫生室）

1949
新 中 国
地 方 中 草 药
文 献 研 究
(1949—1979年)
1979

3. 处方：薤白头一两　制香附五钱　干姜
　　　　五分

　　用法：水煎服，一日一剂。

（头桥公社卫生院）

4. 处方：生姜三钱　紫苏梗五钱　苦楝子
　　　　一两

　　用法：水煎服，一日一剂。

（齐贤公社李家大队卫生室）

（八）胃、十二指肠溃疡

〔治疗〕

一、胃脘痛、嗳酸：

1. 处方：鸡蛋壳或螺蛳壳（煅）五两　甘
　　　　草二两　香附三两

　　用法：共研细末；日服三次，每服 2—3
　　　　钱。

（泰日公社联一大队卫生室等）

2. 处方：香附二两　乌贼骨六两　青木香

二两

用法：共研细末；日服三次，每服二钱。

（青村公社东风大队卫生室等）

8. 处方：金钱草一两　香附五钱　苦楝子
五钱

用法：水煎服，一日一剂。

（齐贤公社沿港大队卫生室）

4. 处方：天名精根四两　制香附四两　鸡
蛋壳(煅)一两　青木香一两

用法：上药前二味水煎浓液，后二味研
末，混合拌和，晒干，再研细；每
服一钱，日服三次。

（胡桥公社窑桥大队卫生室）

5. 处方：乌贼骨五两　蚊母草三两　玄胡
索二两

用法：共研细末；日服三次，每服二钱。

（奉城公社五星大队卫生室）

6. 处方：鸡蛋壳(煅)五两　制香附三两

1949
新　中　国
地 方 中 草 药
文 献 研 究
(1949—1979年)
1979

高良姜二两

用法：共研细末；日服三次，每服二钱。

（泰日公社光耀大队卫生室）

7. 处方：乌贼骨五两　鸡蛋壳（煅）五两
甘草二两　金钱草十两　香附三
两　葎草五两

用法：乌贼骨、鸡蛋壳共研细末，其余
药物水煎浓液，混合拌和，烘干，
再研细；日服三次，每服二钱。

（江海公社团结大队卫生室等）

8. 处方：苦楝子三钱　香附五钱　鸡内金
三钱　枳壳三钱　鸡蛋壳粉一钱
半

用法：上四味煎汤，分三次冲服鸡蛋壳
粉，一日一剂。

（齐贤公社三长大队卫生室等）

二、溃疡出血：

1. 处方：蚕豆花　白河车　等量

　　用法：共研细末；每服三钱，日服三次。

　　注：本方又治肺出血。

　　　　　　　　（肖塘公社合作医疗服务站）

2. 处方：蚌壳（煅）一斤　制香附半斤　白芨四两

　　用法：共研细末；每服二钱，日服三次。

　　　　　　　　（头桥公社联工大队卫生室）

3. 处方：乌贼骨五份　白芨二份　地榆炭一份　墨旱莲一份　天花粉一份

　　用法：共研细末；用开水调成糊状，空腹服。日服三次，每服二钱。

　　　　　　　　（奉贤县奉城医院）

4. 处方：蒲公英根一两　天名精根一两苦楝子五钱　小蓟炭五钱　红枣十枚

　　用法：水煎服，一日一剂。

　　　　　　　　（齐贤公社丁家大队卫生室）

5. 处方：土三七二两　芒种草八两　侧柏

1949

新 中 国
地方中草药
文 献 研 究
(1949—1979年)

1979

炭八两　百草霜二两　白芨四两
仙鹤草一斤

用法：共研细末；每服 2—3 钱，日服三
次。

（青村公社东风大队卫生室）

6. 处方：猪肝一斤　香附二两　枸桔梨刺
二两

用法：把枸桔梨刺，刺在猪肝上，用黄
泥密封带刺猪肝，煨，去泥，同香
附共研细末；日服三次，每服一
钱。

（胡桥公社曙光大队卫生室）

7. 处方：芒种草一斤　铁扫帚一斤　金钱
草一斤　鸡蛋壳（煅）八两

用法：共研细末；日服三次，每服三钱。

（青村公社东风大队卫生室）

8. 处方：铁扫帚五钱　乌贼骨一两　芒种
草五钱　地榆炭三钱　青木香二

钱　金钱草五钱

用法：水煎服，一日一剂。

（青村公社卫生院）

（九）慢性胃炎

〔治疗〕

1. 处方：铁扫帚　铁扁担　等量

用法：共研细末；每服三钱，日服三次。

（金汇公社跃进大队卫生室）

2. 处方：苦楝子五钱　薤白头五钱　瓜蒌
皮五钱

用法：水煎服，一日一剂。

（齐贤公社行前大队卫生室）

（十）急性胃肠炎

〔治疗〕

1. 处方：马齿苋二两，煎服。也可加辣蓼
二两，同煎内服。

1949

新 中 国
地 方 中 草 药
文 献 研 究
(1949—1979年)

1979

加、减法：胸闷呕吐加藿香、佩兰各五钱，
桔皮、制半夏各三钱；腹痛较重
加青木香、苦楝子各三钱；有怕
冷加紫苏五钱，生姜三片。

（金汇公社五宅大队卫生室等）

2. 处方：鸡眼草一两　一见喜一两　马齿
苋一两　紫花地丁五钱　辣蓼一
两

用法：水煎服，一日一剂。

（四团公社团南大队卫生室）

3. 处方：辣蓼一两　鸭跖草一两　青木香
五钱　土藿香五钱

用法：水煎服，一日一剂。

（江海公社团结大队卫生室）

（十一）肠　炎

〔治疗〕

1. 处方：一见喜一两　鸭跖草一两

· 70 ·

　　用法：水煎服，一日一剂。

　　　　　　（四团公社沈家大队卫生室）

2．处方：马齿苋一两　青木香三钱　萹草
　　　　　一两　酢浆草五钱

　　用法：水煎服，一日一剂。

　　　　　　（头桥公社胜利大队卫生室等）

3．处方：荠菜一两　车前草一两

　　用法：水煎服，一日一剂。

　　　　　　（胡桥公社大树大队卫生室）

4．处方：生姜五片　白槿花一两

　　用法：水煎服，一日一剂。

　　注：本方又治痢疾。

　　　　　　（齐贤公社白沙大队卫生室）

5．处方：辣蓼五钱　凤尾草三钱　苏梗三
　　　　　钱　小茴香梗三钱

　　用法：水煎服，一日一剂。

　　注：本方治十二例，服 2—3 剂见效。

　　　　　　（齐贤公社陈家大队卫生室）

1949
新中国
地方中草药
文献研究
(1949—1979年)
1979

6. 处方：土藿香五钱　青木香二钱　香附
　　　三钱　野佩兰五钱　马齿苋一两
　　　辣蓼五钱　紫地丁五钱

　用法：水煎服，一日一剂。

　　　　　（四团公社秦树大队卫生室）

7. 处方：蒲公英一斤　马齿苋半斤　黄芩
　　　半斤　金银花半斤

制、用法：共研细末，水泛为丸；每服三钱，
　　　　日服三次。

　　　　　（肖塘公社合作医疗服务站）

8. 处方：野佩兰一斤　土藿香一斤　秦皮
　　　半斤　脾寒草半斤　大蒜半斤

制、用法：大蒜打烂取汁，其余药物研末，
　　　　制丸；每服三钱，日服三次。

　　　　　（齐贤公社南行大队卫生室）

9. 处方：血见愁一斤　马齿苋一斤　百草
　　　霜二两　青木香二两

制、用法：血见愁水煎浓液，其余药物研

· 72 ·

末,泛丸;日服三次,每服三钱。

注:本方又治痢疾。

（青村公社立新大队卫生室）

（十二）便　秘

〔治疗〕

1. 处方：芦根　白茅根　生首乌各一两
　　　　红枣二十个
　　用法：水煎服,一日一剂。

（胡桥公社孙桥大队卫生室）

2. 处方：生首乌一两　马兰一两
　　用法：水煎服,一日一剂。

（齐贤公社李家大队卫生室）

（十三）吐血、便血

〔治疗〕

1. 处方：墨旱莲一两
　　用法：水煎服,一日一剂。

（平安公社友谊大队卫生室）

1949

新　中　国
地方中草药
文　献　研　究
（1949—1979年）

1979

2. 处方：土三七

用法：研末；每服二钱，日服三次。

（庄行公社卫生院等）

3. 处方：侧柏叶　槐角　旱莲草　蒲公英
各五钱

用法：水煎服，一日一剂。

（塘外公社国光大队卫生室）

4. 处方：血见愁　旱莲草　等量

用法：共研细末；每服 2—3 钱，日服三
次。

（四团公社沈家大队卫生室）

5. 处方：小蓟草五钱　菊叶三七三钱　旱
莲草五钱　仙鹤草一两　血见愁
五钱

用法：水煎服，一日一剂。

（齐贤公社李家大队卫生室）

6. 处方：竹叶三七三两　菊叶三七三两
地榆炭三两　小蓟炭四两　茜草

· 74 ·

根三两　侧柏炭四两

用法：上药烘燥，共研细末；每服二钱，
日服三次。

注：本方又治外伤出血，敷患处。

（钱桥公社七大队卫生室）

（十四）腹　水

〔治疗〕

1. 处方：半边莲一两　红梅消六钱　金钱
草五钱　海金沙一两　白术八钱

用法：水煎服，一日一剂。

（四团公社卫生院）

2. 处方：胡颓叶　脱力草　螺蛳　葱各
一把　火硝一撮　白胡椒粉五钱
皂矾适量

用法：上药四味共捣烂，加入火硝、白
胡椒粉混和，放置脐上，用塑料
薄膜包扎；另把皂矾撒在床上被

1949
新　中　国
地 方 中 草 药
文 献 研 究
(1949—1979年)
1979

单下面,病人睡其上面。

注：病人忌监。用本方经过二昼夜，如果腹水未退尽，可反复使用。治数例，有一定疗效。

（泰日公社卫生院）

（十五）高　血　压

〔治疗〕

1. 处方：小蓟草一两

　　用法：水煎服,一日一剂。连服 20 天。

（塘外公社红心大队卫生室）

2. 处方：茺蔚子五钱

　　用法：水煎服,一日一剂。

（星火农场医务室）

3. 处方：臭梧桐一两　青木香五钱　地骨皮五钱　合欢皮五钱

　　用法：水煎服,一日一剂。

（奉城公社向阳大队卫生室等）

・76・

4. 处方：生槐米三钱　蚕豆花三钱　小蓟
草四钱　决明子三钱

用法：水煎服，一日一剂。

（头桥公社联工大队卫生室）

5. 处方：臭梧桐根一两　大蓟根五钱　稀
签草一两

用法：水煎服，一日一剂。

（胡桥公社曙光大队卫生室）

6. 处方：荠菜二两　小蓟草一两　夏枯草
一两

用法：水煎服，一日一剂。

（奉贤县奉城医院）

7. 处方：地龙五钱　夏枯草五钱　生地五
钱　黄芩二钱　臭梧桐一两

用法：水煎服，一日一剂。

（肖塘公社金光大队卫生室）

8. 处方：生牡蛎二两　地龙干三钱　生槐
米四钱　木通一钱　小蓟草一两

1949
新　中　国
地 方 中 草 药
文 献 研 究
(1949—1979年)
1979

用法：水煎服，一日一剂。

（星火农场医务室）

9．处方：臭梧桐　地骨皮各一两　蚕豆
花　小蓟草　车前草各五钱

用法：水煎服，一日一剂。

（金汇公社新民大队卫生室等）

10．处方：佛耳草五钱　小蓟草一两　荠
菜一两

用法：水煎服，一日一剂。

（青村公社东风大队卫生室）

11．处方：野菊花　夏枯草　蚕豆花　枸
杞叶各一两　蚌壳四两

制、用法：蚌壳水煎二小时，取浓液，其余
药物研末，制丸；每服三钱，日
服三次。

（奉城公社五星大队卫生室）

12．处方：夏枯草　枸杞根　蚕豆花　臭
梧桐　荠菜花等量

• 78 •

制、用法：共研细末，水泛为丸，每服三钱，日服三次。

（光明公社光明大队卫生室）

13. 处方：臭梧桐根二两　夏枯草五钱小蓟草一两　地骨皮五钱

用法：水煎服，一日一剂。

（齐贤公社齐贤大队卫生室）

14. 处方：桑叶二两　桑枝四钱　五味子五钱

用法：煎汤，浸洗足部，一日浸洗2—3次，连用数日。

（泰日公社光辉大队卫生室）

（十六）急 性 肾 炎

〔治疗〕

处方：蒲公英一两　白茅根一两　冬瓜皮一两　车前草一两　葫芦壳一两　马鞭草一两

1949

新中国
地方中草药
文献研究

(1949—1979年)

1979

用法：水煎服，一日一剂。

（头桥公社卫生院）

（十七）急性尿路感染
（膀胱炎、肾盂肾炎）

〔治疗〕

1. 处方：鸭跖草（鲜）二两

    用法：水煎服，一日一剂。

（平安公社友谊大队卫生室）

2. 处方：蒲公英一两　金钱草一两　凤尾草一两　扁蓄草一两　车前草五钱

    用法：水煎服，一日一剂。

（江海公社卫生院等）

3. 处方：荔枝草一两　蒲公英一两　竹叶五钱　车前草一两　金钱草一两

    用法：水煎服，一日一剂。

（齐贤公社陆家大队卫生室等）

4. 处方：一见喜一两　白茅根一两　海金
　　　　　砂三钱　车前草一两　金钱草
　　　　　五钱　蒲公英五钱　六一散五钱
　　　　　（包煎）
　　用法：水煎服，一日一剂。

（头桥公社卫生院）

5. 处方：木通三钱　山栀三钱　蒲公英一
　　　　　两　扁蓄草五钱　滑石四钱　车
　　　　　前子三钱　甘草梢二钱
　　用法：水煎服，一日一剂。

（肖塘公社金光大队卫生室）

6. 处方：瞿麦三钱　扁蓄草三钱　忍冬藤
　　　　　五钱　车前草三钱　木通三钱
　　　　　蒲公英五钱　黄芩三钱
　　用法：水煎服，一日一剂。

（胡桥公社黄砂大队卫生室）

7. 处方：车前草一两　蒲公英一两　玉米
　　　　　须一两　鸭跖草五钱

· 81 ·

1949

新 中 国
地 方 中 草 药
文 献 研 究
(1949—1979年)

1979

用法：水煎服，一日一剂。

（齐贤公社沿港大队卫生室等）

8. 处方：马齿苋　凤尾草　蒲公英　扁蓄
草　车前草各一两

用法：水煎服，一日一剂。

（齐贤公社卫生院）

9. 处方：菴草一两　蒲公英一两　扁蓄草
车前草　金钱草各五钱　土大黄
四钱

用法：水煎服，一日一剂。

（头桥公社联工大队卫生室）

（十八）尿　　血

〔治疗〕

1. 处方：蚕豆花五钱　大、小蓟各一两
荠菜花三钱

用法：水煎服，一日一剂。

（齐贤公社南行大队卫生室）

· 82 ·

2. 处方：菊叶三七五钱　小蓟草一两　车
　　　　前草一两　金钱草五钱

用法：水煎服，一日一剂。

（齐贤公社北行大队卫生室）

（十九）遗　　精

〔治疗〕

1. 处方：大蓟根一两　金樱子一两

用法：水煎服，一日一剂。

（奉贤县奉城医院）

2. 处方：蜜根一两　桑螵蛸三钱　女贞子
　　　　五钱　芡实五钱　山药五钱

用法：水煎服，一日一剂。

（头桥公社卫生院）

（二十）糖　尿　病

〔治疗〕

处方：麦冬一两　芦根二两　红枣一两

1949
新 中 国
地 方 中 草 药
文 献 研 究
(1949—1979年)
1979

天花粉片二两

用法：水煎服，一日一剂。

（头桥公社卫生院）

（二十一）风湿性关节炎

〔治疗〕

1. 处方：臭梧桐叶

制、用法：研末，水泛为丸；每服三钱，日服
三次。

（金汇公社联民大队卫生室）

2. 处方：桑枝二两

用法：水煎服，一日一剂。

（金汇公社东风大队卫生室）

3. 处方：扦扦活一两　虎杖五钱　桑枝
五钱

用法：水煎服，一日一剂。

（肖塘公社扶兰大队卫生室）

4. 处方：野葡萄藤　络石藤　桑枝　泽兰

· 84 ·

臭梧桐　土防已　虎杖　各等量

制、用法：研末，蜜丸；每服三钱，日服三

次。

（光明公社光明大队卫生室）

5. 处方：老鹳草五钱　芒种草五钱　白毛

藤五钱　五茄皮一两　扦扦活

五钱

用法：水煎服，一日一剂。

（齐贤公社沿港大队卫生室等）

6. 处方：稀签草一两　臭梧桐五钱　透骨

草三钱　络石藤五钱　五茄皮

五钱　虎杖五钱

用法：水煎服，一日一剂。

（邬桥公社胜利大队卫生室）

7. 处方：红花五钱　老鹳草一两　木防已

五钱　忍冬藤一两　酒二斤

用法：上药酒浸二十天；每服 20 毫升，

日服三次。

· 85 ·

1949

新　中　国
地 方 中 草 药
文 献 研 究
(1949—1979年)

1979

（平安公社友谊大队卫生室）

8. 处方：鸡血藤　虎杖　五茄皮　络石藤
各五钱

用法：水煎服，一日一剂。

（胡桥公社胜利大队卫生室）

（二十二）腰 肌 劳 损

〔治疗〕

处方：平地木一两　络石藤五钱　丝瓜
络五钱

用法：水煎服，一日一剂。

（齐贤公社南行大队卫生室）

（二十三）面 神 经 瘫 痪

〔治疗〕

处方：斑蝥（去头、足、翅）一只　葱白
一个

用法：同捣烂，敷贴在口眼歪斜的对侧

· 86 ·

太阳穴上。敷贴时，先用一块橡皮胶布，中间剪一个约一厘米大的圆洞，贴在太阳穴上，然后将药敷贴在圆洞内，上面盖上纱布，24小时后把药取去，局部皮肤上起水疱，将水疱用消毒针刺破，涂上龙胆紫，防止感染。病轻的敷一次就好了，如果还没有好，可在同侧颊车穴上再敷贴一次。

注：本方适应于风寒引起的面神经瘫痪。治20例，均痊愈。

（齐贤公社卫生院）

（二十四）肋间神经痛

〔治疗〕

处方：瓜蒌皮三钱　薤白头五钱　香附五钱　丝瓜络三钱

1949

新 中 国
地 方 中 草 药
文 献 研 究
(1949—1979年)

1979

用法：水煎服，一日一剂。

(奉城公社永益大队卫生室)

(二十五) 坐 骨 神 经 痛

〔治疗〕

1. 处方：虎杖五钱　白毛藤五钱　络石藤
　　　　　五钱　五茄皮五钱　生大黄三钱
　　　　　(后入)
　　用法：水煎服，一日一剂。

(齐贤公社卫生院)

2. 处方：鸡血藤一两　稀签草一两　威灵
　　　　　仙一两　虎杖一两
　　用法：水煎服，一日一剂。

(齐贤公社沿港大队卫生室等)

(二十六) 神 经 衰 弱

〔治疗〕

1. 处方：合欢皮一两　女贞子五钱　桑椹

子五钱　蚌壳二两

用法：水煎服，一日一剂。

（胡桥公社曙光大队卫生室）

2. 处方：丹参五两　40% 酒精 250 毫升

用法：上药浸于酒精内二星期，去渣；
每服 10 毫升，日服二、三次。

（钱桥公社卫生院）

3. 处方：五昧子三两　仙灵脾五两　40%
酒精 500 毫升

用法：上药浸于酒精内半月，去渣；每
服 10—15 毫升，日服三次。

（钱桥公社卫生院）

4. 处方：白菊花三钱　制首乌五钱　枸
杞子三钱　桑椹子三钱　合欢
花三钱　女贞子五钱　旱莲草
五钱

用法：水煎服，一日一剂。

（头桥公社卫生院）

1949

新中国
地方中草药
文献研究
(1949—1979年)

1979

5. 处方：萝藦藤一两　合欢花五钱　竹卷
心一钱

用法：水煎服，一日一剂。

（头桥公社新市大队卫生室）

6. 处方：旱莲草　女贞子　合欢皮　夜交
藤各一斤

制、用法：共研细末，水泛为丸；每服三钱，
日服三次。

（金汇公社金汇大队卫生室）

（二十七）血防**846**后遗症（头晕）

〔治疗〕

1. 处方：白菊花三钱　夏枯草五钱　旱蓬
草一两　合欢皮一两　制首乌
一两　夜交藤一两

用法：水煎服，一日一剂。

（头桥公社卫生院）

2. 处方：野菊花三钱　半边莲一两　旱莲

· 90 ·

草一两　生甘草二钱

用法：水煎服，一日一剂。

（奉贤县奉城医院）

3. 处方：桑椹子六斤　女贞子四斤　旱莲
草五斤　半边莲五斤　仙鹤草
四斤　野菊花二斤

制、用法：上药共研细末，水泛为丸；每次
服二钱，日服二、三次。

（青村公社卫生院）

（二十八）锑剂反应（恶心呕吐、头晕）

〔治疗〕

处方：半边莲一两　野菊花三钱　姜竹
茹五钱　龙胆草五钱

用法：水煎服，一日一剂。呕恶较多者
加黄连1至2钱。

（奉贤县奉城医院）

· 91 ·

1949

新 中 国
地 方 中 草 药
文 献 研 究
(1949—1979年)

1979

（二十九）中　暑

〔预防〕

处方：藿香一两　薄荷五钱　白菊花
五钱　甘草五钱　乌梅五钱

用法：用开水 10 斤，泡上药，去渣待
凉；当茶饮。

（齐贤公社卫生院等）

〔治疗〕

处方：青木香一斤　土藿香一斤　蟾酥
二钱

用法：共研细末，水泛为丸；日服三次，
每服三钱

（齐贤公社李家大队卫生室）

· 92 ·

三、外科疾病

（一）外伤出血

〔治疗〕

1. 处方：丝瓜叶或旱莲草

   用法：晒干研末，外敷伤口。

   （平安公社友谊大队卫生室）

2. 处方：小蓟草（鲜）适量

   用法：捣烂，外敷伤口。

   （肖塘公社金光大队卫生室）

3. 处方：黄鳝血　风化石灰

1949
新　中　国
地 方 中 草 药
文　献　研　究
(1949—1979年)
1979

用法：取活黄鳝血，拌入风化石灰至干糊状，烘干研末；外敷伤口。

（青村公社东风大队卫生室）

4．处方：旱莲草四份　地榆炭四份　野菊花二份

用法：前二味研末，后一味水煎浓液，混合拌匀，烘干研细；外敷伤口。

（奉贤县奉城医院）

5．处方：旱莲草一斤　小蓟草一斤或丝瓜叶一斤（均用鲜草）　风化石灰半斤

用法：鲜草药打烂取汁，拌入风化石灰，晒干研末；外敷伤口。

（奉城公社洪西大队卫生室等）

6．处方：乌贼骨七份　马勃二份　野菊花一份

用法：前一味研末，后二味水煎浓液，

混合拌匀,烘干研细;外敷伤口。

(奉贤县奉城医院)

7. 处方: 龙骨八两　野菊花二两

　　用法: 龙骨研末,野菊花水煎浓液,混合拌匀,烘干研细;外敷伤口。

(奉贤县奉城医院)

8. 处方: 旱莲草　血见愁　野菊花各一斤(均用鲜草)　乌贼骨适量

　　用法: 上药三味鲜草打烂取汁,乌贼骨研末,混合拌匀至干糊状,烘干研细;外敷伤口。

(邬桥公社红星大队卫生室)

9. 处方: 大蓟草　小蓟草　旱莲草　野菊叶　马兰　蒲公英各一斤(均用鲜草)　风化石灰适量

　　用法: 六味鲜草药打烂取汁,加入风化石灰至干糊状,烘干研为细末;外敷伤口。

· 95 ·

1949

新 中 国
地 方 中 草 药
文 献 研 究
(1949—1979年)

1979

（江海公社红卫大队卫生室等）

（二）水 火 烫 伤

〔治疗〕

1. 处方：地榆炭一两　麻油适量

   用法：地榆研末，用麻油调；涂敷患
   处。

   （头桥公社胜利大队卫生室）

2. 处方：石灰二匙　麻油适量

   用法：将石灰加水一碗，搅拌，待澄清
   后，取澄清液，加入等量麻油，调
   匀；搽涂患处。

   （胡桥公社卫生院等）

3. 处方：虎杖八两　地榆炭八两　风化
   石灰一两　凡士林适量

   用法：上二药研末，与风化石灰混合拌
   匀，加入凡士林，调和；涂患处。

   （江海公社团结大队卫生室等）

4. 处方：金钱草二两　蛇莓二两　虎杖二两　麻油适量

用法：上药研末，用麻油调；涂抹患处。

（光明公社胜利大队卫生室）

5. 处方：蚯蚓（鲜）　白糖　各适量

用法：蚯蚓剖开洗净，用白糖拌，取汁；外涂伤面。

（四团公社沈家大队卫生室）

6. 处方：蚌壳灰　螺蛳壳灰　臭菖蒲灰各等量　石灰（菜油浸六个月）青黛粉

用法：以上三灰用麻油或熬熟菜油调成薄糊状，加入油浸石灰，涂烫伤处。烫伤初期：三灰三份，油浸石灰七份；中期：三灰七份，油浸石灰三份；后期：三灰五份，油浸石灰一份，青黛粉四份。

注：烫伤处涂药，要保持经常湿润；

1949

新 中 国
地 方 中 草 药
文 献 研 究
(1949—1979年)

1979

禁忌水洗、包扎。

（钱桥公社卫生院）

（三）骨　　折

〔治疗〕

处方：地鳖虫

用法：地鳖虫炒后研末；日服二次，每次服五分至一钱。

注：孕妇忌服。

（金汇公社卫生院等）

（四）痈 疖 疔 疮

〔治疗〕

一、红肿热痛：

1. 处方：野菊花　蒲公英　紫花地丁

　　　　金银花或藤　各一至二两

用法：上药任选一种，或二、三种、或四种配合应用，水煎服，一日一剂。

另用鲜草药适量，捣烂，外敷患处。

（新寺公社卫生院等）

2. 处方：江剪刀草　蒲公英　地丁草
　　　　　鱼腥草　各一两
　　用法：水煎服，一日一剂。另用鲜草适量，捣烂外敷。

（胡桥公社永革大队卫生室等）

3. 处方：鲜蒲公英二两　鲜车前草二两
　　用法：水煎服，一日一剂。另用上药适量，捣烂外敷。

（奉城公社新民大队卫生室）

4. 处方：半边莲（鲜）二两
　　用法：水煎内服，一日一剂；另捣烂外敷。

（肖塘公社扶兰大队卫生室）

5. 处方：一见喜　马兰　菊三七叶　车前草　酢浆草　小蓟草各一两

1949

新 中 国
地 方 中 草 药
文 献 研 究
(1949—1979年)

1979

蟾酥　冰片各少许　凡士林适
量

用法：上药共研细末，拌入凡士林内，
外敷。

（四团公社沈家大队卫生室）

6．处方：鲜旱莲草　鲜丝瓜叶　等量

用法：共捣烂，外敷。

（平安公社红旗大队卫生室）

二、红肿疼痛、发高热：

1．处方：蒲公英二两　鸭跖草一两

用法：水煎服，一日一剂。

（肖塘公社合作医疗服务站）

2．处方：地丁草一两　蒲公英一两　忍
冬藤五钱鸭跖草一两

用法：水煎服，一日一剂。

（光明公社光明大队卫生室）

3．处方：野菊花五钱　鸭跖草一两　地
丁草一两　蒲公英一两　忍冬

藤五钱　土大黄五钱　荔枝草
一两

用法：水煎服，一日一剂。

（青村公社红光大队卫生室等）

三、脓肿已溃破：

1. 处方：苍耳虫不拘多少　麻油适量

用法：把苍耳虫浸入麻油内，瓶盖封
闭，浸一月左右，取油涂抹患处，
外用清膏药盖贴，一天换一次；
或用苍耳虫数条，捣烂，放疮面
上，外用清膏药盖贴，一天换一
次。

（肖塘公社金光大队卫生室）

2. 处方：芙蓉叶20%　江剪刀草10%
凡士林70%

用法：上药晒干，研成极细末，调入凡
士林内，外敷患处。

（齐贤公社李家大队卫生室）

1949

新 中 国
地方中草药
文 献 研 究
(1949—1979年)

1979

3. 处方：一见喜二两　地丁草八两　真
珠母二两　乌蔹莓一斤　忍冬
藤八两

制、用法：前三味研末，后二味水煎浓液，
混合拌匀，烘干，研成极细末；撒
在疮面上，清膏药盖贴。如未溃
者用熬熟菜油调敷。

（青村公社东风大队卫生室）

4. 处方：芙蓉花不拘多少　盐卤适量

用法：以芙蓉花浸入盐卤内，浸没为
度，浸二周后取花外敷。

（齐贤公社卫生院）

（五）乳　腺　炎

〔治疗〕

1. 处方：蒲公英一两　野菊花一两　生
香附五钱

用法：水煎服，一日一剂；另用鲜野菊

花捣烂,外敷。

(泰日公社光耀大队卫生室)

2. 处方:蒲公英五钱　天名精五钱　地
丁草五钱　忍冬藤五钱　江剪
刀草五钱　生甘草三钱

用法:水煎服,一日一剂。

(头桥公社胜利大队卫生室)

(六) 急性淋巴结炎

〔治疗〕

1. 处方:泽漆一两　蒲公英五钱　地丁
草五钱

用法:水煎服,一日一剂。

(齐贤公社沿港大队卫生室)

2. 处方:蒲公英一两　紫花地丁一两　江
剪刀草一两　丝瓜络五钱

用法:水煎服,一日一剂。

(齐贤公社李家大队卫生室等)

· 103 ·

1949

新 中 国
地 方 中 草 药
文 献 研 究
(1949—1979年)

1979

（七）阑 尾 炎

〔治疗〕

1. 处方：红藤一两　蒲公英一两　马齿
苋一两　生大黄三钱（后入）

加减法：阑尾脓肿，去大黄，加败酱草、红
藤各一两。

用法：水煎服，一日一剂。

注：治21例。其中单纯性阑尾炎13
例，化脓性阑尾炎2例，阑尾穿
孔合并局限性腹膜炎5例（其中
包块形成2例），阑尾手术后发
热1例。20例治愈，1例失败
转院。

（齐贤公社卫生院）

2. 处方：蒲公英一两　地丁草五钱　土
大黄五钱　忍冬藤五钱

用法：水煎服，一日一剂。

· 104 ·

（胡桥公社东风大队卫生室）

（八）胆囊炎、胆石症

〔治疗〕

1. 处方：金钱草一两　郁金三钱　鸡内
金五钱
用法：水煎服，一日一剂。

（金汇公社金汇大队卫生室）

2. 处方：茵陈一两　金钱草一两　郁金
五钱　生大黄三钱
用法：水煎服，一日一剂。

（奉贤县奉城医院）

3. 处方：板蓝根一两　蒲公英一两　金
钱草一两　生大黄五钱（后入）
芒硝五钱
用法：水煎服，一日一剂。
注：治九例，症状消失。

（齐贤公社卫生院）

1949

新 中 国
地 方 中 草 药
文 献 研 究
(1949—1979年)

1979

4．处方：龙胆草三钱　蒲公英一两　金
钱草一两　苦楝子一两
用法：水煎服，一日一剂。

（头桥公社卫生院）

（九）胆 道 蛔 虫 病

〔治疗〕

1．处方：乌梅五钱　苦楝子、皮各一两
槟榔五钱　广木香五钱　生大
黄五钱（后入）　芒硝五钱
用法：上药六味煎汤，芒硝烊化入药汤
内，服，一日一剂。
注：本方中乌梅，也可用醋30毫升
代替。治100例，痊愈。

（齐贤公社卫生院）

2．处方：苦楝根皮一两　土大黄五钱　鹤
虱三钱　乌梅五钱　槟榔四钱
用法：水煎服，一日一剂。

・106・

（四团公社十村大队卫生室等）

（十）蛔虫性肠梗阻

〔治疗〕

1. 处方：菜油（或麻油或石腊油）50毫升
    苦楝子一两　苦楝根皮二两　槟
    榔五钱　生大黄三钱（后入）　芒
    硝五钱

   用法：先服菜油，然后煎服中草药，一
    日一剂。

   注：治10例，痊愈。

（齐贤公社卫生院）

（十一）泌尿系结石

〔治疗〕

1. 处方：金钱草一两　蒲公英一两　海
    金砂五钱

   用法：水煎服，一日一剂。

1949
新　中　国
地方中草药
文　献　研　究
(1949—1979年)
1979

（庄行公社光明四大队卫生室等）

2. 处方：葎草一两　金钱草一两　凤尾草一两　仙鹤草一两　万年青根五钱

用法：水煎服，一日一剂。

（邬桥公社胜利大队卫生室）

（十二）下肢慢性溃疡（老烂脚）

〔治疗〕

处方：死乌龟一只　菜油适量

用法：把乌龟放入罋内饿死，用泥裹煨焦，去泥研成末，用菜油调；涂敷患处。

（奉城公社洪西大队卫生室）

（十三）毒　蛇　咬　伤

〔治疗〕

1. 处方：

（1）外用药：碘酒；江剪刀草（鲜）适量。

（2）点眼药：腰黄　麝香　冰片　火硝　炉甘石　石膏　各等量。共研极细末。

（3）内服药：半边莲一两　扁蓄草五钱　蒲公英一两　野菊花三钱　生大黄三钱（后入）　生甘草三钱

用法：先用碘酒，局部消毒，然后以江剪刀草捣烂外敷；同时用第二处方点眼药，取眼药如半粒米大，点于目内眦睑结合膜上（泪腺管口附近），一日点2—3次，随病情好转，点眼药次数逐日减少。如病情较重者，同时加用第三处方内服药，煎汤服，一日一剂。

注：经治100例，均痊愈。

1949

新 中 国
地 方 中 草 药
文 献 研 究
(1949—1979年)

1979

（齐贤公社卫生院）

2. 处方：

    （1）外用药：生南星六份　半枝莲三份　雄黄一份。共研细末，用50度土烧酒调成糊状；涂敷肿处（伤口上不涂药），每日3至4次。

    （2）内服药一方：黄连五钱　六神丸40粒　生大黄二两　西黄二分。共研细末；每次服一钱，病轻者，日服二次，病重者日服三、四次。另用望江南一两煎汤送服上药。

    （3）内服药二方：黄连一钱　半枝莲三钱　黄芩二钱

黄柏二钱　生大黄四钱　玄明粉三钱五茄皮三钱　泽泻三钱　猪苓四钱带皮茯苓四钱　葫芦壳五钱　车前子五钱　白菊花四钱金银花四钱。水煎服，一日一剂。

疗法：立即在伤肢的手指或足趾间（八邪、八风穴）以及伤口周围，用消毒针刺，放出含有毒汁的血液、淋巴液。之后，将第一处方外用药和第二处方内服药一方配合应用，中毒症状严重者，同时加服第三处方内服药二方。连续服用数日。

（头桥公社卫生院）

1949
新 中 国
地 方 中 草 药
文 献 研 究
(1949—1979年)
1979

（十四）脑震荡后遗症

〔治疗〕

处方：灯芯草一钱　地龙干五钱　蚌
壳一两　夏枯草四钱　制首乌
五钱　合欢皮八钱　夜交藤五
钱 ˊ旱莲草五钱

用法：水煎服，一日一剂。

（肖塘公社东风大队卫生室）

四、妇 科 疾 病

（一）月 经 不 调

〔治疗〕

一、月经超前：

　　处方：童子益母草一两　旱莲草一两

　　用法：水煎服，一日一剂。

　　　　　　　（胡桥公社前进大队卫生室）

二、月经落后：

　　处方：艾叶三钱　益母草一两

• 113 •

1949

新　中　国
地方中草药
文　献　研　究
(1949—1979年)

1979

用法：水煎服，一日一剂。

（头桥公社卫生院）

（二）月　经　过　多

〔治疗〕

处方：仙鹤草五钱　荠菜花五钱　侧柏炭三钱　向日葵蒂（炒炭）五钱　乌贼骨五钱

用法：水煎服，一日一剂。

（头桥公社卫生院）

（三）痛　　经

〔治疗〕

处方：益母草八两　泽蓝叶八两　广木香二两

制、用法：研末，水泛为丸；每服三钱，日服三次。

（肖塘公社合作医疗服务站）

· 114 ·

（四）闭　经

〔治疗〕

1. 处方：茜草根五钱　红枣十枚
   用法：水煎服，一日一剂。

   （庄行公社工农二大队卫生室）

2. 处方：蛇床子一两　童子益母草一两
   　　　　艾叶三钱
   用法：水煎服，一日一剂。

   （奉贤县奉城医院）

3. 处方：香附三钱　茜草根三钱　益母
   草五钱　蛇床子三钱
   用法：水煎服，一日一剂。

   （奉城公社新民大队卫生室）

4. 处方：当归三钱　益母草一两　虎杖
   根五钱　京三棱一两　茜草四钱
   用法：水煎服，一日一剂。

   （青村公社东风大队卫生室）

1949

新中国
地方中草药
文献研究
(1949—1979年)

1979

（五）白　带

〔治疗〕

一、体虚白带：

1. 处方：密根一两　乌贼骨一两

用法：水煎服，一日一剂。

（平安公社砂矶大队卫生室）

2. 处方：鸡冠花二两

用法：水煎服，一日一剂。

（胡桥公社前进大队卫生室）

二、炎症白带：

1. 处方：白带草

制、用法：研末，水泛为丸；每服三钱，日服三次。

（齐贤公社南行大队卫生室）

2. 处方：凤尾草一两　白带草一两

用法：水煎服，一日一剂。

（奉贤县奉城医院）

3. 处方：椿根皮　白带草　等量

制、用法：研末，水泛为丸；每服三钱，日服
　　　　三次。

　　　　　　（肖塘公社合作医疗服务站）

4. 处方：葵花梗心五钱　大蓟根一两　蒲
　　　　公英一两　车前草五钱　白带
　　　　草一两

用法：水煎服，日服一剂。

　　　　　　（胡桥公社孙桥大队卫生室等）

5. 处方：马齿苋五钱　车前草五钱　葵
　　　　花梗心三钱

用法：水煎服，一日一剂。

　　　　　　（奉城公社永益大队卫生室）

6. 处方：椿根皮一两　葵花梗心三钱
　　　　凤尾草五钱

用法：水煎服，一日一剂。

　　　　　　（塘外公社红心大队卫生室）

中草药验方选编

1949
新 中 国
地方中草药
文 献 研 究
(1949—1979年)
1979

（六） 滴虫性阴道炎

〔治疗〕

处方：蛇床子五钱　苦参子三钱　土
槿皮五钱　白藓皮四钱　枯矾
四钱　野菊花四钱

用法：煎汤,熏洗患处,一日 2—3 次。

注：也可用蛇床子一味,煎汤熏洗。

（头桥公社卫生院）

（七）急 性 盆 腔 炎

〔治疗〕

1. 处方：红藤一两　败酱草一两　蒲公
英一两　生大黄四钱（后入）

用法：水煎服,一日一剂。

（齐贤公社卫生院）

2. 处方：蒲公英一两　车前草一两　扁
蓄草一两　金钱草一两

用法：水煎服，一日一剂。

(齐贤公社齐贤大队卫生室)

(八) 子 宫 脱 垂

〔治疗〕

1. 处方：益母草一两　生枳壳一两
　　用法：水煎服，一日一剂。

(头桥公社卫生院)

2. 处方：密根二两　枸桔李一两　益母
　　　　草一两
　　用法：水煎服，一日一剂。

(头桥公社卫生院)

(九) 胎 动 不 安

〔治疗〕

1. 处方：苎麻根二两
　　用法：水煎服，一日一剂。

(头桥公社卫生院)

1949
新 中 国
地 方 中 草 药
文 献 研 究
(1949—1979年)
1979

2. 处方：苏梗二钱　密根二两　制首乌
一两　山药一两

用法：水煎服，一日一剂。

（头桥公社卫生院）

（十）产 后 腹 痛

〔治疗〕

1. 处方：益母草一两　香附五钱

用法：水煎服，一日一剂。

（庄行公社卫生院）

2. 处方：艾叶二钱　香附三钱　刘寄奴
三钱　益母草一两　桃仁四钱
甘草一钱半

用法：水煎服，一日一剂。

（头桥公社卫生院）

（十一）产 后 虚 汗

〔治疗〕

·120·

1. 处方：糯稻根须一两　碧桃干五钱

   用法：水煎服，一日一剂。

   　　　　　（齐贤公社扶兰大队卫生室）

2. 处方：密根二两　地骨皮五钱　青蒿

   　　　五钱

   用法：水煎服，一日一剂。

   　　　　　（齐贤公社南行大队卫生室）

1949

新　中　国
地方中草药
文　献　研　究
(1949—1979年)

1979

五、五官科疾病

（一）麦　粒　肿

〔治疗〕

1. 处方：蒲公英一两　地丁草一两
   用法：水煎服，一日一剂。

   （胡桥公社公平大队卫生室）

2. 处方：野菊花五钱　金银花一两
   用法：水煎服，一日一剂。另用鲜野菊

花捣烂，敷患处。

注：适应于麦粒肿初起。

（平安公社砂矶大队卫生室）

（二）结膜炎（风火赤眼）

〔治疗〕

1. 处方：野菊花三钱　桑叶三钱　蒲公
英一两

用法：水煎服，一日一剂。

（齐贤公社李家大队卫生室）

2. 处方：桑叶五钱　夏枯草一两

用法：水煎服，一日一剂。

（金汇公社跃进大队卫生室）

3. 处方：地丁草一两　野菊花三钱　忍
冬藤一两

用法：水煎服，一日一剂。

（胡桥公社前进大队卫生室）

1949
新 中 国
地 方 中 草 药
文 献 研 究
(1949—1979年)
1979

（三）鼻　　炎

〔治疗〕

　　处方：大蒜

　　用法：捣烂，取大蒜汁1毫升，加入蒸
　　　　　溜水9毫升；滴鼻，一日数次。

　　　　　　　　（齐贤公社齐贤大队卫生室）

（四）副鼻窦炎

〔治疗〕

　　处方：苍耳子五钱　辛夷花五钱

　　用法：水煎服，一日一剂。另用上药研
　　　　　细末，取药末少许，吸入鼻内，一
　　　　　日数次。

　　　　　　　　（齐贤公社齐贤大队卫生室）

（五）鼻　出　血

〔治疗〕

1. 处方：大、小蓟各一两　白茅根五钱

用法：水煎服，一日一剂。

（齐贤公社南行大队卫生室等）

2. 处方：旱莲草一两　侧柏炭五钱

用法：水煎服，一日一剂。

（平安公社砂矾大队卫生室）

（六）扁 桃 体 炎

〔治疗〕

1. 处方：鸭跖草（鲜）一两

用法：水煎服，一日一剂。

（泰日公社光辉大队卫生室）

2. 处方：蒲公英一两　野菊花五钱　板蓝根一两　挂金灯五钱

用法：水煎服，一日二剂。

注：治 24 例，愈 21 例。

（齐贤公社卫生院）

3. 处方：土牛膝三钱　蒲公英五钱　山

1949
新 中 国
地 方 中 草 药
文 献 研 究
(1949—1979年)
1979

豆根二钱

用法：水煎服，一日一剂。

（肖塘公社扶蓝大队卫生室）

4. 处方：薄荷二钱　紫花地丁一两　蒲
公英一两　土牛膝一两

用法：水煎服，一日一剂。

注：孕妇忌服。

（泰日公社光耀大队卫生室等）

5. 处方：江剪刀草一两　忍冬藤五钱　蒲
公英一两

用法：水煎服，一日一剂。

（平安公社砂矶大队卫生室）

（七）咽　喉　炎

〔治疗〕

1. 处方：山豆根三钱　蒲公英一两

用法：水煎服，一日一剂。

（青村公社东风大队卫生室）

•126•

2. 处方：板蓝根一两　挂金灯三钱　射
干五钱
用法：水煎服，一日一剂。

(齐贤公社卫生院)

3. 处方：蒲公英一两　马蓝根五钱　忍
冬藤一两　地丁草五钱
用法：水煎服，一日一剂。

(奉城公社新民大队卫生室)

4. 处方：野菊花三钱　蒲公英一两　黄
芩三钱　车前草三钱
用法：水煎服，一日一剂。

(胡桥公社光明大队卫生室)

（八）声　哑

〔治疗〕

1. 处方：蝉衣一钱半　挂金灯三钱
用法：水煎服，一日一剂。

(头桥公社卫生院)

1949

新 中 国
地方中草药
文 献 研 究
(1949—1979年)

1979

2. 处方：芦根(鲜)二两　红枣十枚

用法：水煎服，一日一剂。

（齐贤公社南行大队卫生室）

3. 处方：麦冬四钱　花粉片一两　鸡蛋衣三钱

用法：水煎服，一日一剂。

（青村公社东风大队卫生室）

（九）中 耳 炎

〔治疗〕

处方：虎耳草适量

用法：捣烂取汁；滴耳内。

（齐贤公社三长大队卫生室）

（十）口 腔 炎

〔治疗〕

1. 处方：野蔷薇根五钱　红枣十枚

用法：水煎服，一日一剂。

（钱桥公社一大队卫生室）

2. 处方：蒲公英一两　忍冬藤一两　桑
叶三钱　土大黄五钱

用法：水煎服，一日一剂。

（头桥公社卫生院）

3. 处方：鲜生地五钱　田皂角四钱　马
蓝根一两

用法：水煎服，一日一剂。

（青村公社东风大队卫生室）

（十一）牙　周　炎

〔治疗〕

1. 处方：蒲公英一两　牛筋草二两
用法：水煎含服，一日一剂。

（奉城公社洪西大队卫生室）

2. 处方：紫花地丁五钱　蒲公英五钱　花
粉片三钱

用法：煎汤，含服，一日一剂。

• 129 •

1949
新 中 国
地方中草药
文 献 研 究
(1949—1979年)
1979

（胡桥公社大树大队卫生室）

（十二） 龋齿（蛀牙）痛

〔治疗〕

处方：白芷三钱　细辛三钱　肉桂三钱　麻黄二钱　草乌二钱　蟾酥二钱

用法：研末，用盐水泛丸；外用，放置在蛀牙疼痛处。

（光明公社光明大队卫生室）

（十三） 牙 龈 出 血

〔治疗〕

处方：旱莲草二两　小蓟草二两　麦冬一两（均用鲜草药）

用法：煎汤，含服，一日一剂。

（头桥公社二桥大队卫生室）

· 130 ·

六、皮肤科疾病

（一）稻田皮炎

〔预防〕

1. 处方：稻草十斤　明矾二斤

   用法：用水 30 斤，把稻草煮煎，去渣，加入明矾溶化；水稻田劳动前后浸洗手脚。

1949
新 中 国
地 方 中 草 药
文 献 研 究
(1949—1979年)
1979

（平安公社向阳大队卫生室）

2. 处方：旱莲草汁八斤　红茶叶四两　明矾四斤

用法：用水十二斤，把红茶叶煮沸，去渣，加入明矾、旱莲草汁；水稻田劳动前后搽涂手脚。

注：本方经 1000 人使用，有预防效果。

（胡桥公社黄砂大队卫生室）

3. 处方：鲜土荆芥三斤　鲜臭菖蒲三斤　鲜苦栋树叶三斤　明矾一斤

用法：三味鲜草药打烂取汁，水加至 10 斤，把明矾溶化于药液内；水稻田劳动前后浸洗手脚。

注：1969 年"三抢"期间，红星大队社员患稻田皮炎者占 65％，70 年使用本方预防，只发生 5％。

（邬桥公社红星大队卫生室）

〔治疗〕

1. 处方：土荆芥一斤　薄荷一斤　葎草
一斤（均用鲜草药）　风化石灰
澄清液 100 毫升　明矾半斤

用法：鲜草药打烂取汁，和石灰澄清液
混合，把明矾溶化于药液内。搽
涂患处。

注：本方又治湿疹、脚癣。

（邬桥公社红星大队卫生室）

2. 处方：鲜旱莲草

用法：捣烂，取汁涂抹患处。

（头桥公社卫生院）

（二）脓　疱　疮

〔治疗〕

1. 处方：蚕豆壳　麻油各适量

用法：蚕豆壳炒炭，研末，用麻油调成
薄糊状；涂抹患处。

· 133 ·

1949

新 中 国
地 方 中 草 药
文 献 研 究
(1949—1979年)

1979

（金汇公社五宅大队卫生室等）

2. 处方： 枯矾　蚕豆壳(炒炭)等量

　　用法： 共研细末；撒在患处。

（光明公社西湖大队卫生室）

3. 处方： 丝瓜叶半斤　蚕豆壳（炒炭）一
　　　　　斤半　滑石粉半斤　菜油适量

　　用法： 上药共研细末，菜油调；涂患处。

（齐贤公社李家大队卫生室）

（三） 湿　　疹

〔治疗〕

1. 处方： 地肤子(全草)一两　车前草一两

　　用法： 煎汤内服，一日一剂；并外洗。

　　注： 湿疹化脓者，加地丁草一两。

（金汇公社继光大队卫生室等）

2. 处方： 堇草　地肤子全草　等量

　　用法： 煎汤外洗。

（头桥公社卫生院）

3. 处方：鲜藁草五斤　鲜野菊花五斤　鲜
土荆芥五斤

用法：上药捣烂取汁，加水至 1000 毫
升，加入薄荷油 1%；搽涂患处。

（齐贤公社卫生院）

4. 处方：辣蓼　苍耳草　忍冬藤　藁草
各五钱

用法：煎汤内服，并外洗。

（胡桥公社前进大队卫生室）

5. 处方：灰藋五钱　忍冬藤五钱　蒲公
英一两　地肤子四钱　桑枝五
钱　车前草五钱　生甘草一钱

用法：水煎服，一日一剂。

（肖塘公社东风大队卫生室）

6. 处方：蒲公英一两　紫花地丁五钱　藁
草一两　地肤子一两

用法：煎汤内服，并外洗。

（胡桥公社大树大队卫生室）

1949
新 中 国
地 方 中 草 药
文 献 研 究
(1949—1979年)
1979

(四) 荨 麻 疹

〔治疗〕

处方：剪刀草五两　荸草八两　灰藋五两　辣蓼四两　薄荷四两（后入）　酒精五两

用法：煎汤去渣，加入酒精；外搽患处。

（光明公社湾张大队卫生室）

(五) 皮 肤 搔 痒 症

〔治疗〕

1. 处方：土荆芥　车前草各五钱

用法：煎汤内服，并外洗。

（胡桥公社迎新大队卫生室）

2. 处方：地肤子四钱　土荆芥二钱　荔枝草五钱　车前草五钱

用法：水煎服，一日一剂。

（胡桥公社卫生院）

3. 处方：葎草一两　忍冬藤五钱　金钱
草五钱　扁蓄草五钱　清明柳
五钱

用法：水煎服，一日一剂。

（胡桥公社孙桥大队卫生室）

（六）神 经 性 皮 炎

〔治疗〕

1. 处方：谷树浆一份　凡士林九份

用法：凡士林加热，拌入谷树浆；涂患
处。

（光明公社光明大队卫生室）

2. 处方：半夏　白芨　斑蝥　白薇各二
钱　醋适量

用法：上药共研细末，用醋调成糊状；
涂患处。

（钱桥公社卫生院）

• 137 •

1949

新中国
地方中草药
文献研究
(1949—1979年)

1979

（七）过敏性皮炎

〔治疗〕

处方：蒲公英一两　车前草一两　生
甘草三钱

用法：水煎服，一日一剂。

注：治7例，均服2剂痊愈。

（齐贤公社卫生院）

（八）头　癣

〔治疗〕

处方：谷树浆50毫升　大蒜汁50毫
升　熬熟菜油适量

用法：调和；涂患处。

（金汇公社新强大队卫生室）

（九）体　癣

〔治疗〕

· 138 ·

1. 处方：南星粉5克　苯甲酸软膏15克

用法：上二药搅和；涂敷患处。

（钱桥公社卫生院）

2. 处方：土槿皮粉7%　谷树浆3%　谷
树叶汁30%　苦楝子粉30%
大蒜汁30%　凡士林适量

用法：上药加入凡士林内，搅和；搽擦
患处。

（光明公社湾张大队卫生室）

（十）脚　癣

〔治疗〕

处方：鲜土荆芥一斤　鲜野薄荷一斤
鲜葎草一斤　滑石粉半斤　枯
矾（研末）二两

用法：鲜草药捣烂取汁，和滑石粉、枯
矾末混合，烘干研细；撒患处。

注：治脚癣糜烂。

· 139 ·

1949

新 中 国
地 方 中 草 药
文 献 研 究
(1949—1979年)

1979

（邬桥公社红星大队卫生室）

（十一） 牛 皮 癣

〔治疗〕

1. 处方：蟾蜍五只　壁虎二十条

   用法：上药放瓦上煨，研末，用熬熟菜油调；敷患处，用纱布包扎。连敷10天为一个疗程，可连敷三个疗程。

（奉贤县商业局）

2. 处方：

   （1）内服方：蒲公英一两　忍冬藤五钱　土大黄三钱　蔄草五钱　蛇蜕二钱。水煎服，一日一剂。

   （2）外用方：苦栋皮二两　土大黄二两　70%酒精适量。上药浸于酒精内一星期，

· 140 ·

取酒精搽擦患处，一日
数次。
用法：以上内服、外用二方配合应用，
连用一个月。
（平安公社砂碛大队卫生室）

（十二）冻　　疮

〔预防〕
　　处方：芝麻花（鲜）
　　用法：打烂，搽擦以前所患部位。
（头桥公社卫生院）
〔治疗〕
　　处方：辣椒
　　用法：在冻疮将发时，用辣椒擦局部。
（头桥公社卫生院）

（十三）痱　　子

〔治疗〕

1949

新 中 国
地 方 中 草 药
文 献 研 究
(1949—1979年)

1979

处方：臭梧桐三两

用法：煎汤洗浴。

（奉贤县奉城医院）

（十四）鸡　　眼

〔治疗〕

处方：蜈蚣一条

用法：烘干研末，用麻油调，敷贴在鸡眼上。

（泰日公社卫生院等）

绍兴县中草药单方验方选编（第一集）

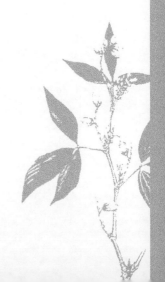

提　要

绍兴县生产指挥组卫生办公室、绍兴县中草药研究推广小组编。

1970 年 11 月印刷。定价 0.18 元。共 181 页，其中插页 2 页，编者的话 3 页，编写说明 2 页，目录 6 页，正文 168 页。平装铅印。

编者的话简介了本书编写缘起。编写组在绍兴县全县范围内开展了发掘蕴藏在民间的土方、单方、验方的工作，通过举办中草药展览，拜当地"赤脚医生"、老药农为师，用"走下去、请上来"的方法，收集了单方、验方 1700 余条。为了更好地研究和推广使用中草药，满足广大工农兵群众的用药需要，编写组从中选出部分单方、验方，汇编成本书，供广大"赤脚医生"、医药卫生人员参考。

本书收集的单方、验方是该县各地"赤脚医生"、老药农、医药卫生人员的献方，编写组仅加以挑选整理（有些处方略有修改）。在编写过程中，尽量做到内容通俗易懂，选方效高价廉、应用简单、药源丰富。

本书处方计量单位采用旧市制，即 1 斤等于 16 两。除儿科疾病外，其他疾病的处方剂量均指成人一天量，儿童用量酌减。处方中的中草药名称，除某些常用中药外，一律采用常用植物名，个别尚未查证的草药则注明其本地土名。处方中的药物，除注明用鲜品外，其余都用干品，但一般均可用鲜品代替，不过用量需酌情增加；指明用鲜品的药物，一般不用干品代替。

本书提到的病例数仅指献方单位提供的数字。

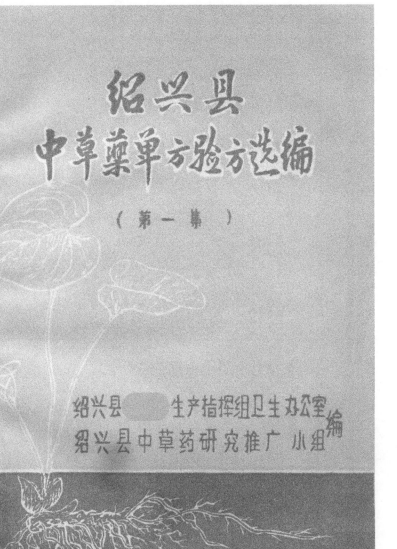

绍兴县
中草药单方验方选编
（第一集）

绍兴县　　　生产指挥组卫生办公室　编
绍兴县中草药研究推广 小组

目　录

传　染　病

感冒（伤风）……………………… 2

白喉…………………………………… 5

百日咳………………………………… 7

麻疹…………………………………… 8

流行性腮腺炎………………………10

颈淋巴结结核………………………11

肺结核………………………………13

痢疾…………………………………16

肝炎…………………………………19

虐疾…………………………………22

血吸虫病……………………………23

蛔虫病………………………………25

—1—

1949
新中国
地方中草药
文献研究
(1949—1979年)
1979

蛲虫病……………………………………27

丝虫病……………………………………29

內　　　科

支气管炎…………………………………31

哮喘………………………………………36

大叶性肺炎………………………………38

肺脓疡……………………………………39

胃肠炎……………………………………40

消化不良…………………………………43

胃十二指肠溃疡…………………………44

习惯性便秘………………………………51

高血压病…………………………………51

风湿性关节炎……………………………54

肾炎………………………………………60

尿路感染…………………………………65

尿潴留……………………………………68

遗精……………………………………69

糖尿病…………………………………71

肝硬化…………………………………72

面神经瘫痪……………………………75

三叉神经痛……………………………76

癫痫……………………………………77

坐骨神经痛……………………………78

神经衰弱………………………………79

血小板减少性紫癜……………………81

中暑……………………………………81

盗汗自汗………………………………83

外　科

内、外伤出血…………………………86

疖………………………………………88

痈………………………………………91

脓肿……………………………………96

附：其他症炎…………………………97

1949

新 中 国
地 方 中 草 药
文 献 研 究
(1949—1979年)

1979

脓性指头炎 …………………………………99

乳腺炎 ………………………………… 101

急性兰尾炎 ……………………… 104

胆囊炎 ………………………… 105

胆石症 ………………………… 106

泌尿系结石 ……………………… 108

下肢溃疡 ……………………… 109

闭塞性脉管炎 ………………… 110

痔疮 ……………………… 111

化脓性骨髓炎 ……………… 112

丹毒 ……………………… 114

烫伤 ……………………… 115

腰痛，腰肌劳损 ……………… 116

跌打损伤 ……………… 119

断指再植 ……………… 122

骨折 ……………… 123

稻田皮炎 ……………… 124

过敏性皮炎 …………………… 125

—4—

湿疹 …………………………………… 126

癞痢头（头癣）…………………………… 128

神经性皮炎 ………………………………… 129

带状疱疹 ………………………………… 130

瘹脚 ……………………………………… 131

冻疮 ……………………………………… 131

毒蛇咬伤、毒虫咬螫伤 ………………… 132

小 儿 科

吐奶 ……………………………………… 137

高热惊厥 ………………………………… 137

口疮（口腔炎）…………………………… 138

疳积 ……………………………………… 139

遗尿 ……………………………………… 141

妇 产 科

闭经 ……………………………………… 143

痛经 ……………………………………… 144

1949
新 中 国
地 方 中 草 药
文 献 研 究
(1949—1979年)
1979

月经不调 …………………………………… 145

白带 ………………………………………… 147

孕妇腹痛 …………………………………… 150

产后疾病 …………………………………… 150

催生 ………………………………………… 151

五 官 科

结膜炎 ……………………………………… 152

附：其他眼疾 ……………………………… 153

鼻衄 ………………………………………… 155

副鼻窦炎 …………………………………… 157

咽喉炎 ……………………………………… 158

扁桃体炎 …………………………………… 161

口腔炎 ……………………………………… 163

化脓性中耳炎 ……………………………… 164

牙痛 ………………………………………… 165

传 染 病

传染病指有传染性的疾病。是由患传染病的病人，病兽及带菌者等所带的病原体（细菌、原虫、病毒等），通过空气，饮食，昆虫媒介、污染杂物等传播途经而使一些抵抗力弱的人得病。

在毛主席"**预防为主**"方针的指引下，广大城乡积极开展群众性爱国卫生运动，大力防治危害人民健康的传染病。有些烈性传染病如天花、霍乱、鼠疫等已在我国绝迹，许多传染病得到了控制。我们必须高举毛泽东思想伟大红旗，突出无产阶级政治，掌握传染病的发病规律，加强饮食、饮水和粪便管理，做好卫生防疫工作，同时要锻炼身体，增强体质，以便更

1

1949

新 中 国
地 方 中 草 药
文 献 研 究
(1949—1979年)

1979

好地为█████████社会主义 建 设 服
务。

感 冒（伤风）

感冒是由病毒引起的上呼吸道炎症。
四季都有发生，在气候剧变时发病较多。
中医根据气候冷热及发病的症状不同，一
般分为风寒和风热两类。风寒感冒有怕
冷，流鼻涕，鼻塞打嚏涕，头痛或有咳嗽
微热等症状，风热感冒有发冷发热，周身
不适，骨节酸痛，口舌干燥等症状。感冒
可以继发肺炎，须及时预防及治疗。

方　一　一枝黄花五钱。

用　法　水煎服。

适应症　感冒初起，头痛，咳嗽，喉痛。

方　二　一枝黄花，野菊花各三钱，金银
　　　　花二钱。

2

用　　法　水煎服。

适应症　感冒发热。

方　　三　一枝黄花，野菊花，黄毛耳草各
　　　　　三钱，金银花二钱。
　　　　　咳痰不畅，鼻塞加杜蘅五分，
　　　　　喉痒加佛耳草四钱。

用　　法　水煎服。

适应症　感冒咳嗽有痰。

方　　四　筋骨草四钱，杜蘅四分。

用　　法　水煎服。

方　　五　野菊花，金银花各三钱，筋骨草
　　　　　二钱。

用　　法　水煎服。

方　　六　桑叶、野菊花各四钱，生姜一
　　　　　钱。

用　　法　水煎服。

方　　七　金银花、一枝黄花各三钱，杜蘅
　　　　　三分。

3

1949

新 中 国
地 方 中 草 药
文 献 研 究
(1949—1979年)

1979

咽痛加筋骨草。

乏力加兰香草。

用　法　水煎服。

方　八　球子草（鹅不食草）三钱，杜蘅
分三。

用　法　水煎服。

适应症　风寒头痛。

注：　　球子草对有些病人易引起胃部不
适，用量可适当减少。

方　九　鲜球子草（鹅不食草）适量。

用　法　捣烂塞鼻。

适应症　感冒头痛。

方　十　荆芥、橘红、桔梗、紫苑、甘草
各一钱半，白前、前胡各三钱。
身痛加秦艽。
汗多去荆芥。
头痛加白芷。
胸闷加枳壳。

4

用　法　水煎服。

方十一　一枝黄花，酢浆草各三钱。

用　法　水煎服。

适应症　风寒咳嗽。

方十二　枇杷叶、桑叶、野菊花各三钱。

口燥加天花粉一钱半。

小便短赤加栀子二钱。

用　法　水煎服。

适应症　风热咳嗽。

方十三　筋骨草、贯众、野菊全草、忍冬
　　　　屯各适量。

用　法　水煎服。

适应症　预防流感。

白　　喉

白喉是由白喉杆菌引起的急性呼吸道传染病。俗称"喉风"。以秋末，冬春季

5

1949

新 中 国
地 方 中 草 药
文 献 研 究
(1949—1979年)

1979

为多见，十岁以下小孩最易得病。主要症状有咽喉痛，嗓音发哑，怕冷，发热，全身不舒服等，咽喉部有点状，条状或片状白色"伪膜"，不易擦去，擦去后即出血，病情严重时有呼吸困难，出汗多，唇绀面青，喉中有痰鸣，甚则可导致死亡。

方　一　土牛夕一两至二两。

用　法　煎汁，嗽口及内服。

方　二　三月泡（或蓬莱），绿茶汁各适量。

用　法　前药捣烂取汁 加 后 药嗽口及内服。

方　三　板兰根，大青叶， 土牛 夕各 四钱。

用　法　水煎服。

例　证　本方在绍兴人民防治院传染病房使用数千例效佳。

6

百 日 咳

百日咳是由百日咳杆菌引起的呼吸道传染病。俗称"顿咳"，多发于冬春二季，以儿童发病较多，主要症状是阵发性咳嗽，发作时咳声连续不断。继后在深吸气时发出类似鸡叫的声音，病人因久咳而面部浮肿，鼻子出血，痰中带血等症状，易诱发肺炎。

方　一　土茯苓适量。

用　法　切碎，加两倍水煎浓汁，加糖少许。

例　证　本方在一个大队应用，效佳。

方　二　黄药脂一两。

用　法　水煎服。

方　三　丹参、天门冬各三钱，土圜儿、紫金牛、仙鹤草各四钱，忍冬屯

7

1949

新 中 国
地 方 中 草 药
文 献 研 究
(1949—1979年)

1979

七钱，百部一钱。

用　法　可做成糖浆，分两次一天服完。

例　证　应用四例效佳。

方　四　金银花、野菊花、百部、筋骨草、杏香兔儿风、竹叶麦冬各适量。

用　法　水煎服。

方　五　积雪草适量。

用　法　煎成浓汁，加少量蜂蜜饮服。

例　证　本方应用六人，有效。

方　六　土园儿二至四个。

用　法　水煎服。

麻　疹

麻疹俗称"痦子""痧子"，是由麻疹病毒引起的急性呼吸道传染病，传染性强，冬春季节发病最多，凡未得过麻疹的

8

小孩，与麻疹病人接触极易感染。发病早期有发热咳嗽，流鼻涕，两眼发红，泪水汪汪，胃口不好等症状。2—3天后，可在颊粘膜或唇内侧出现针头大小的灰白色点，点周围有红晕，并渐渐增多。此为本病早期特证。约在发病3—5天后高热烦燥，疹子外透，疹点开始于耳后颈部及面部，自上而下蔓延至下肢，疹为玫瑰色。皮疹3—5日出齐后自上而下消退，病渐好转。如皮疹消退时，仍持续高热，病情不见好转，常为并发肺炎。

方　一　金银花三钱，甘草一钱。

用　法　水煎服。日服二次，连服七日。

适应症　预防麻疹。

方　二　西河柳三钱，升麻七分，葛根、乌药各一钱半，红木香八分，山楂根五钱。

用　法　水煎服。

9

1949

新 中 国
地 方 中 草 药
文 献 研 究
(1949—1979年)

1979

适应症 麻疹后长期不明腹痛。

例　证 应用八例，有效。

流行性腮腺炎

本病俗称"猪头风"又叫"大项风""痄腮"是由病毒引起的呼吸道传染病，多流行于冬春季，以儿童为多见。初起有怕冷发热，头痛，胃口不好，一、二天后腮部（耳下）一侧或双侧逐渐肿痛，嚼物及开口时尤感痛甚。腮腺管口（相当于上颌第二臼齿旁颊粘膜上）有红肿现象，可并发睾丸炎等。

方　一 板兰根一两。

用　法 水煎服。

例　证 本方应用三十余例，效佳。

方　二 醉鱼草二钱至三钱。

用　法 去花、叶，取茎，水煎服。

10

例　证　本方应用十余例，有效。

方　三　万年青根适量。

用　法　捣烂外敷。

方　四　鸭跖草适量。

用　法　捣烂外敷。

方　五　海金砂屯、红马兰根、鸭跖草各一两。

用　法　水煎服。

方　六　鲜仙人掌一片。

用　法　对劈开贴于腮部包扎固定，一日一换。

颈淋巴結結核

本病是一种结核性淋巴结炎，由结核杆菌感染而成。多发生在颈部，腋部。初起如豆大，质较硬，逐渐增大，或长或园，或累累如串珠，推之能移动，有压痛。延

11

1949

新　中　国
地 方 中 草 药
文 献 研 究
(1949—1979年)

1979

久失治则溃破流出稀薄淡黄无臭的浓液，如长期不愈合，可变成结核性溃疡。

方　一　艾适量。

用　法　患处用艾灸。

方　二　鲜紫背天葵子三钱，鲫鱼一条。

用　法　鲫鱼煮熟取肉与天葵子捣烂敷患处。

方　三　五步蛇（红色，胖大的）熟地各适量。

用　法　五步蛇研末与熟地同捣烂，做成碗豆大小的丸，日服三次，每次三粒。

方　四　猫头一只。

用　法　煅炭研末，麻油调匀搽患处。

方　五　百条根（土名野刘寄奴）五个。

用　法　水煎，黄酒送服。

例　证　本方应用二例，均愈。

方　六　黄药脂四钱，夏枯草一两，红枣

12

一两。

用　法　水煎服。

肺　结　核

　　肺结核是由结核杆菌引起的慢性传染病，又称"肺痨病"。一般有疲倦潮热、盗汗、咳嗽、消瘦、面颊潮红、厌食、失眠、妇女并有月经不调等，病重者有发热，咳嗽多痰，经常咳血等症状。

方　一　棉花梗一两，大青叶一两，仙鹤草一两，枸骨五钱，白芨粉二钱。

用　法　前四药水煎服，白芨粉吞服。

方　二　鱼腥草、杏香兔耳风各五钱，百部三钱，潮热盗汗加杞子根一两，咯血加仙鹤草一两或继木根一两，胃口不开加扁豆一两。

1949
新 中 国
地 方 中 草 药
文 献 研 究
(1949—1979年)
1979

用　法　水煎服。

例　证　应用二例有效。

方　三　肺形草、黄药脂、天竺子、枇杷
　　　　叶各三钱，天门冬五钱。

用　法　水煎服。

适应症　活动期肺结核。

方　四　乌梢蛇一条。

用　法　将蛇放砂罐中，加盖并用泥封
　　　　口，在炭火上煅炭研末。每天三
　　　　次，每次三分，重症可加至一
　　　　钱，开水送服。

适应症　严重肺结核。

方　五　油点草（土名三脚鸡）、白牛夕
　　　　各等量，鸡一只。

用　法　燉服。

方　六　肺形草四钱，百部、天门冬、白
　　　　芨各三钱。

用　法　水煎服。

14

例　证　应用二十余例，有效。

方　七　瓜蒌皮三钱，天门冬、百部、桑
　　　　叶、枇杷叶各三钱，马兜铃一钱
　　　　半，白扁豆二钱，白茅根四钱。

用　法　水煎服。

方　八　白芨粉三钱。

用　法　分二次开水送服。

适应症　肺空洞咯血。

例　证　本方应用十例，效佳。

方　九　鲜玉竹根一小节（如小手指大
　　　　小）。

用　法　水煎服，亦可生吃。

说　明　个别患者有毒性反应，如神经麻
　　　　木，二、三天后减轻，以致消
　　　　失。

方　十　杏香兔耳风、虎尾厥各适量。

用　法　水煎服。

方十一　竹叶麦冬、仙鹤草、紫金牛、贯

15

1949

新中国
地方中草药
文献研究
(1949—1979年)

1979

众各适量。

用　法　水煎服。

适应症　方九、十、十一适于咯血。

方十二　芦根二两，鱼腥草、蒲公英、肺
形草、白茅根各一两，白芨粉二
钱。

用　法　前五药水煎服，白芨粉分二次吞
服。

适应症　肺结核合并脓气胸。

痢　疾

痢疾是由痢疾杆菌或阿米巴原虫所引
起的肠道传染病。多发于夏秋季，由于吃
了生冷不洁带有痢疾杆菌或阿米巴原虫的
食物所致。细菌性痢疾，一般起病较急，
病人怕冷发热，头痛，全身不适，大便最
初呈水样，后转为脓血样。一日数次至数

16

十次，伴有阵发性腹痛和里急后重。整个腹部有压痛。阿米巴痢疾，起病缓慢不常发热，里急后重较轻，右下腹有压痛，大便量多，颜色象豆板酱，很臭等症状。

方　一　斑地锦五钱。

用　法　水煎服。

方　二　枫香叶五钱。

用　法　水煎服。

方　三　萹蓄一两。

用　法　水煎服。

方　四　白扁豆二十粒。

用　法　炒焦研末、吞服。

方　五　水辣蓼五钱，铁苋菜五钱。

用　法　水煎服。

方　六　铁苋菜一两五钱。

用　法　水煎，加少量糖服。

方　七　仙鹤草、黄毛耳草各五钱，红木香、炒白术、焦山栀（枝）各三

17

1949

新 中 国
地方中草药
文 献 研 究
(1949—1979年)

1979

钱，青木香二钱。

用　法　水煎服。

例　证　本方应用七十余例，有效率 90%。

方　八　海金砂、凤尾草各五钱，黄毛耳草三钱。

用　法　水煎服。

方　九　凤尾草一两，黑丑一钱，艾叶一钱，陈皮二钱，鸡眼草四钱。

用　法　水煎服。

方　十　木槿根（去皮取木质）二两。

用　法　水煎，加少量糖服。

方十一　萹蓄一两，仙鹤草一两，青蒿五钱。

用　法　水煎服。

方十二　马齿苋、铁苋、斑地锦、马鞭草各一两，水蓼五钱，萹蓄八钱。

用　法　水煎服。

18

方十三　　鸡眼草四两，红枣适量。

用　　法　　水煎，吃红枣和汁。

方十四　　鸡眼草、沙氏鹿茸草各五钱。

用　　法　　水煎服。

方十五　　炒南瓜子，生大蒜适量。

用　　法　　水煎服。

肝　　炎

方　　一　　黄毛耳草二两，猪鼻冲一只。

用　　法　　水煎服。十五剂为一疗程。

适应症　　急性肝炎。

方　　二　　山栀树根五两，红枣半斤。

用　　法　　水煎服。

方　　三　　连钱草（活血丹）、糯稻根各二
　　　　　　两。

用　　法　　水煎服。

方　　四　　龙胆草、焦山栀各三钱，柴胡一

19

1949

新　中　国
地方中草药
文　献　研　究
(1949—1979年)

1979

钱半，生姜三片。

用　　法　水煎服。

方　　五　黄毛耳草五钱，**胡**颓子根一两，
乌韭五钱，白茅根五钱。

用　　法　水煎服。

方　　六　胡颓子根五钱，柞树根（本地土
名）、野山大麦（本地土名）、
红枣各一两。

用　　法　水煎服。

方　　七　紫金牛二两，枸杞子一两五钱，
红枣一两。

用　　法　水煎代茶饮，一般连服一个多
月。

例　　证　本方应用三例有效。

方　　八　一包针、马蹄金、小连翘、过路
黄、六月雪、紫金牛、仙鹤草各
五钱，红枣适量。

用　　法　水煎服。

20

方　九　　兰香草一两，红枣适量。

用　法　　水煎服。

方　十　　凤尾草、黄毛耳草、六月雪各一
　　　　　两，红枣适量。

用　法　　水煎服。

方十一　　胡颓子根五钱，山楂根、茜草根、
　　　　　金樱子根各一两，山栀子四钱。

用　法　　水煎服。忌葱、韭、大蒜、油腻
　　　　　一百二十天。

方十二　　卫矛二两。

用　法　　水煎服。

方十三　　紫金牛一两，摩来卷柏四钱，六
　　　　　月雪五钱，红枣三钱。

用　法　　水煎服。

方十四　　乌韭、黄毛耳草、紫金牛、凤尾
　　　　　草、过路黄各一两。

用　法　　水煎服。

例　证　　本方应用三十例，效果较好。

21

1949

新 中 国
地方中草药
文 献 研 究
(1949—1979年)

1979

方十五　紫金牛、丹参各一两，抱石莲、黄堇各八钱，制首乌四钱，米仁根一两六钱，红枣15个。

用　法　水煎服。

适应症　慢性肝炎引起的肝脾肿大。

例　证　本方应用三例，有效。

疟　疾

疟疾俗称"寒热病""打摆子"，是一种带有疟原虫的蚊子叮咬人体，把疟原虫带到人体血液里引起的传染病。有的一天发作一次，有的两天发作一次，也有三天发作一次的。发作时先发冷发抖，面色发青，四肢软弱，约经半小时到一小时后出现高热，面色潮红头痛，口干，筋骨酸痛，或伴有呕吐等，大约一至数小时后，全身出大汗而退热，在间歇期间病人不觉

22

得有症状。多次反复发作可有肝脾肿大，贫血等症状。

方　一　鸡眼草五钱至一两，红枣五个。

用　法　发作前四小时至八小时水煎服。

例　证　应用一百余例，效佳。

方　二　田字苹一两至二两。

用　法　发作前三小时水煎服。

方　三　鲜马鞭草适量。

用　法　搓成碎团，发作前两小时塞于鼻内。

方　四　马鞭草一两，爵床（中药名小青草）一两，红枣五钱，小儿减半。

用　法　水煎浓汁，于发作前三小时温服。

例　证　应用多例均显效。

血吸虫病

血吸虫病是由血吸虫侵入身体所引起

23

1949

新 中 国
地 方 中 草 药
文 献 研 究
(1949—1979年)

1979

的地方病。解放前，血吸虫病在江南农村流行，严重危害广大劳动人民健康。解放后在毛主席"**一定要消灭血吸虫病**"的伟大号召指引下，亿万群众努力奋战，血吸虫病的防治工作取得了巨大成绩，有些地区已消灭了血吸虫病，一九五八年，伟大领袖毛主席写下了光辉的诗篇《**送瘟神**》二首。为了进一步落实毛主席关于血防工作的指示，我国南方十三个省市、自治区已作出全面规划，决心在最短时间里，彻底消灭血吸虫病。

钉螺是病原体的中间宿主。由于皮肤接触水中尾蚴而感染，得病初期不甚明显，时有腹痛，腹泻，发热，伴有贫血，乏力，青少年患病可造成发育迟缓。晚期病人腹大如鼓青筋暴露，全身消瘦，肝脾肿大，及肝硬化等症状。

方 一 腹水草、丹参各一两。

24

用　法　水煎服。

方　二　乌桕树根白皮、槟榔各等量。

用　法　研末。每晚睡前服五分，连服五
　　　　天。

方　三　紫金牛二两，苍耳草一两五钱，
　　　　夏枯草四钱，槟榔三钱，制首乌
　　　　八钱，乌药三钱，川郁金二钱，
　　　　米仁根一两五钱，连钱草一两，
　　　　板兰根三钱，红枣八钱。

用　法　水煎服。

蛔　虫　病

　　本病由于生食污染蛔虫卵的水或食物
后，虫卵在人体内逐步发育成为成虫，最
后寄生在人体肠道内则成蛔虫病，主要症
状为经常发生脐周围阵发性腹痛，爱吃香
炒食物，面色发黄，消瘦，睡中磨牙，儿

25

1949

新 中 国
地方中草药
文 献 研 究
(1949—1979年)

1979

童面部常有园形白色虫斑，可反复出现风疹块（荨麻疹），有时大便排出蛔虫。大便检查可找到蛔虫卵。

若蛔虫钻进胆道，可发生胆道蛔虫病。表现为突然发生上腹中部或右上腹部持续性或间歇性绞痛，也可并发蛔虫性肠梗阻，表现为阵发性全腹部或腹中部绞痛，有时可呕出蛔虫，下腹部可摸到略有触痛的块，此块可随体位改变而移动。

方　一　天名精、苦楝根白皮适量，乌梅三枚。

用　法　水煎服。

方　二　苦楝根白皮五钱，使君子、鹤虱、槟榔、贯众各三钱，甘草一钱半。

用　法　制成水剂，旱晚分两次空腹服用。

例　证　本方应用五十余例，效佳。

26

方　三　苦栋皮三钱，黑丑、白丑各一
　　　　钱，山楂根四钱，红枣四钱。

用　法　水煎服。

方　四　葱汁一盅，生菜油二匙。

用　法　和匀口服。

方　五　米醋二两。

用　法　口服。

方　六　乌梅四枚。

用　法　水煎服。

方　七　乌梅、香附各五钱，鹤虱三钱。

用　法　水煎服。

方　八　野米仁根二两。

用　法　水煎服。

蛲　虫　病

蛲虫病多见于儿童，是由蛲虫寄生于
人体大肠内引起。主要症状是肛门发痒，

27

1949
新 中 国
地 方 中 草 药
文 献 研 究
(1949—1979年)
1979

夜间更痒，有时半夜发现肛门口有长一厘米左右的白色虫爬出来，少数人有轻度腹痛，胃口不好，大便次数增多，以及由于抓痒后皮肤粘膜破裂而并发化脓感染。

方　一　雄黄二钱，凡士林适量。

用　法　调成油膏，涂肛门周围，次晨洗净，连用三晚。

方　二　生猪板油一块，北鹤虱（天名精子）粉末适量。

用　法　前药醮后药塞肛门口。

方　三　黑丑、白丑各三钱，雷丸一两，生大黄二钱。

用　法　研细末，分六天量。每晚空腹服一次。

方　四　鲜百部一两（或干百部五钱）。

用　法　鲜品捣烂取汁涂肛门口，每晚二次。干品煎服。

方　五　连钱草三两。

28

用　法　煎汤外洗肛门。

方　六　蛇床子一两，鸡眼草一两，野菊
　　　　五钱，地肤子四钱。

用　法　煎汁加少许白矾外洗肛门。

絲　虫　病

本病俗称"大脚疯""流火"。由蚊
子传播。是丝虫寄生于人体淋巴系统的疾
病，发病早期是急性淋巴管炎，有发冷发
热，淋巴结管红肿疼痛，晚期造成象皮
肿，还会出现米汤样小便，叫做乳糜尿。

方　一　防己、蒲公英、紫花地丁各五
　　　　钱。

用　法　水煎服。

方　二　①方金樱子根三两，鸡蛋三个，
　　　　冰糖少许。

　　　　②方醉鱼草适量，生石灰少许。

1949

新　中　国
地方中草药
文　献　研　究
(1949—1979年)

1979

用　法　①方水煎服。②方捣烂外敷，两
者配合使用。

方　三　鲜珍珠菜根一两，鲜金针菜根一
两，土牛夕三钱。

用　法　水煎服。

30

内　科

支 气 管 炎

支气管炎分急性、慢性两种。急性支气管炎因支气管受到细菌或病毒的感染所引起的，起病较急，常有怕冷、发热、头痛、咽喉干痛，初起时多为喉痒 干 咳，1—2天后咳出少量粘痰或稀薄痰，继则痰量增多，渐变黄色脓痰。慢性支气管炎由急性支气管炎反复发作迁延而成。也常继发于支气管哮喘、支气管扩张、心脏病、肺结核等疾患，长期多量吸烟也是促成本病的重要因素，该病轻者仅早晚有刺激性咳嗽，较重者咳嗽吐浓痰，遇天气寒冷时往往加重。

1949

新中国
地方中草药
文献研究
(1949—1979年)

1979

方　一　小叶石韦（土名金背茶匙）一两，虎尾厥（土名洞里神仙）五钱。

用　法　水煎服。

方　二　佛耳草四钱，苏子一钱半，苏叶一钱半，白芥子二钱，萝卜子三钱，生姜一钱。

用　法　水煎服。

方　三　佛耳草四钱，苏子三钱，杜蘅四分。

用　法　水煎服。

方　四　姜半夏二钱，茯苓二钱，桂枝一钱半，桔梗二钱，杜蘅四分，甘草一钱。生姜二片。

用　法　水煎服。

方　五　茯苓三钱，姜半夏三钱，杏仁三钱，桂枝一钱半，前胡二钱，厚朴一钱半，炒白芥子一钱半，

32

桔皮一钱，白术二钱，生 姜 三 片。

用　法　水煎服。

适应症　方二、三、四、五适于肺寒咳吐 白色泡沫痰或白稠痰。遇冷即发 生咳嗽、气急、喉头鸣响。但体 虚及久病者宜慎用。

方　六　卷柏（土名九死还魂草）四钱， 马鞭草五钱。

用　法　水煎服，糖为引。

方　七　黄毛耳草四钱，白前三钱，桑白 皮三钱，黄芩一钱半，天门冬二 钱，杜蘅四分。

用　法　水煎服。

适应症　方六、七适于肺热咳嗽，吐黄稠 浓痰。

方　八　杜蘅三分。

用　法　水煎服。

33

1949

新　中　国
地 方 中 草 药
文 献 研 究
(1949—1979年)

1979

方　九　盐肤木根三钱，枇杷叶三片。

用　法　水煎服。

方　十　桃仁七枚，红枣七枚，胡椒七枚，糯米适量，大枫子（去壳）二钱。

用　法　研末，用鸡蛋白调匀敷脚底心，男左女右，二十四小时去掉，重症连用三次。

方十一　石苇一两五钱，白英一两。

用　法　水煎服。

方十二　陈棉花梗六至八两，风干萝卜三个，红枣六两。

用　法　上二药煎汁，取汁煮红枣，吃红枣和汁。

方十三　麻黄一钱，杏仁二钱。

用　法　水煎服。

方十四　鲜毛茛适量。

用　法　捣烂敷大椎穴，一昼夜后去掉，

34

用消毒针刺破小泡， 使 黄 水 流出。

方十五 鱼腥草一两，炒萝卜子三钱，五味子一钱。

用 法 水煎服。

方十六 天门冬四钱，枇杷叶三钱，百部二钱，桔梗一钱半，杏香兔耳风二钱。

用 法 水煎服。日服一剂，连服十剂。

适应症 慢性支气管炎。

方十七 紫金牛三钱，天门冬五钱，筋骨草三钱。杏香兔耳风二钱。

用 法 水煎服。

方十八 木槿叶适量，豆腐一小块。

用 法 将木槿叶放在豆腐上清蒸二次，然后去叶，放些糖，吃豆腐，连服二天。

方十九 筋骨草三钱，白茅根五钱，牛蒡

35

1949

新 中 国
地 方 中 草 药
文 献 研 究
(1949—1979年)

1979

子一钱半。

用　法　水煎服。

适应症　肺热咳嗽。

方二十　紫金牛五钱，葶苈子四钱，大枣五钱。

用　法　水煎服。

例　证　本方应用十余人效果较好。

方二十一　核桃肉三钱，生姜一钱，五味子四分。

用　法　口嚼，开水送服。

方二十二　南沙参四钱，紫菀三钱，白前三钱，鹿含草三钱，苏梗三钱，鹅管石三钱，麻黄七分，杏仁三钱，黛蛤散三钱。

用　法　水煎服。

哮　喘

哮喘俗称"吼病"，包括支气管哮喘

36

及哮喘性支气管炎。两者临床症状及治疗相似，往往在气候剧变或受凉时发作，由于支气管痉挛引起。临床症状，出现阵发性胸闷，气急，呼气长，吸气短，喉间有哮鸣声。发作厉害的病人不能平卧，被迫坐起取有助于呼吸的姿态（即端坐呼吸），张口抬肩，嘴唇指甲发紫，脸色发青，头上出冷汗。发作将止时，咳出白色粘痰。

方　一　小石苇五钱，白茅根五钱。

用　法　水煎服。

方　二　天门冬二钱，百部三钱，枇杷叶三钱，石苇五钱，胡颓子叶三钱。

用　法　水煎服。

方　三　天门冬五钱，百部三钱，盐肤木二钱，天竺子二钱，仙鹤草三钱，枇杷叶三钱，酢酱草三钱。

用　法　水煎服。

方　四　鱼腥草一两，桔梗二钱，五味子

1949

新　中　国
地 方 中 草 药
文 献 研 究
(1949—1979年)

1979

一钱。

用　法　水煎服。

方　五　大蓟草四钱，鼠麹草四钱，天门冬三钱，炒白芥子三钱，杜蘅四分。

用　法　水煎服。

例　证　本方应用二十余例，有效。

大叶性肺炎

大叶性肺炎是细菌（多数是肺炎双球菌）感染引起的急性传染病。常侵犯肺的一大叶，以青壮年为多。突然起病、寒战、高热、咳嗽、胸痛咳出铁锈色痰。小儿常无典型症状，可出现鼻翼煽动，烦燥不安，抽痉等。

方　一　羊蹄三两。

用　法　水煎服。

38

方　二　阴地厥五钱，忍冬屯五钱。

用　法　水煎服。

方　三　鱼腥草一两，桔梗三钱，合欢皮
　　　　四钱。

用　法　水煎服。

肺 脓 疡

　　相当于中医的"肺痈"。由化脓性细菌感染造成肺组织局部化脓性病变的疾病。其特征是：突然持续高热、胸痛、呼吸困难，约一周后咳出大量脓性臭痰，其静止后可分三层，上层泡沫，中层粘液，下层脓性渣滓。

方　一　筋骨草三至五两。

用　法　水煎服（可随症减用剂量）

方　二　鱼腥草三——五两，蛋一只。

用　法　水煎服，吃蛋和汁。

39

1949

新　中　国
地 方 中 草 药
文 献 研 究
(1949—1979年)

1979

方　三　鱼腥草一两，炒萝卜子三钱，五味子一钱。

用　法　水煎服。

例　症　本方应用二例，均愈。

方　四　羊乳二两，精肉一斤。

用　法　煅熟淡吃。

胃　肠　炎

胃肠炎可分急性和慢性两种，多数由于吃了含有毒素或细菌的不洁食物，引起胃肠道炎症，暴饮暴食或受凉也常常是促成此病的原因之一。夏秋两季常见。急性肠炎的特征是，起病急，突然发热，恶心呕吐，腹痛腹泻，大便稀薄或水样，甚至有粘液，血液。慢性者则腹泻经久不愈，反复发作。

方　一　土茯苓三钱。

用　法　研末分三次吞服。

例　证　本方应用五例有效。

方　二　石蟾蜍适量。

用　法　研末吞服。

方　三　金鸡脚三钱。土茯苓五钱，生姜
　　　　二钱。

用　法　水煎服。

方　四　嚼床二两。

用　法　水煎服。忌食生、冷、。油腻。
　　　　小孩减半。

方　五　水辣蓼、仙鹤草各适量。

用　法　水辣蓼捣烂，用纱布包好，蘸酒
　　　　精擦后脑前脑和全身关节。仙鹤
　　　　草水煎服。

适应症　急性肠胃炎

方　六　葎草嫩头适量，白矾五分。

用　法　葎草捣汁一杯，送服白矾。

适应症　急性肠炎。

41

方　七　菝葜、辣蓼、枸杞子、马齿苋各三钱，鸡眼草，凤尾草各二钱。

用　法　水煎服。

适应症　慢性肠炎。

方　八　凤尾草五钱，萹蓄五钱，马鞭草五钱，马齿苋五钱，水辣蓼五钱。

用　法　上各药任选一味或数味，水煎服。

适应症　急慢性肠炎，菌痢。

例　证　本方应用四十六例，痊愈三十例，好转十二例，无效四例。

方　九　紫花地丁一两，萹蓄二两。

用　法　水煎服。

方　十　凤尾草、檵木根各一两，土茯苓五钱。

用　法　水煎服。

方十一　山楂根一两，红枣五钱。

用　法　水煎服。

方十二　盐汤水一碗。

用　法　口服。

适应症　胃炎呕吐。

消 化 不 良

　　消化不良多因饮食不洁，进食生冷和不消化食物，或因受凉感冒及其他原因所引起。有胃纳不佳，腹胀，嗳腐气，大便稀薄秽臭等症状。

方　一　鸡内金三钱。

用　法　炒微黄研末吞服。

方　二　刘寄奴三钱。

用　法　水煎服。

方　三　饭适量。

用　法　煅炭，开水送服。

适应症　米类伤食。

43

1949
新中国
地方中草药
文献研究
(1949—1979年)
1979

方　四　霉苋菜梗汁半碗。

用　法　开水送服。

适应症　肉类伤食。

方　五　毛竹马鞭三钱。

用　法　煅炭研末分二次服。

适应症　肉类伤食。

胃、十二指肠溃疡病

本病俗称"胃气痛""肝胃气""心痛"。其特点：慢性周期性 节律性 的上腹 部疼痛。秋冬季节发作更频繁。疼痛与饮食有关，胃溃疡发生在进食后半小 时 至 二小时，十二指肠溃疡发生在二小 时 至 四小时。疼痛时吃些 食 物 或 碱性药物可以嗳介。常伴有嗳气，泛酸等症状。如果大便颜色变黑，象柏油样，或呕吐物呈咖啡样，这是胃或十二指肠出血。

44

方　一　小连翘三钱，红木香一钱半，良
　　　　姜五分，石菖蒲五分。

用　法　水煎服，日服一剂，连服三剂。

方　二　小连翘三钱，红木香二钱，乌药
　　　　二钱。

用　法　水煎服。

方　三　楤木、虎杖各一两，小连翘五
　　　　钱。

用　法　水煎服。

方　四　山楂根、黄毛耳草各适量。

用　法　水煎服。

方　五　紫金皮（红木香根皮）一钱半，
　　　　青木香一钱半。野花椒根皮三
　　　　分。

用　法　晒干研粉吞服。

例　证　本方应用二十余人效佳。

方　六　一支箭（瓶尔小草）四钱

用　法　研末，每服一钱开水送服。

45

1949
新 中 国
地方中草药
文 献 研 究
(1949—1979年)
1979

方　七　瓜蒌皮三钱，薤白头一钱半，炒
　　　　白芍二钱，木蝴蝶五分，藿香三
　　　　钱，苦楝子三钱，胃口不开加桔
　　　　皮一钱，谷芽三钱。

用　法　水煎服。

方　八　夏枯草三钱，红木香三钱，玄胡
　　　　三钱，蒲公英三钱，乌药一钱
　　　　半，良姜一钱半，青木香一钱。

用　法　水煎服。

方　九　乌贼骨八钱，豆叩、公丁香、陈
　　　　皮、甘草各三钱，浙贝二钱，
　　　　（或去公丁香、豆叩加樟吕子四
　　　　钱）

用　法　研末，每次二钱，每日三次。

方　十　红木香三钱，小连翘三钱，乌药
　　　　一钱半，青木香一钱半，杜蘅三
　　　　分，山楂根五钱，金樱子根五钱。

用　法　水煎服。

46

方十一　楤木根皮一两。

用　法　水煎服或研末分数次吞服。

方十二　烟籽一钱，生姜一片，红糖适量。

用　法　烟籽研末加红糖拌匀，生姜煎汤送服。

方十三　红木香一钱半，青木香一钱半，杜蘅一钱。

用　法　研末吞服。日服二次，每次四分。

方十四　野绿梅花嫩枝适量。
用　法　代茶饮。
适应症　嗳气。

方十五　小连翘三钱。
胃弱便溏加红枣三钱，胃脘胀满嗳气加红木香、乌药各一钱半，大便不畅胸闷加瓜蒌皮三钱，薤白一钱。

47

1949

新 中 国
地 方 中 草 药
文 献 研 究
(1949—1979年)

1979

有消化道出血史者慎用。

用　法　水煎服。

方十六　荔枝核七颗，红木香一钱，乌药一钱半。

用　法　荔枝核炒黑与后两药共研细末，分二次用开水送服。

方十七　红木香、白芨粉各一钱半，

用　法　红木香煎汁，其汁送服白芨粉，

方十八　瓜蒌皮三钱，薤白头一钱半，蒲公英四钱，吴茱萸四分，煅瓦楞子四钱，红木香一钱半。

用　法　水煎服。

例　证　本方应用十余例，效佳。

方十九　白芨片一两，红枣十颗。

用　法　在锅内蒸熟后吃红枣和汁。

适应症　胃出血。

方二十　蒲公英一两，红枣十颗。

用　法　水煎服。

48

方二十一　瓜蒌皮三钱，薤白头一钱半，
　　　　　蒲公英四钱，煅瓦楞子四钱。

用　法　水煎服。

方二十二　乌贼骨四钱。

用　法　研末，分三次在饭前用 开 水 送
　　　　服。

方二十三　鸡蛋壳十只。

用　法　煅炭研末，开水送服。

方二十四　红木香一钱半，吴茱萸八分。

用　法　水煎服。

适应症　方20—24适于泛胃酸。

方二十五　鱼腥草一两，红木香、乌药各
　　　　　三钱。

用　法　水煎服，日服一剂，连服三——
　　　　五剂。

适应症　胃病呕吐。

方二十六　瓜蒌皮三钱，红木香一钱半，
　　　　　刘寄奴三钱，红枣三钱。

49

1949

新 中 国
地方中草药
文 献 研 究
(1949—1979年)

1979

用　法　水煎服。

例　证　应用三十余人有效。

方二十七　毕澄茄三钱，石菖蒲五分，乌
药、桂皮、红木香、青木香各一
钱，良姜一钱半，香附二钱，桔
皮八分，紫河车五钱。

用　法　研末开水送服，每天二次，每次
五分至一钱。

例　证　本方应用十余例，有效。

用　法　将鸡蛋壳研末，与后两药拌匀成
粉剂。日服三次，每次一钱。

例　证　本方应用七十余例，有效。

方二十八　金樱子根一两五钱，棕榈树根
一两。

用　法　水煎服。

适应症　胃溃疡，胃下垂，子宫下垂，脱
肛。

50

习惯性便祕

方　一　黄毛耳草、虎杖根各一两五钱。

用　法　水煎服。

方　二　天门冬、鲜首乌、红枣各一两。

用　法　水煎服。

适应症　体虚便秘。

高　血　压

高血压是高级神经系统活动障碍所引起疾病。血压长期持续在140／90毫米汞柱以上，其他出现症状比较复杂，常见的有头晕眼花、头痛、失眠、耳鸣、心悸、肢体麻木。若突然发生剧烈的头痛、神志不清、肢体瘫痪、大小便失禁、则为"中风"。

方　一　夏枯草五钱，苦丁茶三钱，制首

51

1949
新 中 国
地 方 中 草 药
文 献 研 究
(1949—1979年)
1979

乌三钱，生地三钱。

头痛加白芷一钱半，川芎一钱半。

眼皮抽掣加白夕利四钱，川芎一钱半，白芷一钱半。

颈项吊攀加伸筋草三钱。

头颠作痛加伸筋草三钱，藁本三钱（可用苍耳子四钱代用）。

用　法　水煎服。

方　二　筋骨草一两，地龙五钱，野菊三钱，海洲常山一两。

用　法　水煎服。

方　三　筋骨草一两，夏枯草一两，鲜桑根二两，海洲常山一两。

用　法　水煎服。

方　四　夏枯草一两，白英一两，稀莶草一两，野菊四钱，苍耳草一两，桂枝三钱，米仁根一两，虎杖八

52

钱，红木香三钱，枳壳三钱，红
花二钱。

用　法　水煎服。日服一剂，连服十至二
十剂。

适应症　高血压引起偏瘫。

例　证　本方应用四例效果良好。

方　五　土牛夕四钱，桂枝一钱半，稀签
草四钱，虎杖五钱，红木香二
钱，檫木五钱，红花一钱半，制
川，草乌各一钱半，络石屯四钱。

用　法　水煎服。

适应症　高血压引起的半身瘫痪。

方　六　荠菜花五钱（或荠菜一两），鼠
麴草五钱，玉米须一两。

用　法　水煎服。日服一剂，连服五至十
剂。

方　七　稀签草四钱，海洲常山四钱，地
龙三钱。

53

1949
新中国
地方中草药
文献研究
(1949—1979年)
1979

用　法　水煎服。，连服五至十剂。

例　证　方6、7应用二十余例，有效。

方　八　夏枯草三钱，苦丁茶三钱，野菊
　　　　三钱。

用　法　水煎服。连服十至十五剂。

方　九　筋骨草三钱，海洲常山一两。

用　法　水煎服。连服十至十五剂。

例　证　方8、9应用五十余例有效。

方　十　枸骨根一两，夏枯草五钱。

用　法　水煎服。日服一剂，配合耳针，
　　　　疗效更佳。

适应症　高血压引起头痛。

风湿性关节炎

　　相当于中医的"痹症"，一般叫风湿痛。可能与溶血性链球菌感染有关。急性发作的典型症状是关节红、肿、热、痛，

54

呈**游走性。常 见 于 膝、踝、肘、肩腕等**大关节。以及发热、疲倦，胃口不开。有的伴有心脏炎，皮下小节，环型红斑、舞蹈病、鼻出血等。慢性的特点是：经常关节、肌肉酸痛。本病往往疲劳或天气变化时加剧。

方　一　中华常春屯三钱，土牛夕三钱，
　　　　茜草三钱，香茶菜根三钱朱砂根
　　　　三钱，威灵仙三钱，红屯四钱。
　　　　白英三钱，络石屯四钱，五茄皮
　　　　二钱。

用　法　水煎服。

方　二　五茄皮一两，虎杖五钱，茜草三
　　　　钱，紫金牛三钱，白英三钱，凌
　　　　霄根三钱，锦鸡几三钱，丹参三
　　　　钱，土牛夕三钱。

用　法　水煎服。

方　三　虎杖三钱，红木香一钱半，楤木

55

1949
新 中 国
地 方 中 草 药
文 献 研 究
(1949—1979年)
1979

三钱，桂枝八分，夏枯草三钱，防已三钱，独活一钱半。

用　法　水煎服。

例　证　应用十余例，有效。

方　四　卫茅三钱，凌霄根三钱，枸骨五钱，山楂根二钱，海金砂全草三钱，海洲常山三钱。

用　法　水煎服。

方　五　虎杖五钱，楤木五钱，威灵仙三钱，络石屯三钱，红木香二钱，防已三钱，卫茅五钱。

上臂痛加桑枝五钱，桂枝一钱半，红花一钱。

下肢痛加土牛夕四钱，桂枝一钱半。

酸痛甚加五茄皮四钱，白英四钱。

踝骨痛加钻地风三钱，油松节三个（或青松毛一两）

56

肩膀痛加川芎二钱，白茄梗四钱，丝瓜络三钱。

年久不愈加凌霄根三钱。

用　法　水煎服。

方　六　海洲常山二两，稀签草一两，虎杖一两，红屯三钱。

用　法　水煎，黄酒冲服。

注意事项　忌食猪肝，羊血，蕃薯等。

方　七　炭灰、蚯蚓粪、红花各等量，醋适量。

用　法　炒热分作两包，纱布包扎，轮流慰关节痛处。

方　八　枸骨叶二两，小胡麻五钱，淫羊霍三钱，千年键三钱，红花三钱，当归四钱，五茄皮四钱，陈皮一钱半。

用　法　黄酒煎服。

方　九　红屯一两，防已二两。

57

1949

新　中　国
地 方 中 草 药
文 献 研 究
(1949—1979年)

1979

用　法　水煎服。

方　十　食盐适量。

用　法　炒热纱布包好，趁热擦疼痛处。

方十一　千年键、海风屯、钻地风、老鹳
　　　　草、桂枝各一钱半，红花、川芎
　　　　各二钱半，烧酒适量。

用　法　上七药在烧酒中浸7—10天后服
　　　　上层清液，每日一次，睡前口服
　　　　适量。

方十二　金鸡儿花（金雀花）、土牛夕、
　　　　红屯各三钱，五茄皮、稀莶草、
　　　　菝葜根各五钱，防己一两。

用　法　水煎服。连服3—5剂。

方十三　山楂根、虎杖各一两，烧酒一
　　　　斤。

用　法　上两药在烧酒中浸一星期服上层
　　　　清液，每日口服适量。

方十四　五茄皮、金樱子根、山楂根、樬

58

木根、虎刺根、锦鸡儿根、五果
屯根（本地土名）、枸骨根、胡
颓子根、菝葜根、烧酒各适量。

用　法　上十药在烧酒内浸一星期后取上
层清液备用。每天睡前口服适
量。

方十五　茜草根五两，烧酒一斤。

用　法　上药在烧酒内浸十天，取上层清
液分十天服。

适应症　妇女腕关节麻木酸痛。

方十六　虎杖四钱，卫茅四钱，威灵仙三
钱，白英三钱，桂枝一钱半，白
茄梗三钱，麻黄一钱。

用　法　水煎服。

适应症　肩臂风湿痛。

例　证　应用十余例有效。

方十七　伸筋草、土茯苓、威灵仙、山楂
根、楤木、中华常春屯各一两，

1949
新 中 国
地 方 中 草 药
文 献 研 究
(1949—1979年)
1979

鸡血屯、茜草各八钱，虎杖、防己、丹参各五钱，络石屯三两，烧酒二斤。

用　法　上药在烧酒内浸十天取上层清液，每晚口服适量。

方十八　锦鸡儿根二两，茜草根三两，胡颓子根五两，山楂根五两，烧酒二斤。

用　法　同方17。

肾　　炎

俗称"腰子病"或称"白枯胆"。是溶血性链球菌感染后，引起肾脏变态反应性疾病。临床分急慢性两种，急性的特征是：发热浮肿，尿红（即血尿）而少蛋白尿、高血压以及腰痛。往往眼睑颜面先肿，继则下肢肿，早上比较明显。多见于

60

儿童及青少年。慢性肾炎由急性肾炎延变而来。面部及下肢的 水 肿 存在，常感吃力，腰酸痛，面色苍白萎黄，血压升高，肾功能减退，无发热。多见于成人。

方 一 白茅根一两，车前草一两，黄毛耳草一两，米仁根一两，鱼腥草五钱。

用 法 水煎服。连服三剂。

方 二 白茅根一两，莲须三钱，桑寄生四钱。

用 法 水煎服。日服一剂，连服十剂至二十剂。

适应症 慢性肾炎。

例 证 本方应用二十余例，效果良好。

方 三 一枝黄花五钱，白茅根二两，蒲中壳一两。

用 法 水煎服。日服一贴，连服十至十五贴。

61

1949

新 中 国
地 方 中 草 药
文 献 研 究
(1949—1979年)

1979

例　证　治疗2例，有效。

方　四　荔枝草三两（土名麻皮野芥菜）
　　　　葫芦壳一两。

用　法　水煎服。

方　五　毛茛适量。

用　法　洗净捣烂外敷内关穴，六至八小
　　　　时后起泡用消毒针挑破。

方　六　嚼床四钱。白英四钱，莲　须三
　　　　钱。

用　法　水煎服。连服三剂。

方　七　金钱草一两，荠菜花七钱（重症
　　　　加倍），川萆薢四钱，白茅根一
　　　　两（血尿加铁苋菜四钱）。

用　法　水煎服。

适应症　急性肾炎。

方　八　海金砂全草四两，车前草一两，
　　　　摩来卷柏四钱，鳢肠四钱。

用　法　水煎服。

62

方　九　土牛夕，马蹄金、三白草、车前
草、龙须草各五钱。

用　法　水煎服。

方　十　铁扁担、白英各一两。

用　法　水煎服。忌盐二个月。

方十一　金钱草五钱，茜草三钱，车前草
三钱，萹蓄三钱，女贞子三钱海
金砂三钱。紫金牛三钱。

用　法　水煎服。连服三至五剂。

适应症　肾结石。

方十二　海金砂全草、马兰根各一两，车
前草、冬瓜皮各五钱，白茅根三
钱。

用　法　水煎服。

方十三　田字苹一两，车前草三钱，活血
丹五钱，芦根三钱，乌韭五钱。

用　法　水煎服。

方十四　黄毛耳草三钱，毛茛三分。

1949
新中国
地方中草药
文献研究
(1949—1979年)
1979

用　法　加食盐少许，捣烂敷脐部。

方十五　铁扁担根七个。

用　法　①水煎服。连服三剂。

②鲜根五钱，捣烂敷脐上24小时取下。

方十六　①方：车前草五钱，马蹄金一两，竹叶麦冬五钱，夏枯草五钱，冬瓜皮五钱，刘寄奴三钱。

②方：车前草四钱，马蹄金一两，冬瓜子四钱，葫芦壳五钱。

用　法　水煎服。先按①方服七贴，后按②方服五贴。

例　证　本方应用一例痊愈。

方十七　鱼腥草、白英、马蹄金、荔枝草各五钱，葫芦壳一块。

用　法　水煎服。

适应症　肾性水肿。

方十八　芦根四钱，车前草四钱，木通一

64

钱半，海金砂二钱，白茅根五
钱，米仁四钱。

用　法　水煎服。

适应症　水肿，小便不利。

方十九　蒲子壳一两。

用　法　水煎服。

适应症　肾性水肿。

方二十　马蹄金全草适量。

用　法　加白糖适量，捣烂敷脐部周围。

尿 路 感 染

　　常见的有肾盂肾炎及膀胱炎两种。大多是因细菌由尿路（尿道、膀胱、输尿管、肾盂、肾脏）上行感染而引起，多见于已婚妇女及婴幼儿。临床分急性与慢性两种。急性者突然发热、寒战、尿频尿急、尿痛。肾区有叩击痛。慢性者多由急性延

65

1949

新 中 国
地方中草药
文 献 研 究
(1949—1979年)

1979

变而来，除尿频、尿急，尿痛外，还有腰部经常酸痛以及轻度浮肿。

方 一 芦根四钱，车前草四钱，木通一钱半，海金砂二钱，白茅根五钱，米仁四钱。

用 法 水煎服。

方 二 车前草五钱，筋骨草二钱（重症加倍）

用 法 水煎服。

方 三 车前草三钱，萹蓄三钱，木通二钱，海金砂三钱，晚蚕砂四钱。

用 法 水煎服。

方 四 白花蛇舌草八钱，野菊花三钱，金银花三钱，石苇三钱，白茅根五钱。

用 法 水煎服。

方 五 鱼腥草一两，金银花三钱，米仁四钱，冬瓜子四钱，白花蛇舌草

66

七钱，白茅根一两。

用　法　水煎服。

方　六　猪苓一钱半，白茅根四钱，土茯
　　　　苓五钱，桔梗一钱半，冬瓜子一
　　　　钱，瞿麦三钱。车前草五钱，尿
　　　　血加蒲黄炭四钱，血余炭三钱，
　　　　滑石三钱。

用　法　水煎服。

方　七　车前草一两，陈小麦杆五钱。

用　法　水煎服。

方　八　阴地厥三钱，龙须草一两。

用　法　水煎服。

方　九　茜草二钱，卷柏三钱，小叶石苇
　　　　一两。

用　法　水煎服。

方　十　鱼腥草一两。
　　　　睾丸有气活动感加小茴香五分，
　　　　桔核三钱。

1949
新 中 国
地 方 中 草 药
文 献 研 究
(1949—1979年)
1979

尿涩痛加萹蓄三钱，瞿麦三钱。

用　法　水煎服。连服四剂。

方十一　白茅根二两，车前草五钱，活血丹五钱。

用　法　水煎服。

适应症　方10、11适于膀胱炎。

方十二　马蹄金四钱，鱼腥草五钱，车前草五钱，白茅根五钱，小麦杆五钱。

用　法　水煎服。连服三至五剂。

尿 潴 留

方　一　鱼腥草一两，瞿麦三钱，萹蓄三钱，泽泻三钱，米仁根一两，冬瓜子四钱。

用　法　水煎服。

方　二　①夏枯草二两，忍冬屯一两，车

68

前草四钱，龙须草根（野席草根
一两），鲜首乌一两。

②海藻四钱，昆布四钱，夏枯草
一两，黄芩三钱，玄参三钱，鲜
首乌四钱。

用　法　水煎服。先服①，后服②。

遗　精

遗精有"梦遗"与"滑精"两种，因
梦交而泄者称"梦遗"，不因梦交而泄者
称"滑精"。梦遗发生在睡中，滑遗除睡
中发生外，白天亦可发生。其发生原因多
因神经衰弱，性腺功能紊乱所致。但青壮
年一个月梦遗一——二次不属病态。

方　一　乌韭三两，鸡蛋一只。

用　法　乌韭煅鸡蛋吃，每天一只，十五
天为一疗程。

1949

新 中 国
地 方 中 草 药
文 献 研 究
(1949—1979年)

1979

方　二　白果肉一两，肥猪肉半斤。

用　法　煅熟淡吃。

注：　　白果有毒，不宜多服。

方　三　金灯屯五钱，金樱子二两，虎尾
　　　　厥（洞里神仙）五钱。

用　法　水煎服。

注意事项　一百二十天不能同房。

方　四　白茅根一两，紫金牛一两，金樱
　　　　子根一两，白英一两，淮山药一
　　　　两，连须三钱，复盆子四钱，莲
　　　　芯一钱，朱砂根三钱。

用　法　水煎服。

例　证　本方应用十余人效果很好。

方　五　凤尾草一两五钱，红枣四两。

用　法　水煎服。

方　六　未抽松针的嫩松顶芽二两，黄酒
　　　　适量。

用　法　将药久煎，黄酒送服，连服三

70

天。

方　七　萝摩（土名羊角花）全草一两，红枣七颗，重者加车前草五钱至一两，米仁根一两。

用　法　水煎服。

例　证　本方应用百余例均有效。

方　八　三白草一两，车前草一两。

用　法　水煎服。

方　九　篇蓄二两，土茯苓二两。

用　法　水煎服。

糖　尿　病

相当于中医的"消渴"病。是由于胰岛功能减退，胰岛素缺少而导致的糖代谢紊乱所引起，主要表现为血糖升高及糖尿（小便中出现糖的成份）。典型的临床症状是：多尿、多食、多饮水。随着病情加

71

1949

新 中 国
地 方 中 草 药
文 献 研 究
(1949—1979年)

1979

重，则形体消瘦，体重减轻，疲倦，皮肤生疖痈。严重时可致酮中毒，昏迷而危及生命。

方　一　玉米须、杞子根各一两六钱。

用　法　水煎服。连服五至十剂。

方　二　鲜酢酱草二两。

用　法　鲜草嚼服。

例　证　本方应用一例有效。

方　三　截叶铁扫帚二两，玉米须一两，淮山药一两。

用　法　前两药水煎服，淮山药研末分两次吞服。

方　四　白英一两，筋骨草一两，酢酱草一两。

用　法　水煎服。

肝　硬　化

肝硬化大多是肝炎或血吸虫病转变而

72

来。早期可见到头晕乏力，胃口不好，腹泻，易出血，面及颈部出现蜘蛛痣，手掌发红，即肝掌，（俗称朱砂掌）肝肿大质硬，晚期出现腹臌大作胀，足肿尿少，消瘦皮肤干燥。

方 一 茵陈八钱，蒲公英五钱，夏枯草四钱，香附、赤芍、白芍各三钱，柴胡、枳壳各一钱半，丹参一两，生甘草一钱。

用 法 水煎服。

方 二 ①阴行草五钱，金樱子根一两，野荞麦、紫金牛、黄毛耳草、丹参各五钱。
②金樱子根一两，海金砂、紫金牛、黄毛耳草、丹参各三钱，六月雪、酢酱草各三钱。

用 法 水煎服。先服①，待自觉症状好转后服②。

73

1949

新 中 国
地 方 中 草 药
文 献 研 究
(1949—1979年)

1979

例　证　本方应用一例血吸虫肝硬化），有效。

方　三　夏枯草、过路黄、黄毛耳草、荠菜花、爵床各四钱，制首乌、摩来卷柏各三钱。

用　法　水煎服。连服十剂。

例　证　本方应用5例均有效。

方　四　鲜芦根一两，生晒术四钱，鸡内金四钱，生白芍四钱，生米仁一两，白茅根一两。

用　法　水煎服。

方　五　过路黄一两，炒白芍五钱。

用　法　水煎服。

方　六　小葫芦五钱，生米仁一两，红枣七枚。

用　法　水煎服。

方　七　半边莲五钱，防已三钱，马蹄金一两。

74

用　法　水煎服。

面神經癱瘓

本病是由于面神经受到各种原因的损害而引起患侧面部肌肉运动障碍的疾病。常见原因是风湿或中耳炎。此外，肿瘤亦是常见原因。特征是：嘴向健则歪斜，说话漏风，流口水，饮水易漏出，眼睛不能闭合，流泪，不能皱眉头，鼻唇沟斜或变浅。

方　一　斑蝥、青娘、红娘各一只葱头一个。

用　法　将上三药研末，与葱头同捣烂，拌成糊状放小淡膏药中，在下关穴贴一昼夜，（左斜贴右，右斜贴左）挑破黄水泡，揩干再贴膏药，连续数次。

1949
新 中 国
地方中草药
文 献 研 究
(1949—1979年)
1979

注意事项 ①用本方后必须严格忌食猪，羊、鹅肉、葱韭、大蒜、发食一百二十天。

②本方有毒只能外用，不可入口。

方 二 天南星，生姜各适量

用 法 捣烂外敷颊车穴（歪斜对侧）。

三叉神經痛

本病往往是原因不明而突然发生阵发性短暂的剧烈疼痛。以面颊，上颌下颌或舌根为最常见，有时整个一侧面部也能发生疼痛，痛呈针刺样，刀割样或火灼样，每次发作数秒至数分钟，一天可发作多次，连续数天或数月。

处 方 杭菊，冬桑叶各二两，钩屯（全草）三两

用 法 代茶饮。

76

癫 痫

癫痫俗称"羊癫疯"。其发病原因为遗传，或因脑部疾病和神经紊乱有关。临床通常分大发作，小发作等数种。

癫痫大发作：突然发作，可有大叫一声。随即失去知觉，跌倒在地，全身抽搐，咬牙，面色苍白，口吐白沫，大小便失禁，瞳孔散大，两眼直视，这样持续数分钟后进入昏睡，经过半小时以上病人慢慢清醒，醒后与健康时一样，没有后遗症，仅感到头痛疲倦，浑身不适，对发病时情况记忆不清。

癫痫小发作，患者突然神志不清，呆立或呆坐，目瞪直视，面色苍白而无跌倒及抽搐现象，此发作仅数秒钟即恢复正常。

处 方 生芋芳四斤。

1949
新 中 国
地 方 中 草 药
文 献 研 究
(1949—1979年)
1979

用　法　晒干研末，饭前开水送服。每日三次，每次三钱。连服十五天为一疗程。

注意事项　生芋芳只能晒干，不能烘干，并不能与铁器接触。（用石磨磨粉或石捣臼椿粉）

坐骨神經痛

　　坐骨神经痛最常见的原因是风湿，腰部扭伤，腰椎间盘突出或其他原因所引起，成人多见，临床症状有，一侧腿痛，疼痛先是臀部或下腰部开始，顺大腿后侧下行至足背外侧。

方　一　卫矛（全草）五钱，络石屯，虎杖各四钱，土牛夕三钱。

用　法　水煎服。

方　二　夏枯草五钱，苍术三钱，黄柏一

78

钱半。

用　法　水煎服。

例　证　上两方治疗十余例，均有较好效
　　　　果。

方　三　鸡血屯，虎杖各一两，茜草，威
　　　　灵仙，山楂根各五钱。

用　法　用烧酒浸7—15天，取酒适量内
　　　　服。

例　证　本方配合新针和拔火罐治疗一
　　　　例，疗效很好。

方　四　海桐皮，稀莶草各五钱，土牛
　　　　夕，川芎，羌活，生地，五茄皮各
　　　　三钱，米仁二钱，红花，地骨皮
　　　　各四钱。

用　法　用烧酒浸七天后，取酒适量内服。

神　經　衰　弱

神经衰弱是由于高级神经活动过分紧

1949

新 中 国
地 方 中 草 药
文 献 研 究
(1949—1979年)

1979

张以后而使神经活动处于相对疲乏的一种状态。其表现症状多种多样，常见的是，失眠，头晕头痛，心悸遗精等。

方　一　夏枯草四钱，制首乌，夜交屯，焦山栀，野菊花，红枣各三钱，灯芯五帚。

用　法　水煎服。

方　二　生地三钱，麦冬二钱，五味子九粒。

用　法　水煎服。

适应症　失眠。

方　三　姜半夏，淡竹茹各三钱，桔皮一钱半，北秫米四钱，枳实，远志，甘草各一钱。

用　法　水煎服。

适应证　本方适于胆怯及痰涎蓄积引起的失眠。

80

血少板减少性紫癜

本病有原发性与继发性两种，继发性可因传染病，贫血等引起：原发性的病因至今尚未清楚。原发性表现为皮下出血，呈点状，或瘀斑，或乌青块，分布不一，大小不同。往往四肢比较多，粘膜出血常见于鼻腔；齿龈，偶有内脏出血，如呕血，便血。长期出血则出现贫血现象。

处　方　花生内皮一两，大蓟二两，小蓟二两。

用　法　每天一剂，煎成浓汁，分三次服。

例　证　本方治疗五例，其中四例有效。

中　暑

由于在烈日下曝晒或高温环境中操作引起的疾病，总称中暑，俗称"痧气"。

81

1949
新 中 国
地 方 中 草 药
文 献 研 究
(1949—1979年)
1979

以夏季多见，轻者出现头晕，头痛，全身酸胀不适，胸闷恶心，疲倦欲睡，重者出现面色潮红，灼热，皮肤干燥无汗，抽搐，甚至昏厥不省人事。

方　一　陈樟树根皮（去表皮）一两。

用　法　水煎服。

适应症　轻度中暑，亦可作预防用。

方　二　杜蘅五分

用　法　研末，分数次开水送服。

方　三　五香草，（石莕蓣）海金砂各五钱。六月雪，紫金牛各一两，夏枯草三钱。

用　法　水煎服。

方　四　鱼腥草（鲜）一两。

用　法　捣汁口服。

方　五　绿豆，冬瓜皮各一两，青蒿五钱

用　法　水煎代茶饮。

适应症　预防中暑。

82

方　六　①苞蔷薇根（土名大红袍）一两
　　　　②野山药一两，苞蔷薇根五钱
　　　　③樟脑，冰片各适量
用　法　先用①方煎汁用黄酒送服，若能
　　　　止痛就用②方煎服。同时可用。
　　　　③方用布包好蘸烧酒擦腓肠肌
　　　　处。
适应症　吊脚痧。

盗　汗　　自　汗

　　盗汗为睡中不自觉的出汗。天气不热
常感出汗叫自汗。主要是由于病后体弱或
因调节汗腺的神经机能紊乱所引起。
方　一　屋内笋适量
用　法　水煎服。
方　二　糯稻根一两半到二两，瘪桃干五
　　　　钱至一两

1949
新 中 国
地方中草药
文 献 研 究
(1949—1979年)
1979

用　法　水煎服。

例　证　应用三例有效。

方　三　浮小麦一两

用　法　水煎服。

方　四　草棉根一两，浮小麦五钱，红枣
　　　　四钱

用　法　水煎服。

适应症　方1—4适于盗汗。

方　五　草棉梗，煅牡蛎，红枣各一两，
　　　　防风一钱，紫金牛五钱

用　法　水煎服。

适应症　自汗。

例　证　本方应用三例，有效。

方　六　霜桑叶一两

用　法　水煎服。

方　七　紫金牛，六月雪各一两，黑大豆
　　　　八钱，红枣四钱。

用　法　水煎服。

84

方　八　鱼腥草一两
用　法　水煎服。
适应症　方6—8适于自汗。

85

1949

新 中 国
地方中草药
文 献 研 究
(1949—1979年)

1979

外　科

內、外伤出血

方　一　丝瓜叶（鲜）、野菊花（鲜）各适量
用　法　捣烂外敷。
方　二　野葡萄叶（指叶是上青下白的一
　　　　种）适量
用　法　同方一。
方　三　老枣树皮、当归各适量
用　法　研粉撒患处。
方　四　卷柏、仙鹤草、野苎麻叶各适量
用　法　炒干研粉撒患处。
方　五　仙鹤草二两、大蓟三两、卷柏叶、
　　　　侧柏叶、金银花、紫珠叶各一两、
　　　　山栀子五钱、艾叶六钱

86

| 用 法 | 炒炭研末。每次吞服二至四钱。 |

用　法　炒炭研末。每次吞服二至四钱。

适应症　外伤出血及吐血、便血、衄血、
　　　　　咳血等。

方　六　红皮老鼠（刚出生的小老鼠）

用　法　加石灰适量捣成糊，研粉备用
　　　　　应用时可将上药粉撒于口创。

方　七　腐婢（本地土名咪 咪 韧、捏 捏
　　　　　糊）

用　法　鲜叶揉糊敷创口。

方　八　陈棕棚或陈箬衣适量

用　法　煅炭研末，内服每次一钱，外用
　　　　　适量。

适应症　内服止咯血，外用止创伤出血。

方　九　虎杖一两、焦山栀、侧柏炭各四
　　　　　钱、血余二钱

用　法　研粉撒患处。

方　十　白芨五钱、红木香一钱、红旱莲
　　　　　四钱

1949

新 中 国
地 方 中 草 药
文 献 研 究
(1949—1979年)

1979

用　法　同方九。

方十一　椿木叶一两、白芨（焙干）四钱

用　法　同方十。

疖

　　细菌侵入一个毛囊或皮脂腺引起脓性发炎。初起时皮肤出现红肿热痛 的 小 硬结，三、四天后化脓，脓液流出后炎症消退，疮口逐渐愈合。

　　生于颜面部的疖子，严禁挤压，以免引起炎症扩散，造成败血症。

方　一　生南瓜蒂头适量

用　法　上药煅炭研末，用麻油调敷（用凡士林调敷亦可）。

方　二　天名精根或全草适量

用　法　浸盐卤中备用。用时取天名精敷患处

88

方　三　天南星块根适量

用　法　用洒精、醋捣烂敷患处。

方　四　紫花地丁，连翘各四钱，忍冬
　　　　屯，野菊花，苦蕺（全草）各五
　　　　钱，夏枯草，鸭跖草，葡伏堇各
　　　　一两。

用　法　水煎服。

方　五　忍冬屯、夏枯草各一两，紫花
　　　　地丁五钱，元参四钱

用　法　水煎服。

方　六　10% 食盐软膏（食盐：凡士林
　　　　=|：9）

用　法　每日外涂一次。

方　七　鲜疔疮草适量

用　法　擦患处。

方　八　半支莲，天名精各适量

用　法　加食盐少许捣烂外敷。

方　九　冷饭一口，肥猪肉一块

89

1949

新 中 国
地 方 中 草 药
文 献 研 究
(1949—1979年)

1979

用　法　嚼烂敷患处。

方　十　夏枯草（鲜）一两，糯米饭适量
　　　　　（蛋清亦可）

用　法　捣烂敷患处。

方十一　橡子球（本地土名）适量

用　法　煅炭研末，用麻油调敷。

方十二　三白草根（鲜）适量

用　法　捣烂外敷。

方十三　瘰桃适量

用　法　煅炭研末，用油调敷。

方十四　牛尾巴柴（本地土名）适量

用　法　同方十三。

方十五　山冬青树根、叶适量

用　法　同方十三。

方十六　黄药脂适量

用　法　加适量米醋和食盐捣烂敷患处。

方十七　蛔虫数条

用　法　洗净，烘干、研粉。用麻油调敷。

90

适应症 人中疔。

方十八 草河车一两五钱

用 法 水煎服。

方十九 沙氏鹿茸草一两至一两五钱

用 法 水煎服。

方二十 蒲公英五钱、大蓟三钱、沙氏鹿茸草二两

用 法 水煎服。

痈

痈是几个疖子融合在一起而成。开始皮肤出现紫红色的硬块，此时剧痛。以后红肿越来越大，硬块表面出现黄白色脓头也越来越多，破溃后脓头与脓头之间常有坏死组织。患者常伴有寒战、发热、头痛、头晕、全身不适等症状。

方 一 芋艿三份，生姜一份面粉一份

1949
新　中　国
地 方 中 草 药
文 献 研 究
(1949—1979年)
1979

用　法　捣烂成饼，贴患处。

方　二　榔树叶适量。

用　法　捣烂外敷。

方　三　土圞儿、一包针、独叶一枝花、一枝黄花各适量

用　法　捣烂外敷。

方　四　天胡荽适量

用　法　同方三。

方　五　紫花地丁（鲜）、蒲公英各适量

用　法　前药捣烂外敷，后药水煎服。

方　六　土圞儿（鲜）、糯团儿根（鲜）各适量。

用　法　加酒酿捣烂外敷。

方　七　乌蔹莓、枫杨树根皮（本地土名溪沟树）、野葡萄根各适量。

用　法　捣烂外敷。

方　八　乌蔹莓根（鲜）适量

用　法　同方七。

92

方　九　金灯屯（鲜）适量

用　法　同方七

方　十　海桐皮二两

用　法　水与黄酒各半煎服。

方十一　葡伏堇、夏枯草、黄荆叶、白英
　　　　叶各等量（均用鲜）

用　法　捣烂外敷。

方十二　斗米虫（本地土名。此虫为生于
　　　　云实树内的白色昆虫）二条

用　法　放在瓦上烘黄，浸入烧酒内，每
　　　　服二条。

方十三　败浆草嫩叶适量

用　法　捣烂外敷。

方十四　卫矛二两、土牛夕五钱

用　法　水煎服。

例　证　本方治愈四例。

方十五　野菊叶（鲜）、紫花地丁（鲜）
　　　　各适量。

93

1949

新 中 国
地 方 中 草 药
文 献 研 究
(1949—1979年)

1979

用　法　捣烂外敷

方十六　筋骨草（鲜）、天名精各二两。

用　法　水煎服。

方十七　紫花地丁（鲜）、垂盆草（鲜）各适量。

用　法　捣烂外敷。

例　证　本方治愈五例。

方十八　蒲公英、凹叶景天、半边莲、紫花地丁，大叶元宝草（本地土名）、垂盆草、过路黄、蛇莓、望江南各适量（均用鲜）。

用　法　加食盐少许捣烂外敷。

方十九　天名精适量

用　法　晒干浸于盐卤内，一星期后可用，越陈越好。

用时可取叶片贴患处。

方二十　野花椒根适量

用　法　用盐卤煎汁洗，每日六至八次。

94

方廿一　华紫珠、忍冬屯、牛夕各适量

用　法　煎汁洗患处。

方廿二　筋骨草适量（鲜）。

用　法　捣烂外敷。

方廿三　八角金盘适量

用　法　加醋适量，捣烂外敷。

方廿四　白英适量

用　法　捣烂外敷。

方廿五　猫人参根二两（土名叫叶柄红）

用　法　水煎服。

方廿六　铁凉伞五钱

用　法　捣烂外敷。

注　　　夏历有一种土名叫铁苦伞，又名
　　　　水火连。

　　叶为掌状深裂，两面绿色，光而无
毛，茎上无刺的野葡萄，药用鲜根二两，
已溃内服，未溃外敷或内外同用。铁凉伞
是否就是铁苦伞尚待考查。

95

1949

新 中 国
地 方 中 草 药
文 献 研 究
(1949—1979年)

1979

脓　腫

脓肿是化脓性细菌通过破损皮肤或粘膜浸入组织内，或经血流淋巴将其带到组织内。化脓而成。

浅部脓肿：初期局部红肿热痛，脓液形成后，有波动感。伴有畏寒发热、头痛、全身不适等症状。

深部脓肿：开始局部疼痛和触痛，伴运动障碍，逐渐局部出现水肿，穿刺可抽出脓液，全身症状较显著。如出现高热寒战，神志模糊，全身皮肤出现出血性皮疹等症状即为败血症。

方　一　野菊花、筋骨草、葡伏菫各五钱
　　　　一枝黄花三钱、五果屯（本地土
　　　　名多柱树刺根）五钱

用　法　水煎服。

96

方　二　　野荞麦根五钱

用　法　　水煎服。

适应症　　多发性脓肿。

方　三　　卫矛一两五钱

　　　　　寒热加活血丹、土牛夕各五钱

用　法　　水煎服。

适应症　　寒性脓疡。

方　四　　中华常春屯二两、天竺根一两五
　　　　　钱。

用　法　　水煎服。

方　五　　盐肤木根（鲜）一两

用　法　　水煎，其汁加黄酒冲服。

附：其他炎症

方　一　　鲜黄花田荠菜（本地土名）四两

用　法　　水煎服。

适应症　　睾丸炎。

1949

新 中 国
地 方 中 草 药
文 献 研 究
(1949—1979年)

1979

方　二　半夏适量

用　法　加米醋适量捣烂外敷。

适应症　淋巴结炎。

方　三　虎杖、生甘草各三钱、黄蓍,红花
　　　　各五钱、红枣二两

用　法　水煎服。

适应症　淋巴腺化脓。

方　四　樟脑、雄黄、硫黄各一钱，凡士
　　　　林二两

用　法　上三药研粉，加凡士林调成软膏
　　　　外敷。

适应症　淋巴结炎。

方　五　八角金盘二两、五果屯根一两、
　　　　土茯苓、一枝黄花各三钱、筋骨
　　　　草五钱。

用　法　八角金盘加天南星及适量醋磨汁
　　　　外敷。后四药水煎内服。

适应症　淋巴结炎。

98

脓性指头炎

本病为手指末节化脓性感染。俗称"蛇头""瘰疔"，多由于木刺或针刺伤后，细菌侵入感染。初起肿胀、发热、持续性胀痛及跳痛。由于肿胀压迫血管，而引起末端缺血坏死，形成指骨髓炎。

方 一 仙鹤草（鲜）茎叶适量

用 法 捣烂外敷。

方 二 山蟹背上粉适量

用 法 用开水调敷。

方 三 乌蔹莓叶适量

用 法 捣烂外敷。

方 四 香茶叶适量（鲜）

用 法 同方三。

方 五 一点红适量

用 法 在盐卤中浸一段时间后外敷患处

1949
新 中 国
地 方 中 草 药
文 献 研 究
(1949—1979年)
1979

方　六　天南星适量

用　法　用醋磨，取汁外敷。

方　七　金不换、鲜鱼腥草、紫花地丁（均用鲜）。

用　法　捣烂外敷。

方　八　黄南瓜适量

用　法　在盐卤里浸一周后外敷患处。

方　九　天门冬适量

用　法　切片，浸于盐卤中备用，越陈越好。用时取出贴患处。

效　果　本方治愈率达80％以上。

方　十　墨旱莲适量

用　法　加盐少许，捣烂外敷。

方十一　蛇含（鲜）适量

用　法　同方十

方十二　大蓟根（鲜）适量

用　法　捣烂外敷。

方十三　鳖蛋、菜油各适量

用　法　鲜鳖蛋浸于菜油中（时间越长越
　　　　好）用时将鳖蛋捣烂敷患处。

乳　腺　炎

　　乳腺炎中医称"乳痈"，俗称"奶
吹"，常发生于产后哺乳的妇女，尤其是
初产妇为多见，由于乳头破损细菌感染或
乳汁郁滞而成。初起局部红肿、触痛、有
硬块，全身发热等症状。如不及时医治，
可形成脓肿。

方　一　地锦草二两
用　法　水煎服。
方　二　忍冬屯五钱、蒲公英三钱
　　　　如乳头破裂感染加紫花地丁五
　　　　钱，若有硬块加羊乳一两、生姜
　　　　二钱。
用　法　水煎，取汁用黄酒冲服。

101

1949

新　中　国
地方中草药
文　献　研　究
(1949—1979年)

1979

注　　　同时用鲜蒲公英捣烂外敷。

方　三　苦丁茶五钱至一两

用　法　煅炭研末吞服。

方　四　鹿角粉一钱至二钱

用　法　以酒为引吞服。

方　五　射干根适量

用　法　左乳有病塞右鼻，右乳有病塞左鼻。先将射干根用醋浸湿后再塞鼻。

方　六　苎麻根适量

用　法　水煎服。

方　七　羊乳（鲜）二两

用　法　同方六。

方　八　萱草根（鲜）适量

用　方　捣烂，右患塞左鼻，左患塞右鼻。

方　九　萱草根（鲜）、沙氏鹿茸草各五钱、鱼腥草（鲜）六钱。

用　法　水煎服。

102

方　十　　络石的根瘤（鲜）五钱

用　法　　水煎服。

方十一　　瓜娄一两，郁金三钱，当归四钱

　　　　　川芎二钱，漏芦四钱，陈皮三

　　　　　钱，炒麦芽一两

　　　　　便秘加元参四钱

用　法　　水煎服。

适应症　　乳痈郁乳型。

方十二　　蒲公英、金银花、瓜娄各一两，

　　　　　连翘一钱半，大青叶，当归，漏

　　　　　芦各四钱，泽兰、丹参、夏枯

　　　　　草、生地各三钱

用　法　　水煎服。

方十三　　蒲公英八钱，小蓟、赤芍、漏芦

　　　　　各四钱，连翘一钱半，泽兰、郁

　　　　　金各三钱忍冬屯一两

用　法　　水煎服。

方十四　　金银花一两，连翘、大青叶各一

绍兴县中草药单方验方选编（第一集）

1949
新中国
地方中草药
文献研究
(1949—1979年)
1979

钱半，夏枯草、生黄蓍各三钱，
贝母、天花粉各三钱，当归、白
芷各四钱

用　法　水煎服。

方十六　一枝黄花、金银花、大蓟根各五
钱，野菊花、青枫屯各四钱，土
茯苓、射干各三钱，羊乳一两

用　法　水煎服。

急性兰尾炎

本病初起时常感上腹或脐周围突然发
生持续性疼痛，几小时后转移至右下腹，
局部肌肉较紧张，有压痛，常伴有恶心呕
吐。

方　一　红木香、白花蛇舌草、羊蹄、凤
尾草、两面针（野花椒）、防己
各五钱，青术香三钱，忍冬屯、

104

野菊各一两

用　法　水煎服。

方　二　蒲公英、紫花地丁、败酱草各
　　　　一两、红屯五钱

用　法　水煎服。

方　三　皂角刺、金银花各三钱、莲蓬壳
　　　　一两五钱

用　法　水煎服。

方　四　筋骨草三钱、构骨根一两、忍冬
　　　　屯、蒲公英、白花蛇舌草、红屯
　　　　各五钱、野菊四钱

用　法　水煎服。

胆 弃 炎

本病由于细菌感染引起胆囊壁溃烂，
胆囊积脓。临床表现为发热、畏寒、右上
腹持续性疼痛，伴恶心呕吐。检查时，在

105

1949

新 中 国
地 方 中 草 药
文 献 研 究
(1949—1979年)

1979

胆囊区可以触及胆囊，有压痛。如急性炎症消退后，经常复发，表现为右上腹钝痛，作胀胞、胃口不好等症状、称慢性胆囊炎。

方　一　金钱草一两、蒲公英五钱、川郁
　　　　金二钱
用　法　水煎服。
方　二　金钱草一两，过路黄、红枣各四
　　　　钱，香附五钱，乌药二钱
用　法　水煎服。
方　三　柴胡、苦栋子、枳实、元胡、青
　　　　皮、龙胆草各二钱
用　法　水煎服。

胆 石 症

胆石症系指胆囊及胆道结石。患者常感突然发作性上腹部及右季肋部剧痛，并

106

放射至右肩，常伴有恶心呕吐。如胆管被阻塞，则出现黄疸和黄色小便，伴畏寒、发热等症状。

方　一　金钱草一两，鸡内金三钱

用　法　水煎服。

方　二　金钱草二两，过路黄、米仁各五钱，虎杖三钱、红枣八钱

用　法　水煎服。

例　证　本方应用十余例，有良好效果。

方　三　金钱草、蒲公英、丹参各一两。

用　法　水煎服。

方　四　金钱草二两，蒲公英一两，小春花，合欢皮各四钱

用　法　水煎服。

方　五　金钱草、过路黄各一两，蒲公英、筋骨草各五钱，阴行草（土名山茵陈）、大蓟根各四钱，白英、凤尾草、六月雪各三钱。

1949

新 中 国
地方中草药
文 献 研 究
(1949—1979年)

1979

用　法　水煎服。

泌尿系結石

本病系指肾、输尿管、膀胱结石。

肾结石：常见腰部钝痛或发作性绞痛，向肾区沿输尿管至该大腿内侧放散。

膀胱结石：排尿时疼痛，向邻阴部及阴茎部放散，有尿中断现象，尿未出现血尿。

方　一　活血丹四两、生地、鸡内金、木通各三钱，陈皮一钱
　　　　痛加川郁金三钱

用　法　水煎服。

方　二　海金砂五钱，野席草（靛须草）小叶石苇各三钱，紫金牛、金灯屯各一两，连钱草四钱

用　法　水煎服。

108

方　三　石苇五钱，滑石六钱，车前草、
　　　　　金钱草各一两，冬葵子、土牛
　　　　　夕、萆薢、甘草梢各三钱
用　法　水煎服。
禁　忌　孕妇忌服。

下 肢 溃 疡

　　本病常生于下肢小腿内侧，因此处
血液供应不丰富，皮肤碰破或生疮后，长
期不易愈合，日久变慢性溃疡，可伴发湿
疹。

方　一　葡伏堇椎木叶各适量
用　法　上二药研细粉与豆腐渣拌匀敷患
　　　　　处，再用沙布扎牢，春冬十五天
　　　　　换一次，夏天七天换一次。流水
　　　　　更好，直至痊愈。
方　二　紫花地丁（鲜）、半边连（鲜）

1949

新 中 国
地 方 中 草 药
文 献 研 究
(1949—1979年)

1979

各适量。

用　法　加食盐少许捣烂外敷。

方　三　尿壶砂、冰片各适量

用　法　尿壶砂用清水漂净焙干，加适量冰片研末，装瓶备用。用时可取粉撒患处。

方　四　鸡蛋黄四个

用　法　抽净蛋白，在热锅内熬出蛋黄油，外涂患处。每日一至三次。

方　五　杠板归、半边莲、紫花地丁各适量

用　法　加盐少许捣烂外敷。

闭塞性脉管炎

本病由于寒冷潮湿，毒素及精神刺激等刺激作用，使血管长期痉挛，引起血管壁营养障碍，逐步地变为解剖上的变化。

110

　　第一期：患肢怕冷、麻木、行走时小腿突然疼痛，休息后缓解。

　　第二期：患肢皮温显著降低，足趾持续性疼痛，紫褐色，足背动脉及胫后动脉不能触及肌萎缩。

　　第三期：足趾溃疡，坏死，黑色。

方　一　夏枯草、土牛夕、稀签草、苍耳草、白茅根、忍冬屯各一两，红木香、小春花各三钱，野菊八钱

用　法　水煎服。

方　二　丝棉木一两，土牛夕五钱

用　法　水煎服。

例　证　本方治好四例。

痔　瘘

　　痔疮是由肛门和直肠粘膜下的静脉曲张，血流不畅而形成一个或多个小肿

1949

新 中 国
地 方 中 草 药
文 献 研 究
(1949—1979年)

1979

块——痔核。其位于齿线以上谓"内痔"，齿线以下谓"外痔"。

方　一　丝棉木一两，或加桂园肉一两。

用　法　水煎服。

方　二　芹菜（全草）一斤或鱼腥草一斤。

用　法　放入尿瓶或痰盂内，开水冲后熏肛门，

方　三　苎麻根叶适量

用　法　捣烂外敷。

方　四　蓬莱四钱，鲜生地五钱

用　法　水煎服。

适应症　痔疮出血。

化脓性骨髓炎

本病是细菌由其它化脓性病灶经血流进入，或附近感染病灶蔓延到骨组织，或细菌直接进入开放性骨拆内感染而成。

112

此病起病急，有畏寒发热，全身不适，患肢疼痛，行走不便，局部有灼热感症状。脓肿形成后，可穿破皮肤，经久不愈，形成慢性骨髓炎。此时疮口呈棕褐色，用探针插入可碰到粗糙骨质。因脓液刺激疮口，周围皮肤可发生湿疹。

方　一　麻黄二钱，杏仁、象贝各三钱，屯梨根、蒲公英各一两，石膏、蜂房各四钱，忍冬屯二两，生甘草一钱半

（外用南瓜蒂炒黑研粉麻油调敷）

用　法　水煎服。

方　二　麻黄二钱，石膏三钱，甘草、桂枝各一钱，忍冬屯五钱

（外用南瓜蒂炒黑，研粉，麻油调敷）

用　法　水煎服。

方　三　蒲公英一两，山栀根、六月雪各

113

1949

新 中 国
地 方 中 草 药
文 献 研 究
(1949—1979年)

1979

四钱，鸡血屯一钱半，延胡索、山楂根各二钱，陈皮、甘草各一钱

用　法　水煎服。

方　四　野荞麦根一两

用　法　水煎服。

丹　毒

丹毒是由链球菌侵入皮肤引起感染性疾病。突然发高热、全身不适，皮肤片状鲜红色，扩展很快，炎症向外蔓延时，中部的红肿逐渐消退变棕黄色。好发于面部和下肢。

方　一　鲜黄毛耳草一斤

用　法　煎汤洗患处。一日三次。（同时亦可煎汁内服）

方　二　泥鳅、白糖各适量

114

用　法　把泥鳅放入瓷瓶内，加白糖，待泥鳅挣扎死亡后，流出滑涎，取滑涎涂患处。

方　三　鲜珍珠菜根五钱，鲜楤木根皮一两。

用　法　水煎服。

禁　忌　孕妇忌用。

烫　伤

方　一　老南瓜瓤（去子）、落地桐子花各等量

用　法　上药浸于青油中备用。用时可用鸡毛搽患处。严重剧痛者可先用甲鱼蛋二只搽患处。

方　二　大蓟根鲜适量

用　法　捣汁外搽。

方　三　天名精根适量

115

1949

新 中 国
地 方 中 草 药
文 献 研 究
(1949—1979年)

1979

用　法　捣汁外搽。

方　四　南瓜一个

用　法　括去皮及子，无破损者 捣 烂 外
敷。有破损者加糖捣烂外敷。

效　果　能止痛止血，去污染及竹木刺，
铁诱、防止破伤风。

方　五　有蛹蜂房、桑螵蛸（螳螂子）各
一两

用　法　将上药放在瓦片上煅灰存性研末
用麻油调敷。

方　六　白芨五钱，虎杖二钱，三叶青一
钱。

用　法　焙干研粉，用凡士林调敷。

方　七　黄药脂四钱，白芨一钱。

用　法　同方六。

腰痛、腰肌劳损

腰痛的原因多 见 于 扭 伤、风湿病、

116

体质虚弱等所引起。临床表现 有 腰 背 酸胀、麻木、弯腰时感痛等症状。

方 一 青风屯、枸杞子、楤木各四钱 五加皮七钱，一枝 黄 花、土牛夕、威灵仙各三钱，红花二钱

用 法 水煎服。

方 二 茜草三钱，鸡血屯五钱，山楂根二两，虎杖一两，威灵仙四钱

用 法 水煎服。

方 三 珍珠菜、虎杖、过路黄、金樱子根、扶芳屯各适量

用 法 水煎服。

方 四 制首乌一两，淫羊霍、朱砂根、甘草、五加皮各三钱，茜草二钱，红屯、锦鸡儿根各四钱

用 法 水煎服。

方 五 威灵仙三钱，扶芳屯五钱，水龙骨三钱，乌米饭根（本地土名）

117

1949
新 中 国
地 方 中 草 药
文 献 研 究
(1949—1979年)
1979

一两

用　法　水煎服。

方　六　威灵仙，骨碎补各三钱

用　法　水煎服。

方　七　威灵仙三钱，扶芳屯五钱，络石屯、川萆薢各四钱

用　法　水煎服。

方　八　石楠树籽三钱

用　法　研末吞服。

方　九　珍珠菜四两，蛋一只

用　法　煮熟吃蛋和汁。

注：　　孕妇忌服。

方　十　山玄参（土名单鞭救主）二两，土牛夕、威灵仙、五加皮、独活各三钱，红屯五钱，朱砂根四钱

用　法　水煎服。亦可用鲜山玄参根八两煎浓汁加老酒适量和服。

方十一　威灵仙，骨碎补、川萆薢各三

118

钱，络石屯四钱

用　法　水煎服。

方十二　鳢肠五钱，女贞子八钱，带壳胡
　　　　桃一两

用　法　水煎服。

方十三　天竺根二两，香茶菜五钱

用　法　水煎服。

方十四　卫矛一两，虎杖三钱，四叶对三
　　　　分。

用　法　前二药水煎服。四叶对研末吞服。

适应症　腰扭腰伤初起痛甚。

注：　　四叶对有毒，宜慎用。

方十五　小松子（末成熟的松果）一钱

用　法　研末，黄酒送服。

跌打损伤

方　一　威灵仙半斤，白酒一斤。

1949

新 中 国
地 方 中 草 药
文 献 研 究
(1949—1979年)

1979

用　法　威灵仙在白酒内浸一周后备用。每日三次，每次一盅。

方　二　卫矛四钱，土牛夕三钱，闹羊花根三钱、忍冬屯五钱，红花二钱，鸡血屯一两

用　法　水煎服。

注：　闹羊花根有毒，宜慎用。

方　三　鲜白凤仙花适量

用　法　捣烂外敷。

方　四　紫背天葵（鲜）适量

用　法　同方三。

方　五　鲜韭菜蒲头适量

用　法　同方三。

方　六　八角枫支根五钱，虎刺一两

用　法　水煎服。

方　七　积雪草二两

用　法　水煎服。

方　八　连钱草适量（鲜）

120

用　法　捣烂外敷。

例　证　本方应用四例，效佳。

方　九　草桑根，榔榆树根，野淮山，铁
　　　　扁担各适量。

用　法　同方八。

方　十　土牛夕三钱，虎杖、大血屯、积
　　　　雪草各五钱

用　法　水煎服。

方十一　野葡萄根一两，八角金盘二钱，
　　　　四叶对五分，朱砂根五钱

用　法　水煎服。

注：　四叶对有毒，慎服，不宜久服。

方十二　白蔹、延胡、郁金各三钱，白芨
　　　　六钱，桔梗、乳香各二钱

用　法　水煎服。

方十三　天胡荽二两（鲜）。

用　法　捣汁内服，旱晚各一次。

方十四　蔐蘩根二两，连钱草五钱

1949
新 中 国
地 方 中 草 药
文 献 研 究
(1949—1979年)
1979

用　法　水煎服。可同用蒴藋捣烂外敷。

方十五　鲜萍、鲜连钱草各适量

用　法　加食盐少许捣烂外敷。

方十六　四叶对根适量

用　法　捣烂外敷。

方十七　马鞭草叶（鲜）适量

用　法　同方十六。

效　果　用上药治外伤皮肤破裂，不化脓愈合快。

断 指 再 植

方　一　野苎麻嫩头（鲜）六份

　　　　四季葱　　（鲜）三份

　　　　白糖　　　　　一份

用　法　清洗创口、缝合断指。将上药用冷开水清洗后加白糖捣烂敷布于断指四周，包扎、并用小夹板固

122

定，二天换药一次

病　例　毛××，男，16岁，1970年11月5日，左手无名指被铡刀切断，仅留一点皮肤吊着断指，王化公社保健所医治时，已经断指24小时，用上方治疗，同时注射三花（金银花、紫花地丁、一支黄花）针剂，一天二次，每次四毫升，经11天后痊愈，参加劳动。

方　二　鲜蓬菜嫩叶、积雪草各适量，葱白三个。

用　法　将断指用淡盐水洗净对好，然后将药加适量白糖共捣烂外敷患处，再用杉树皮包扎。

骨　折

方　　华山矾、骨碎补、乌蔹莓各适

123

1949

新 中 国
地 方 中 草 药
文 献 研 究
(1949—1979年)

1979

量。

用　法　加糯米饭捣烂外敷。

稻 田 皮 炎

　　本病由于肥料、农药等化学药品刺激皮肤，或接触生物幼虫。浸在稻田部分的手脚有发痒和灼热感，继而出现稀疏大小不等紫红色的斑疹，一般二至三天后能自愈，较重的红肿糜烂继发感染。

方　一　柏树叶一斤、白矾三两、墨旱莲一斤，水二斤。

用　法　煎汁外洗。

方　二　牡荆叶、枫杨叶或翅果（即本地土名溪沟树）

用　法　捣汁外搽。

方　三　柏树叶、牡荆树叶、白矾、各等量。

124

用　法　煎汁置盆内浸手脚。

过敏性皮炎

　　皮肤接触生物的花粉、生漆、化学药品以及外用药、动物的皮毛等，引起急性发炎。常见皮肤发红、肿、水疱、丘疹、糜烂、渗水痒，严重者伴有发热。

方　一　凤尾草（鲜）二两至四两、杉树皮（鲜）五两。

用　法　煎汁加少量食盐洗患处。

方　二　青松树皮二两、凤尾草一两。

用　法　煎汁洗患处。

方　三　白英嫩头（鲜）七个。

用　法　捣汁口服。

例　证　本方治愈五人。

125

1949

新 中 国
地 方 中 草 药
文 献 研 究
(1949—1979年)

1979

湿　疹

　　本病一般分急慢性两种，主要特征：急性皮疹，有痒感、发红、水疱，抓破后渗水糜烂，以后结成痂皮。反复发作称慢性，此时皮肤增厚，粗糙不平，轻度糜烂流黄水，很痒。

　　发生在阴囊上的湿疹叫阴囊湿疹。

　　婴儿得此病叫婴儿湿疹。

方　一　茄梗干一支。

用　法　水煎汁趁热洗患处。

方　二　蛇床子二两，白矾四钱。

用　法　煎汤洗患处。

适应症　阴囊湿疹。

例　证　本方治愈五例。

方　三　冬瓜子、茯苓各三钱，茵陈、金银花、连翘各二钱，佩兰一钱

126

半。

用　法　水煎服。

适应症　小儿湿疹。

方　四　杯里藏珍珠适量。

用　法　全草烘干煅灰，青油调敷。

例　证　本方治愈百余例。

方　五　连钱草（鲜）适量。

用　法　捣汁外搽，一日二次。

适应症　婴儿头部湿疹。

方　六　辣蓼根（鲜）适量。

用　法　捣汁外敷。

方　七　忍冬屯一两，连翘，车前草，茯苓皮各四钱，苍术三钱，黄柏，制大黄，野菊各二钱，生甘草一钱。

用　法　水煎服。

方　八　土名，山六里根（即长叶冻绿）半斤。

127

1949

新 中 国
地方中草药
文 献 研 究
(1949—1979年)

1979

用　法　加猪油捣烂用粗布包好擦患处。

方　九　博落回根适量。

用　法　煎汁外搽。

方　十　煅白矾，陈猪油各等量。

用　法　调匀外敷。

方十一　紫花地丁，活血丹各半斤，霜雪
　　　　茄树半斤，莲子皮一两（亦可用
　　　　扁豆衣代）

用　法　晒燥研粉外搽。

癞痢头（头癣）

　　"癞痢头"。是黄癣菌感染。头上
出现成簇状黄痂，呈碟形，边缘翘起，中
心微凹，有一根或数根头发穿过。黄癣
痂不易脱落，毛囊破环后形成疤痕。

方　一　生天南星适量。

用　法　加醋适量磨汁外搽。

128

方　二　鲜毛姜适量。

用　法　加醋适量磨汁外搽。

方　三　红皮大蒜适量。

用　法　捣烂外敷。

方　四　杨柳二两，芝麻梗二两。

用　法　水煎，取汁洗发。

神經性皮炎

本病是骚痒性的皮肤神经官能症。开始局部骚痒，继后出现多角形扁平丘疹，淡红色，久之皮肤增厚，皮沟加深，呈苔癣样斑块。

处　方　毛茛（鲜）适量。

用　法　加食盐少许捣烂外敷。约四小时去药，待起泡后，用针刺破，使水泡内液流尽。

1949

新 中 国
地 方 中 草 药
文 献 研 究
(1949—1979年)

1979

带 状 泡 疹

本病俗称"缠腰龙""蛇丹",是由病毒引起。发病前局部有感觉过敏和神经痛。二到三天后出现成簇状大小不等的丘疹及水泡,它和神经走向一致,单侧性,有灼热、剧痛感。

方 一 连钱草适量。

用 法 浸于75%酒精中,取液外搽。

方 二 一点红(鲜)适量。

用 法 外擦。

方 三 乌蔹莓屯(鲜)适量。

用 法 捣烂外敷。

方 四 生石灰若干,烧酒或75%酒精适量。

用 法 调成糊状搽患处,

方 五 金灯屯适量。

130

用　法　煅灰研未用麻油调敷。

方　六　伸筋草适量。

用　法　同方五。

癣　脚

脚底角质层增厚，走路时足底痛。

方　一　天名精（鲜）适量。

用　法　捣烂外敷。

方　二　丁香，肉桂，樟脑，阿魏各等分。

用　法　研未，将其置于阵年尿壶内，开水冲入，把患处搁于尿壶口热熏。

冻　疮

因寒冷，受冻部分的血管收缩，产生血流郁积，组织缺氧，局部出现充血性红

131

1949

新 中 国
地 方 中 草 药
文 献 研 究
(1949—1979年)

1979

斑。温暖后，冻疮颜色由红变紫，有痒痛灼热感，较重的局部可以出现水泡，破后形成溃疡。

方　一　芫花三钱，生甘草二钱，干姜五钱。

用　法　煎汁外洗。

适应症　冻疮初起。

方　二　狗粪适量。

用　法　晒干，放在瓦上焙灰存性，研末，用麻油或菜油调匀涂患处。

方　三　虎耳草（鲜）适量。

用　法　捣烂外敷。

毒蛇咬伤　毒虫咬螫伤

根据毒蛇咬伤后发生的症状，分神经毒素，血液毒素和混合毒素三种：

血液毒素：如五步蛇、蝮蛇、竹叶

132

青、龟壳花蛇等。咬伤后伤口很快出现红肿剧痛，局部出现水疱溃烂，有的全身出血头痛、昏迷、高烧等症状。

神经毒：如银环蛇、金环蛇等咬伤后，局部发麻微痛，很快波及全身并出现头晕眼花、耳聋、耳鸣、嗜睡等症状。

混合毒：如眼睛蛇咬伤，兼有两种症状。

毒虫咬螫伤：常见是蜈蚣咬伤、蝎子、黄蜂螫。被螫处很快发生烧灼似疼痛，并出现红肿，少数病人可以出现头昏、头痛、恶心呕吐等。

方　一　蕹菜（鲜）适量。

用　法　捣汁一匙内服，渣外敷。

例　证　本方应用五例有效。

注：　蝮蛇咬伤后可用元宝草、蕹菜、仙鹤草适量捣烂外敷。

方　二　白菊花五钱、川芎三钱、白芷二

133

1949
新 中 国
地 方 中 草 药
文 献 研 究
(1949—1979年)
1979

钱、甘草一钱。

用　法　水煎服。

方　三　当归、川芎、赤芍、生大黄、夏枯草、元精石、连翘、木瓜、白芷、僵蚕各三钱、蝉衣二钱、蜈蚣三条、甘草八分。

用　法　水煎服。

外用半枝莲、匐伏槿或半边莲捣烂外敷，并留出伤口。

注：　方二叫解毒护心剂，方三称解毒消肿剂。毒蛇咬伤后先 服 第 一剂，接着服第二剂。重症服第三剂，大便不通者生大黄可加至一两。

方　四　龙虎化毒丹一钱。

用　法　取少许搽入眼角，多余口服。另用烟油外敷患处。

方　五　紫花地丁、球子草各五钱、半边

134

莲一两。

重症加七叶一枝花三钱。

用　法　先服生麻油四两。上方水煎服。

另可用七叶一枝花磨汁搽伤口。

适应症　狗屎蝮咬伤。

方　六　独叶一枝花根适量。

用　法　捣烂外敷。

方　七　灰苋菜（本地土名）适量。

用　法　捣烂外敷。

症适应　狗屎蝮咬伤。

方　八　葎草半两。

用　法　水煎服或用鲜草捣烂外敷。

适应症　蝮蛇咬伤。

方　九　千金子（百步金钱草子）适量。

用　法　捣烂敷创口周围。

适应症　蕲蛇、犁头蝮咬伤。

方　十　四叶律半斤。

用　法　捣烂敷囟门，亦可煎汁代茶饮。

1949

新 中 国
地 方 中 草 药
文 献 研 究
(1949—1979年)

1979

适应症 蝮蛇咬伤。

方十一 金不换（即大青叶）、鱼腥草、
紫花地丁各适量。

用　法 捣烂外敷。

方十二 深山一点红（本地土名）全草适
量。

用　法 捣烂敷创口周围、亦可内服。

方十三 鼠牙半枝莲适量。

用　法 擦患处。

适应症 黄蜂螫伤。

136

小 儿 科

吐 奶

方　一　生姜数片。

用　法　加奶汁煨热，口服奶汁。

方　二　青葱三支、乳汁半杯。

用　法　蒸熟口服。

高 热 惊 厥

方　一　芦根适量。

用　法　加冰糖少量代茶饮。

适应症　小儿高热。

方　二　虎刺五钱。

用　法　水煎服。

适应症　小儿惊风。

137

1949

新 中 国
地 方 中 草 药
文 献 研 究
(1949—1979年)

1979

方　三　一枝黄花五钱、金银花五钱、球子草二钱、鸭跖草五钱、半支莲一两、夏枯草五钱、红木香三钱。

用　法　水煎服。

注：　　本方剂量可随症缓急，年龄大小加减。

适应症　高热惊厥、四肢抽搐、呼吸困难。

口瘡（口腔炎）

本病俗称"口疳"。其起病原因是因细菌或病毒引起的口舌糜烂，牙龈红肿，自发性出血、疼痛。有时伴有发热及胃肠功能紊乱等全身症状。

方　一　萱草根适量。

用　法　捣烂敷涌泉穴，男左女右，十二

138

小时后去掉。

方　二　吉祥草根三钱、中华常春屯三钱、野麦冬根三钱、山大麦草（本地土名）三钱。

用　法　水煎服。

方　三　忍冬屯四钱、一枝黄花一钱半、桔梗一钱、麦冬一钱、筋骨草三钱。

用　法　水煎服。

方　四　退毛笋壳尖适量。

用　法　煅炭研未敷患处。

适应症　小儿牙口白、成人重舌。

疳　积

本病是由于母体奶水不足或断奶不适时，以及小儿消化不良和肠道寄生虫等原因所致营养不良的疾病。表现为体形消

1949

新 中 国
地方中草药
文 献 研 究
(1949—1979年)

1979

瘦、萎黄及皮肤干燥、毛发稀疏、肚腹膨
大、大便溏薄秽臭等症状。

方　一　斑地锦五钱、鸡眼草五钱、细芦
　　　　根三钱、红枣五个。

用　法　水煎服。

方　二　中华常春屯一两。

用　法　水煎服。

方　三　中华常春屯一两、紫金牛一两、
　　　　山楂根一两、红枣五钱。

用　法　水煎服。

方　四　竹叶麦冬四钱、马蹄金四钱、六
　　　　月雪四钱、夏枯草四钱、斑地锦
　　　　五钱。

用　法　水煎服。

方　五　斑地锦五钱、鸡眼草五钱、芦根
　　　　三钱、红枣五个。

用　法　水煎服。

方　六　槟榔五钱、红枣四两、红糖四

140

两。

用　法　水煎分多次服。

适应症　小儿虫积。

方　七　山楂根一两、红枣三钱。

用　法　水煎服。

方　八　爵床七钱（三至四岁小儿量）

用　法　水煎服。

方　九　藕节四钱。

用　法　水煎服。

方　十　艾绒少许。

用　法　炒微热塞于小儿肛口。

适应症　方八、九、十适于小儿疳积腹泻。

遗　尿

　　遗尿多见于小孩，小儿睡中自尿叫"尿床"或"夜尿"，多因体质虚弱所引起的症候。

1949

新 中 国
地 方 中 草 药
文 献 研 究
(1949—1979年)

1979

方　一　昇硫黄一两、葱头七个。

用　法　葱头捣烂与昇硫黄拌匀，分二个晚上贴敷脐上。

方　二　金樱子根二两、韭菜子三钱、复盆子四钱、乌米饭 根（本 地 土名）一两。

用　法　水煎服。

142

妇产科

闭　経

凡女子年过十八还未有月经称原发性闭经，若来过月经后三个月以上不来月经称继发性闭经。闭经是一种症状，可有全身性或局部性原因引起。闭经病人常有腰背酸痛，全身无力，易倦等症状，但怀孕及哺乳期的停经不是病，属于生理现象。

方　一　山楂根一钱半。

用　法　研末用黄酒送服。日服一剂，连
　　　　服四至五剂，若仍闭经可续服。

适应症　本方亦适于产后腹痛。

方　二　珍珠菜根五钱。
　　　　腹痛加益母草五钱。

1949

新 中 国
地 方 中 草 药
文 献 研 究
(1949—1979年)

1979

用　法　水煎服。

禁　忌　生、冷食物。

方　三　四叶对二至三钱、雄鸡一只。

用　法　炖熟分几天服。

方　四　珍珍菜一两、茜草五钱。

用　法　水煎、黄酒送服。

痛　經

　　痛经主要是经前后或经期，下腹部疼痛，或可伴有恶心，呕吐等症。本病常由于精神紧张、受寒、饮食生、冷或子宫发育不良，子宫颈口狭窄、生殖器炎症等疾病所引起。

方　一　红屯三钱、丹参四钱、红梅梢五钱、土圞儿一钱半。

用　法　水煎服。

方　二　丹参三钱、香附三钱、元胡三

144

钱、红木香三钱、桃仁二钱。

用　法　水煎服。

方　三　红屯三钱、红木香三钱、丹参四
　　　　钱、益母草四钱。

用　法　水煎服。

方　四　艾叶三钱、青皮三钱。

用　法　水煎服。

方　五　红屯、益母草各一两。

注意事项方四、五剂量较重，对身体虚弱
　　　　或有血崩史病人应慎用。

月 經 不 調

　　月经不调是指月经周期赶前或错后，行经日期延长，经量过多或过少，质量、颜色不正常等症状。本病多因情绪不好、身体虚弱、内分泌紊乱或其它疾 病 所 引起。

145

1949

新　中　国
地方中草药
文　献　研　究
(1949—1979年)

1979

方　一　丹参四两。

用　法　研末。每晚服三钱、黄酒送服。

适应症　月经紊乱、腰痛及骶部痛。

方　二　天竺根二两。

用　法　水煎冲黄酒服。

适应症　月经拖延。

方　三　野苎麻根一两。

用　法　水煎服。

方　四　茜草五钱、丹参一两、蕲艾梗一节、白牛夕三钱。

用　法　水煎服。

适应症　月经不调，小肚痛。

方　五　淮牛夕三钱、当归四钱、白茅根一两、焦栀子三钱、仙鹤草五钱、侧柏炭四钱、留行子三钱、鲜生地一两、泽兰三钱。

用　法　水煎服。

适应症　倒经。

146

方　六　焦山楂、侧柏炭各等量。

用　法　研末开水送服。每日三次，每次
　　　　三钱。

适应症　亦可用于便血。

方　七　虎杖一两。

用　法　水煎服。

方　八　金樱子根四两、苎麻根四两、艾
　　　　五钱、红枣四两。

用　法　水煎服。

适应症　撞红（经期房事引起）。

白　带

　　白带是子宫颈和阴道的分泌物。正常
情况下分泌量较少，一般不臭。但在青春
期、月经前期和孕期可能增多，为粘液
性。由病理变化所引起的白带常见于身体
虚弱，生殖器发生感染，阴道滴虫及肿瘤

1949

新　中　国
地 方 中 草 药
文 献 研 究
(1949—1979年)

1979

等。炎症的白带如脓样，肿瘤引起的白带夹有脓血和恶臭。

方　一　贯众、六月雪、白英、虎杖各五钱。

用　法　水煎服。

方　二　金樱子根一两、车前草五钱、牛夕三钱、萹蓄五钱。

用　法　水煎服。

方　三　金灯屯五钱。

用　法　水煎服。

方　四　猫人参二两、六月雪五钱、贯众一两，金灯屯一两五钱。

用　法　水煎服。

方　五　臭椿根皮五钱、红木香五钱、鹿含草一两、地榆炭一两。

用　法　水煎服。

方　六　金灯屯三钱、福氏星厥三钱、水龙骨三钱、卫矛三钱。

148

用 法	水煎服。
方 七	金樱子根二两、紫金牛一两、白鸡冠花四钱、葵花梗芯三钱。湿热白带加臭椿皮、米仁、茵陈。
用 法	水煎服。
例 证	本方应用五十余例有效。
方 八	白扁豆、红枣各适量。
用 法	水煎服。
方 九	金樱子根二两，紫金牛一两，海金砂屯一两。
用 法	水煎服。
方 十	紫金牛一两、女贞子四钱、鳢肠三钱。
用 法	水煎服。
方十一	茵陈四钱、白藓皮三钱、防己三钱、野菊三钱、淡竹叶四钱。服三至五帖后续服金樱子根一

149

1949

新　中　国
地 方 中 草 药
文 献 研 究
(1949—1979年)

1979

两。有臭气加土茯苓五钱、米仁根一两或茵陈五钱、焦山栀三钱。

用　法　水煎服。

方十二　棉花梗二两、白茅根一两、夏枯草四钱、仙鹤草一两、屯梨根一两、陈棕炭三钱、米仁一两。

用　法　水煎服。

适应症　老妇长期流红白。

例　证　本方应用二例有效。

孕 妇 腹 痛

处　方　野苎麻根一两。

用　法　水煎服。

产 后 疾 病

方　一　地骷髅一两、山楂五钱、谷芽一两、桑枝一两、荆芥一钱、生姜

150

三钱、陈皮一钱半,麦芽二钱。

用　法　水煎服。

方　二　紫金牛、桑梗、六月雪、红枣各
　　　　适量。

用　法　水煎服。

适应症　方一、二适于产后积食。

方　三　藕节七个。

用　法　水煎服。

方　四　苞蔷薇根二两。

用　法　水煎服。

适应症　方三、四适于产后血块痛。

方　五　山楂根一两、枸骨根一两。

用　法　水煎服。

适应症　产后水泻。

催　　生

处　方　兰花果（本地土名）适量。

用　法　代茶饮。

1949

新中国
地方中草药
文献研究
(1949—1979年)

1979

五官科

結膜炎

本病由于细菌感染所致。表现眼红、发痒，异物感，分泌物增多，晨起封住眼脸缘，不易睁开，重者有怕光流泪。

方　一　夏枯草、马兰头根、野菊花各适量。

用　法　水煎服。

方　二　忍冬屯全草一两、夏枯草一两、野菊花三钱。

用　法　水煎服。

方　三　毛莨适量。

用　法　捣烂外敷少商穴。

方　四　海金砂根适量。

152

用　法　加食盐少许捣烂，塞对侧耳。

方　五　龙胆草三两。

用　法　水煎服。

方　六　腹水草二两。

用　法　水煎服。

方　七　阴地厥五钱、夏枯草一两。

用　法　水煎服。

方　八　忍冬屯三钱、野菊花五钱、筋骨
　　　　　草三钱、珠砂根五钱。

用　法　水煎服。

附：其他眼疾

方　一　千里光一两。

用　法　水煎服。

适应症　沙眼。

方　二　夏枯草四钱、桑白皮五钱、野菊
　　　　　花三钱。

1949

新　中　国
地方中草药
文　献　研　究
(1949—1979年)

1979

用　法　水煎服。

适应症　眼白充血。

例　证　本方应用四人、有效。

方　三　谷精草五钱，木贼草五钱、筋骨
　　　　草一两。

用　法　水煎服。

方　四　娃儿屯二束。

用　法　水煎服。

适应症　角膜云翳。

方　五　六月雪八两。

用　法　水煎服。

适应症　白内障。

方　六　田皂角二两、羊肝五钱、鸡冠花
　　　　适量。

用　法　煅服。

方　七　青松毛四两、猪肝四两、红枣四
　　　　两。

用　法　水煎服。

154

方　八　夜明砂五钱、猪肝四两。

用　法　水煎服。

方　九　谷精草五钱、羊肝一只。

用　法　羊肝破开、将谷精草放入、锅里面用一包针茎垫蒸熟后去草吃羊肝。

适应症　方四——七适于夜盲症。

方　十　韭菜老根头、香橼叶适量。

用　法　揉糊塞对侧鼻。

适应症　眼睛起星。

方十一　五叶蛇莓（鲜）五钱、生猪油适量。

用　法　捣烂外敷六小时。

适应症　眼皮肿痛。

鼻　衄

鼻衄是由于鼻粘膜干燥、鼻腔炎、高血压、高热等引起的鼻出血。

1949

新 中 国
地 方 中 草 药
文 献 研 究
(1949—1979年)

1979

方　一　白茅根一两。

用　法　水煎服。

禁　忌　酒类。

方　二　焦山栀三钱、白茅根一两。

用　法　水煎服。

方　三　胎发（一般人的头 发 可 代）适量。

用　法　焙干研末吹入鼻中。

方　四　生地五钱、焦栀子三钱、白茅根一两、枇杷叶三钱。

用　法　水煎服。

方　五　苍耳子四钱、野菊花三钱、辛荑三钱、白芷八分、薄荷一钱、白茅根五钱。

用　法　水煎服。

方　六　白茅根一两、椪木花三钱。

用　法　水煎服。

方　七　仙鹤草一两、阴地蕨五钱、一枝

黄花三钱。

用　法　水煎服。

方　八　龙须草根二两（冬春可用小麦根代）夏枯草一两。

用　法　水煎服。

方　九　藕节十个（带须），冰片二分。

用　法　藕节研末加冰片成粉剂，取少许吹鼻内。连用三到五次。

适应症　鼻瘜肉。

例　证　本方应用五例有效，与方五配合使用效更佳。

方　十　白茅根四两、枸杞子一两。

用　法　水煎服。

付鼻窦炎

本病是由于鼻腔内细菌进入付鼻窦内，引起急性炎症。表现鼻塞、流涕、嗅

1949

新 中 国
地 方 中 草 药
文 献 研 究
(1949—1979年)

1979

觉减退、前额头痛等症状。

方　一　鸭跖草一两、玉米须一两六钱、头晕加苍耳草一两。

用　法　水煎服。

方　二　辛荑、苍耳子各等量、葱白适量。

用　法　前二药煎浓汁、葱白捣汁，二者混合。用棉花球蘸取混和液塞入鼻中。

咽　喉　炎

本病由于感冒，食刺激性食物，口腔不洁细菌感染所引起，表现咽喉部干燥，灼热，吞嚥不适感，声音嘶哑等症状。检查见咽部粘膜充血。

方　一　筋骨草三钱。

用　法　研末，开水送服。

158

方　二　威灵仙，米醋各适量。

用　法　威灵仙在米醋中浸，取液嗽口。

方　三　八角金盘六分。

用　法　研末吞服。

方　四　七叶一枝花五分。

用　法　研末吞服。

方　五　天名精五钱，野荞麦五钱。鸭跖
　　　　草五钱，马蹄金五钱，夏枯草五
　　　　钱。

用　法　水煎服。

方　六　鲜野荞麦根一两。

用　法　磨汁嗽口。

方　七　一枝黄花五钱、忍各屯一两。

用　法　水煎服。

例　证　本方应用四例有效。

方　八　筋骨草、紫背天葵各适量。

用　法　加醋适量捣汁嗽口。

方　九　白英一两、海金砂一两，一枝黄

1949

新 中 国
地 方 中 草 药
文 献 研 究
(1949—1979年)

1979

花五钱。

用　法　水煎服。

方　十　野菊花三钱、金银花五钱，筋骨草三钱、土牛夕三钱。

用　法　水煎服。

方十一　蓬莱、天花粉各适量。

用　法　捣汁嗽口。

方十二　威灵仙五钱、射干三钱、土牛夕三钱。

用　法　水煎服。

适应症　鱼骨鲠后引起的咽喉炎。

附：　骨哽喉管。

方十三　威灵仙一两。

用　法　煎汁，将汁含在口中缓缓咽下。

方十四　老鸭涎适量。

用　法　取老鸭涎含嗽。（取老鸭涎的方法：将大蒜头塞进老鸭之肛门，将鸭倒挂取涎）。

160

方十五 七叶一枝花三分、一枝 黄 花 五
钱。

用　法 前药研未吞、后药水煎服。

扁桃体炎（喉娥）

人体抵抗力减弱或受凉感冒后，致病
性细菌侵入扁桃体内，引起炎症。表现发
热，小儿有高热。可引起惊厥，咽部痛，
吞嚥时加剧。检查时咽部充血，两侧扁桃
体肿大，或表面有淡黄色点状脓点，反复发
作转变为慢性。此时常感咽喉部 有 异 物
感，检查时见两侧扁桃体上有条 索 状 疤
痕，

方　一 筋骨草一两。

用　法 水煎服。

方　二 一枝黄花三钱、马蹄金三钱、射
干三钱、筋骨草四钱，土牛夕三

1949

新　中　国
地 方 中 草 药
文　献　研　究
(1949—1979年)

1979

钱。

用　法　水煎服。

方　三　筋骨草（鲜）、米醋各适量。

用　法　前药捣烂取汁，其汁和米醋，滴
　　　　于扁桃腺上。

方　四　蛇果草一两、土圞儿一两。

用　法　水煎服。

方　五　大蓟根五钱、凤尾草五钱、筋骨
　　　　草五钱。

用　法　水煎服。

方　六　筋骨草一两、射干三钱。

用　法　水煎服。

方　七　海金砂五钱、土牛夕五钱。

用　法　水煎服。

方　八　鸭跖草一两。

用　法　水煎服。

方　九　野荞麦五钱、筋骨草一两。

用　法　水煎服。

162

方　十　　白英三钱、珠砂根五钱、忍冬屯
　　　　　　三钱、筋骨草三钱。

用　法　　水煎服。

方十一　　七叶一枝花适量。

用　法　　在醋中磨汁、取汁嗽口。

例　证　　本方应用十余例，效佳。

方十二　　土牛夕五钱、玄参一两、桔梗二
　　　　　　钱、甘草一钱半、筋骨草五钱。

用　法　　水煎服。

口　腔　炎

本病常见牙龈溃疡，口腔粘膜溃疡等。口腔粘膜内可见黄白色假膜，抹去后见红色溃疡病灶，痛、口臭、往往下颌淋巴结肿大。

方　一　　鸭跖草二两、一枝黄花四钱、杏
　　　　　　香兔耳风五钱。

1949
新 中 国
地 方 中 草 药
文 献 研 究
(1949—1979年)
1979

用　法　水煎服。

方　二　胡颓子一两、竹叶心一两、龙须草一两、茅根一两。

用　法　水煎服。

适应症　溃疡性口腔炎。

化脓性中耳炎

本病大多是由于上呼吸道感染；急性传染病；在不洁水中游泳，细菌蔓延感染所致。表现耳痛，吞咽时加剧，听力减退，鼓膜穿破时有脓液流出，有臭气。

方　一　田螺几只、冰片适量。

用　法　取液滴耳（取液法：将田螺靥挖开，放入冰片，斩去螺尾，即流出液汁）

方　二　田螺几只，冰片，月月红花适量。

用　法　捣烂取汁滴耳。

164

方　三　田螺取肉共虎耳草（鲜）适量。

用　法　捣烂取汁滴耳。

方　四　忍冬屯五钱、野菊花五钱、八角
金盘一钱、虎耳草一钱、红枣适
量。

用　法　水煎服。

适应症　慢性外耳道炎。

牙　痛

牙痛常见于龋齿及牙周膜炎。由于口
腔不洁，儿童期维生素和矿物质缺乏。或
食糖类过多，细菌在口腔内发酵，酸性物
质腐蚀牙齿，或细菌感染引起齿龋周围
炎。食过冷或过热食物时疼痛加重。检查
时见牙齿有大小不一的黑色龋洞。牙龈红
肿，叩击牙齿时疼痛。

方　一　生萝卜适量、食盐少许。

1949

新 中 国
地 方 中 草 药
文 献 研 究
(1949—1979年)

1979

用　法　捣烂敷患处。

方　二　野花椒根皮适量。

用　法　研末擦牙。

方　三　荸荠二碗、鲜淡竹叶二两。

用　法　水煎服。

适应症　虚火牙痛。

方　四　鲜杨梅树根半斤。

用　法　水煎服。

适应症　火牙痛。

方　五　有卵蛹的黄蜂窝一个。

用　法　水煎服。

适应症　蛀牙痛。

方　六　鲜八角金盘二钱、鸡蛋一只。

用　法　前药煎汁去渣，取汁煮鸡蛋，吃汁和蛋。

方　七　向日葵梗芯适量、鸡蛋一只。

用　法　同方六。

适应症　风火牙痛。

166

方　八　雄黄、胡椒、荜菝、良姜、细
　　　　辛、乳香各等量。

用　法　研末、吹鼻。

方　九　石膏五钱、杜蘅三分。

用　法　水煎服。

方　十　筋骨草一两、虎耳草一两。

用　法　煎汁用密冲服。

方十一　龙须草根二两。

用　法　水煎服。

适应症　风火牙痛。

方十二　虎耳草五钱、细辛三分、紫背天
　　　　葵适量。

用　法　前二味药水煎服、后一味药捣烂
　　　　塞于牙缝。

适应症　牙痛红肿。

方十三　天名精、筋骨草、车前草、野生
　　　　地、马兰根、月月红、大蓟根各
　　　　适量。

167

1949

新 中 国
地方中草药
文 献 研 究
(1949—1979年)

1979

用　法　捣烂外敷。

适应症　牙瘘。

方十四　八角金盘二钱、金银花一两、野
　　　　菊花三钱、虎耳草三钱。

用　法　水煎服。

适应症　急性牙周炎。

168

绍兴县中草药单方、验方选编（第三辑）

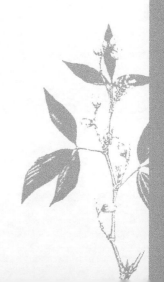

提　要

绍兴县卫生局编。

1978年5月出版。共78页，其中前言、编写说明、目录共8页，正文68页，插页2页。纸质封面，平装本。

本书介绍了治疗传染病、内科疾病、外科疾病、皮肤科疾病、五官科疾病、妇产科疾病的单方、验方。每种疾病下列出处方从一个到八九个不等，依次介绍各方组成、用法、来源，部分有治验。其中中草药名称尽量采用《浙江民间常用草药》的植物名。有些方剂后附有具体的适应证。由于所载处方系各级医院及医疗站的经验方，所以没有方名，且多为一些土方土法。例如治疗腋下脓肿，用"蛇葡萄根适量，鸡蛋清一只，捣烂敷患处"。

书中计量单位采用公制，如克、升、毫升。

处方中的药物除注明用鲜品外，均用干品。若用鲜品，应酌情加量。处方中的全草，除注明带根全草外，均指地上部分。

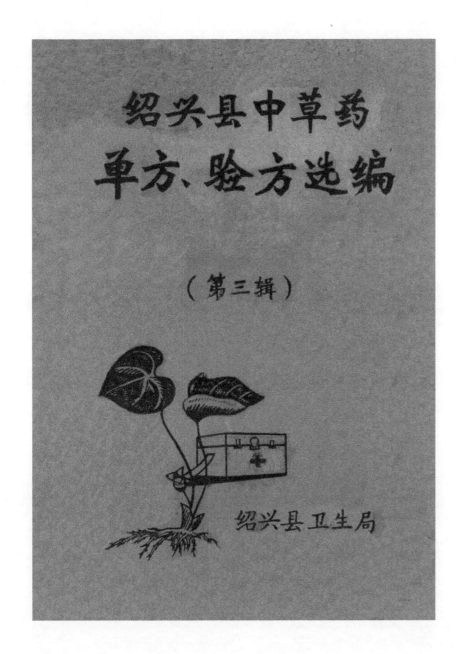

绍兴县中草药
单方、验方选编

（第三辑）

绍兴县卫生局

目　录

传　染　病

感冒与流感……………………………（ 1 ）

乙型脑炎………………………………（ 3 ）

腮腺炎…………………………………（ 3 ）

肝炎……………………………………（ 4 ）

细菌性痢疾……………………………（ 5 ）

百日咳…………………………………（ 6 ）

肺结核…………………………………（ 7 ）

内　科　疾　病

慢性气管炎……………………………（ 9 ）

支气管扩张出血………………………（10）

肺气肿…………………………………（11）

肺脓疡…………………………………（12）

胃、十二指肠溃疡……………………（13）

1949

新 中 国
地 方 中 草 药
文 献 研 究
(1949—1979年)

1979

肠胃炎……………………………（16）

钩虫病……………………………（18）

消化不良…………………………（18）

风湿性心脏病……………………（19）

高血压病…………………………（19）

高血压偏瘫………………………（20）

低血压……………………………（22）

贫血………………………………（23）

风湿热……………………………（23）

盗汗与自汗………………………（23）

中暑………………………………（24）

呃逆………………………………（24）

肾炎………………………………（25）

膀胱炎……………………………（27）

前列腺炎…………………………（27）

遗精………………………………（28）

癫痫………………………………（29）

头痛………………………………（29）

神经痛……………………………（30）

面神经麻痹…………………………（31）

痛风…………………………………（31）

外 科 疾 病

痈、疽、疔、疮、疖…………………（32）

脓性指头炎…………………………（37）

腱鞘炎………………………………（38）

下肢溃疡……………………………（38）

败血症………………………………（39）

外伤出血……………………………（39）

跌打损伤……………………………（41）

腰肌劳损……………………………（44）

四肢疼痛……………………………（44）

水火烫伤……………………………（45）

痔疮出血……………………………（46）

肛瘘…………………………………（46）

脱肛…………………………………（46）

疝……………………………………（47）

兰尾炎………………………………（47）

颈淋巴结核…………………………（48）

1949

新　中　国
地方中草药
文　献　研　究
(1949—1979年)

1979

淋巴管炎…………………………………（48）

关节炎……………………………………（49）

类风湿性关节炎…………………………（49）

毒蛇咬伤…………………………………（50）

蜈蚣咬伤…………………………………（51）

虫螫………………………………………（51）

皮 肤 科 疾 病

霉脚………………………………………（52）

荨麻疹……………………………………（52）

皮炎………………………………………（53）

带状疱疹…………………………………（53）

扁平疣……………………………………（54）

癣…………………………………………（54）

湿疹………………………………………（55）

天疱疮……………………………………（55）

五 官 科 疾 病

结膜炎……………………………………（56）

夜盲症……………………………………（56）

角膜炎……………………………………（57）

虹膜睫状体炎·····················（57）

耳鸣···························（57）

中耳炎·························（58）

鼻出血·························（58）

咽喉炎与扁桃体炎·················（58）

小儿口腔炎·····················（59）

声哑···························（61）

牙痛···························（61）

妇 产 科 疾 病

月经过多·······················（62）

闭经···························（62）

痛经···························（63）

白带···························（64）

滴虫性阴道炎·····················（65）

乳腺炎·························（65）

卵巢囊肿·······················（66）

附件炎·························（66）

先兆流产·······················（67）

产后血块痛·····················（67）

1949
新 中 国
地 方 中 草 药
文 献 研 究
(1949—1979年)
1979

产褥热……………………………………（68）

传 染 病

感冒与流感

方1　牛筋草15克，马 蹄 金（荷 包 草）
12.5克，白毛藤12.5克，贯众9克，
野菊花12.5克。

用法　水煎服。

治验　用于预防。

城南公社凤凰大队孟松根

方2　木大青叶31克（鲜62克）。

用法　煎汤送服。日服2次，连服5天。

治验　用于防治。

合作公社卫生院

方3　野菊花15克，大青叶15克，三脉叶

· 缺 页 ·

治验　用于感冒后期的咳嗽。

青陶公社卫生院

乙　型　脑　炎

方　　木大青叶62克，板兰根62克，生石
　　　膏125克（先煎半小时），生地31克，
　　　知母9克，甘草9克，荷叶2张。

用法　水煎服。如不能口服可给予鼻饲。

马山区卫生院

腮　　腺　　炎

方　　内服　苍耳子9克，枸骨31克，醉鱼
　　　草15克，海金砂藤31克。水煎服。
　　　注意　5岁以下小儿减半。
　　　外用　菊叶三七嫩头捣烂外敷。

城南公社凤凰大队孟松根

3

1949

新　中　国
地方中草药
文　献　研　究
(1949—1979年)

1979

肝　　炎

方 1　阴行草31克，虎杖根、生栀子、过
　　　　路黄、白毛鹿茸草各15克，荷包草
　　　　31克，红枣15克。

用法　水煎服。

治验　适用于急性黄疸肝炎。

　　　　　　向阳公社东风大队合作医疗站

方 2　贯众15克，败酱草31克，海金砂藤
　　　　25克，草棉根、阴行草各31克。

用法　水煎服。一日一剂，共十剂。

治验　适用于肝炎转氨酶增高。

　　　　　　城南公社繁荣大队楼锡阳

方 3　刘寄奴每日9克泡茶。锻人中白1日
　　　　46克，分三次饭后用刘寄奴冲服。

注意　禁忌油腻120天。

治验　适用于慢性肝炎。

4

東方红公社陈茂昌

方4 灯笼草（鲜）31克。

用法 用酒糟捣烂敷脐部。

解放公社红旗大队合作医疗站

细菌性痢疾

方1 三颗针18克，白石榴花9克，青木香 6克。

用法 水煎服。二剂，一日一剂。

合作公社红卫大队合作医疗站

方2 虎杖62克。

用法 水煎服。大泻后即服食醋31毫升。

合作公社向阳大队合作医疗站

方3 中华胡枝子全草62克。

用法 水煎服。

城南公社凤凰大队孟松根

方4 四季青叶（冬青科）62克。

5

1949

新　中　国
地方中草药
文　献　研　究
(1949—1979年)

1979

用法　水煎服。

县中草药服务部

方5　四季青（冬青科）抗菌片，每日四次，每次4—6片。或加用四季青注射液，每日1—2次，每次1—2支。

马山区卫生院

方6　萹蓄草62克，金鸡脚31克。

用法　水煎服。

注意　小儿用量减半。

治验　适用于痢疾高热。

杨汛桥公社新三大队合作医疗站

百　日　咳

方1　兰香草12.5克，杠板归9克，板兰大青叶9克。

用法　水煎服。连服五天。

治验　用于预防。

6

合作公社卫生院

方2 破铜钱（天胡荽）31克。

用法 水煎服。

治验 用于预防。

方3 土圞儿31克，杠板归31克，枇杷叶
12.5克。

用法 水煎服。

青陶公社卫生院

肺 结 核

方1 百部9克，鱼腥草31克，杏香兔耳
风9克。

加减 吐血加白茅根15克，紫金牛12.5克。
出冷汗加枸杞根9克。咳嗽加麦冬
9克。

用法 水煎服。

五星公社花井大队合作医疗站

7

1949

新 中 国
地 方 中 草 药
文 献 研 究
(1949—1979年)

1979

方2　百部9克，夏枯草15克，葎草31克，天葵子9克，白芨粉4.5克（吞）。

用法　水煎服。

方3　山栀根12.5克，枸骨根、鼠曲草各9克，络石藤6克，茅莓9克，杠板归6克，野菊花9克，紫苏6克，竹叶椒、一枝黄花各3克。

用法　水煎服。

治验　适用于肺结核咳嗽。

　　　　平水江公社跃进大队周来生

方4　首剂：鹿含草、石韦各31克。以后：每剂15克。

用法　水煎服。一日一剂。

治验　适用于肺结核咳血。

方5　水龙骨9克，白毛鹿茸草15克，三叶青6克，筋骨草3克。

用法　水煎服。

治验　同方4。

8

城南公社繁荣大队楼锡阳

内 科 疾 病

慢性气管炎

方1　南天竹子、空沙参各15克，紫花地
　　　丁31克，黄芩9克，野菊31克，生百
　　　部15克，忍冬藤31克。
用法　水煎服。
　　　　　向阳公社东风大队合作医疗站
方2　平地木、臭梧桐各31克。
加减　热重加大臭梧桐剂量，偏寒加重平
　　　地木剂量。
用法　水煎服。
　　　　合作公社高木大队合作医疗站

9

1949

新 中 国
地 方 中 草 药
文 献 研 究
(1949—1979年)

1979

方3 鲜嫩姜31克，白糖适量。

用法 蒸服。

治验 适用于气管炎寒咳。

城南公社繁荣大队楼锡阳

支气管扩张出血

方1 椴木叶15克或花9克，斑地锦、仙鹤草各31克，地榆炭9克，野菊花6克，千里光15克，麦冬6克，桑白皮9克。

用法 水煎服。

红雨公社两溪大队于衍桃

方2 白芨9克，仙鹤草15克，白茅根6克，藕节炭15克，百草霜（宜烧草者）3克（吞）。

用法 水煎服。

合作公社高木大队合作医疗站

10

方3　山海螺（羊乳）31克，铁苋菜9克，
　　　鲜侧柏叶31克。

用法　水煎服。

马山区卫生院

方4　大蓟根31—62克，瘦猪肉125克。

用法　水煎。喝汤吃肉。

备注　此方也适用于遗精。

平水江公社跃进大队周来生

肺　气　肿

方　　生侧柏31克，降香6克，旋复花12.5
　　　克（布包），山海螺（羊乳）、米
　　　仁根各31克，黄毛耳草15克，枳壳
　　　4.5克，地龙9克。

用法　水煎服。

县中草药服务部

11

1949

新 中 国
地 方 中 草 药
文 献 研 究
(1949—1979年)

1979

肺　脓　疡

方1　五果藤根（清风藤科清风藤）31克，
匍伏堇18克，怀牛膝18克，野荞麦
根62克，白芨粉4.5克（吞）。胸痛
加香附9克。

用法　水煎服。

嵇江公社大桥大队合作医疗站

方2　鱼腥草62克，桔梗9克，米 仁 根、
冬瓜子各62克，佩兰9克，野 荞 麦
根62克。

用法　水煎服。

青陶公社卫生院

方3　鱼腥草（鲜）93克（后入），山海
螺（羊乳）31克，红枣15克。

用法　水煎服。

城南公社凤凰大队孟松根

12

方4　蘘荷根（蜘蛛抱蛋）62克，盐肤木
　　　12.5克，紫珠花6克，檵木花6克。
用法　水煎服。
备注　此方尚有止血、化痰作用。
　　　　　　平水江公社跃进大队周来生

胃、十二指肠溃疡

方1　青木香适量。
用法　剪碎，开水送服。
治验　适用于胃痛。
　　　　　　　向阳公社东风大队合作医疗站
方2　飞来鹤、大血藤、一包针各9克。
用法　水煎服。
治验　适用于胃痛。
方3　元宝草、蒲公英各31克，飞来鹤、
　　　红木香各9克，金樱子根12.5克，
　　　海螵蛸9克。

13

1949
新 中 国
地 方 中 草 药
文 献 研 究
(1949—1979年)
1979

用法　水煎服。

治验　适用于胃炎，胃酸过多，十二指肠溃疡。

城南公社凤凰大队孟松根

方4　仙桃草（蚊母草）适量。

用法　阴干煅灰吞服。

治验　适用于胃痛。

杨汛桥公社建新大队合作医疗站

方5　山佩兰15克，连钱草9克，飞来鹤、华中五味子根、石菖蒲各12.5克，藤梨根31克，乌药6克。

用法　水煎服。

治验　曾治愈60岁老年胃痛（有气块）。

城南公社繁荣大队楼锡阳

方6　贯众93克，野菊花6克，忍冬藤12.5克，无患子根6克。

用法　水煎，当茶饮。

治验　适用于防治肝胃气。

14

王化公社岭下大队合作医疗站

方7　穿线处方：第一次取穴胃俞（双），中脘。第二次取穴胃俞（加强），下脘。第三次取穴胃俞（加强），上脘。

治验　适用于胃痛（胃下垂，胃溃疡）。忌食生、冷、硬、刺激性食物。一般治愈率达80％。

钱梅公社岭江大队合作医疗站

方8　新针处方：内关，足三里，中脘。腹痛加天枢穴（双）。

治验　适用于胃痛。

安昌公社国际大队合作医疗站

方9　活血丹鲜草、乌贼骨、铁扫帚各31克，红木香6克。

用法　水煎服。

合作公社向阳大队合作医疗站

方10　鲜马兰头根（鸡儿肠）31克。

用法　水煎服。

15

1949

新 中 国
地方中草药
文 献 研 究
(1949—1979年)

1979

合作公社高木大队合作医疗站

方11 青木香6克，石菖蒲根3克。

用法 水煎服。

五星公社花井大队合作医疗站

肠 胃 炎

方1 萹蓄31克，白芨9克。

用法 水煎服。

杨汛桥公社建湖大队合作医疗站

方2 铁扫帚、六月雪各31克，仙鹤草、
一包针各15克。

用法 水煎服。

治验 适用于慢性肠炎。

合作公社东安大队合作医疗站

方3 水杨梅全草31克，炒白术9克。

用法 水煎服。

治验 适用于慢性肠炎。

16

青陶公社卫生院

方4　兰香草、臭椿根、败酱草各31克，
　　　蒲公英、地榆各12.5克。

用法　水煎服。三剂。

治验　适用于慢性肠炎。

城南公社凤凰大队孟松根

方5　百草霜。

用法　一日三次，每次3克。吞服。

向阳公社东风大队合作医疗站

方6　水辣蓼500克，鸡眼草125克，棕榈
　　　树根1,000克，一见喜125克，甘草
　　　62克。

用法　煎成4,000毫升。加糖精、防腐剂备
　　　用。每人每次服20毫升，一日三次。

青陶公社越联大队合作医疗站

方7　天仙藤、五加皮各9克，金樱子31克。
用法　水煎服。

杨汛桥公社建新大队合作医疗站

17

1949

新 中 国
地方中草药
文 献 研 究
(1949—1979年)

1979

方8　隔姜灸神厥穴。

城南公社凤凰大队合作医疗站

钩 虫 病

方1　鲜马齿苋62克。

用法　水煎服。

注意　如出现头晕，不必另行处理。

绍兴县第四人民医院李金林

方2　苦楝根白皮9克，贯众15克，红藤31克，枫杨叶（鲜）、元明粉各15克。

用法　水煎，去渣，浓缩至50毫升，冲入元明粉，加矫味剂，睡前服，连服三天。小儿酌减。

合作公社卫生院

消 化 不 良

方1　铁扫帚31克，六月雪12.5克，刘寄

18

奴9克，飞来鹤9克。

用法　水煎服。

城南公社凤凰大队孟松根

方2　蟾蜍一只。

用法　剥皮清蒸服肉，连服五只。

南钱清公社沿山大队王土根

风湿性心脏病

方　牯岭勾儿茶62克，粉防己9克，威灵
　　仙12.5克，土牛膝15克，丹参31克，
　　茜草25克，茶树根31克，灯芯9克。

用法　水煎服。

青陶公社卫生院

高　血　压　病

方1　槐花31克，野菊花、山楂各15克。

加减　便秘加决明子15克。阴虚加石豆兰

绍兴县中草药单方、验方选编（第三辑）

1949

新　中　国
地方中草药
文　献　研　究
(1949—1979年)

1979

15克。

治验　高血压可由多种原因引起。对原发性高血压，我们用上方试治多例，能下降，但不巩固，可能与不坚持服药有关，尚待进一步观察。

青陶公社卫生院

方2　苞蔷薇根（大红袍）12.5克，野鸦椿根、红枣各62克。

用法　水煎服。

城南公社凤凰大队孟松根

高血压偏瘫

方1　臭梧桐31克，豨莶草15克，野蔷薇根62克，桑寄生、土牛膝、白薇、金雀根各15克。

加减　胃口不开加六月霜（刘寄奴）9克，糯米团15克。便秘加决明子、火麻

20

仁、生大黄各9克。舌强（语言蹇涩）加女贞子9克，石菖蒲6克，石豆兰15克，麦冬9克。肢体麻木加威灵仙、朱砂根各9克，制南星4.5克，皂角6克，白茄根9克。肢体酸软加阴地蕨15克，桑寄生9克，枸骨根、杞子根各15克，首乌12.5克，筋骨强直加广地龙、石松（伸筋草）、当归各9克。

用法 水煎服。

青陶公社卫生院

方2 豨莶草93克，连翘、臭梧桐各31克。忍冬藤62克。

用法 水煎，黄酒冲服。十二剂为一疗程。

治验 适用于半身不遂。

平水江公社跃进大队周来生

方3 降压沟点刺放血。第一轮穴：肩髃透三角肌点，瘫偏1（肩前），瘫

21

1949

新 中 国
地 方 中 草 药
文 献 研 究
(1949—1979年)

1979

偏2（肩中），瘫偏3（肩后），夹脊（脊椎棘突间两侧），环跳，风市，伏兔。第二轮穴：症状减轻后，去瘫偏1、2、3和夹脊穴。加强壮穴曲池、内关、阳陵泉、足三里、下巨虚。

青陶公社越联大队合作医疗站

方4　杏香兔耳风根，加盐少许，捣烂敷于脐部。配梅花针，火罐，应用患处。

杨汛桥公社新兴大队合作医疗站

低　血　压

方　大血藤31克，茜草、女贞子、活血龙、菟丝子、盐肤木子各15克。

用法　水煎服。

城南公社繁荣大队楼锡阳

22

贫　血

方　野菊花9克，大血藤、益母草各15克，红木香6克，络石藤12.5克，牛藤9克，六月雪15克。

用法　水煎服。

五星公社花井大队合作医疗站

风　湿　热

方　豨莶草、苍耳草、白英各15克，粉防己、虎杖、土牛藤各9克，红藤、臭梧桐、生地各15克。

用法　水煎服。

青陶公社卫生院

盗汗与自汗

方1　荠苨（空沙参）62克。

23

1949
新 中 国
地 方 中 草 药
文 献 研 究
(1949—1979年)
1979

用法 水煎服。

城南公社凤凰大队盂松根

方2 野荞麦嫩头31克，红枣5枚。

用法 水煎服。

城南公社繁荣大队楼锡阳

中　暑

方 六月雪15克，海金砂、夏枯草各9克，五香草6克，忍冬藤12.5克，桑叶9克，土细辛1.5克或徐长卿6克，薄荷4.5克，苏叶9克。

用法 水煎服。

治验 治疗1，000余例，效果优良。

安昌公社国际大队合作医疗站

呃　逆

方1 韭菜子62克。

24

用法　炒焦研成粉末拌炒米粉服。

治验　本方系民间单方，对各种西药无效
　　　患者，有特殊疗效。

马山区卫生院

方2　五味子3克。

用法　研粉吞服。

合作公社向阳大队合作医疗站

方3　荔枝7个。

用法　连壳煅灰研末，温开水冲服。

方4　刀豆子适量。

用法　煅灰，滚水调服，每次6克，一日
　　　二次。

嵇东公社跃进大队谢张炎

肾　　炎

方1　苍耳子31克。

用法　加水一碗，煎服。连服一月。

1949
新 中 国
地 方 中 草 药
文 献 研 究
(1949—1979年)
1979

南钱清公社后东塘大队陆水中

方2 筋骨草、冬瓜皮各12.5克，玉米须62克，车前草31克。

用法 水煎服。

治验 适用于急性肾炎。

合作公社红卫大队合作医疗站

方3 马蹄金、过路黄、连钱草、白英、鸭跖草各31克。

用法 水煎服。

治验 适用于急性肾炎。

五星公社花井大队合作医疗站

方4 荷包草（鲜），白毛鹿茸草嫩头（鲜）。

用法 捣烂外敷。

治验 适用于小儿肾炎。

城南公社繁荣大队楼锡阳

方5 筋骨草（鲜）、荷包草（鲜）、荔枝草（鲜）各等量。

26

用法　捣烂敷脐部。

治验　适用于小儿急性肾炎水肿。

县中草药服务部

膀　胱　炎

方　络石藤15克，乌韭、山桂、蒲公英、
　　麦芽各9克，山栀根15克。

用法　水煎服。

东方红公社八一大队蔡关海

前　列　腺　炎

方　山大麦根62克，牛筋草、海金砂、
　　六月雪、千里光各31克，车前草、
　　楤木各15克。

用法　水煎服。

红雨公社两溪大队合作医疗站

1949

新　中　国
地 方 中 草 药
文　献　研　究
(1949—1979年)

1979

遗　精

方1　乌蔹莓、车前草适量。

用法　水煎服。

　　　　杨汛桥公社新三大队合作医疗站

方2　金樱子根、六月雪、金灯藤、芡实
　　　各31克,莲须12.5克,淫羊藿15克。

用法　水煎服。

方3　斑地锦(鲜)125克，三白草（鲜）
　　　93克。

用法　水煎服。

　　　　城南公社繁荣大队楼锡阳

方4　内服　凤尾草、黄毛耳草、江南星
　　　蕨、岩柏各15克。水煎服。

　　　新针　三阴交，关元，足三里，中
　　　极。每次二穴。

治验　适用于有肝炎病史者。

28

杨汛桥公社新一大队合作医疗站

癫　痫

方　红梅稍根62克，红枣5枚。

用法　水煎服。一月为一疗程

合作公社卫生院陈如芬

头　痛

方1　苍耳子9克，路路通（枫香果）5枚，爬山虎9克，木大青叶12.5克，一枝黄花6克，夏枯草9克，鸡蛋二只。

用法　水煎。服汤吃蛋。

平水江公社跃进大队周来生

方2　木大青叶62克，野木瓜（七叶莲）31克。

用法　水煎服。

治验　适用于偏头痛。

29

1949
新 中 国
地 方 中 草 药
文 献 研 究
(1949—1979年)
1979

城南公社凤凰大队孟松根

神　经　痛

方1　倒挂金钟（凌霄）根62克，络石藤31克，香茶菜12.5克，甘草9克。

用法　水煎服。

治验　适用于坐骨神经痛。

合作公社卫生院

方2　白薇、穿山甲、泽兰叶、鬼剪羽各9克。

用法　水煎服。

治验　适用于肋间神经痛。

青陶公社卫生院

方3　紫背天葵12.5克。

用法　研粉吞服。一日一次。

治验　适用于肋间神经痛。

青陶公社红卫大队合作医疗站

30

方4　野木瓜（七叶莲）45克或加威灵仙
　　　9克。

用法　水煎服。

治验　适用于三叉神经痛。

城南公社凤凰大队孟松根

面神经麻痹

方　　一枝黄花31克，苍耳子9克，白芷
　　　6克，夏枯草15克，野菊12.5克，蜈
　　　蚣2条，杜衡1.5克，平地木31克，
　　　钩藤12.5克。

用法　水煎服。

绍兴县中草药服务部

痛　风

方　　常绿油麻藤（血枫藤）31克，木防
　　　己、五加皮各15克，云实根6克，

31

1949

新 中 国
地 方 中 草 药
文 献 研 究
(1949—1979年)

1979

三叶木通、木大青根各15克，白毛鹿茸草12.5克。

用法　水煎，加糖适量冲服。

平水江公社跃进大队周来生

外科疾病

痈、疽、疔、疮、疖

方1　木芙蓉62克，倒挂金钟31克，美丽胡枝子15克，猫人参62克（均鲜品）。

用法　水煎好后加入适量黄酒内服。药渣捣烂外敷。

治验　适用于深部脓肿。

平水公社桃园大队祝阿木（祝茂昌）

方2　内服：华中五味子根、野葡萄根、乌蔹莓各31克。水煎服。

外用：华中五味子根、野葡萄根加米醋捣烂敷患处。

32

治验　适用于深部脓肿。

城南公社繁荣大队楼锡阳

方3　茄蒂（鲜）7个（乾者加倍），生
何首乌31克。

用法　加水三碗煎至三分之一，饭前服。
收口期续服二剂。

治验　适用于疔痈。

稽东公社跃进大队谢张炎

方4　木芙蓉（叶、根、花均可）。

用法　加凡士林（1∶4）制成软膏外用。
每日或隔日换一次。

治验　使用效果比鱼石脂膏好。适用于疮
疖、蜂窝组织炎、脓肿。

向阳公社东方大队潘金炎
平水公社桃园大队祝阿木

方5　瘦风轮全草（鲜）。

用法　加食盐少许，捣烂外敷。

治验　适用于疮疖。

33

1949

新 中 国
地 方 中 草 药
文 献 研 究
(1949—1979年)

1979

绍兴县第四人民医院李金林

方6　土人参(卢兰参)62克，枸骨125克，钩藤31克，土牛藤31克，野荞麦31克。

用法　水煎服。连服五至十剂。忌油腻、鸡蛋、刺激物。

治验　适用于多发性脓肿。

青陶公社卫生院

方7　蛇葡萄根适量，鸡蛋清一只。

用法　捣烂敷患处。

治验　适用于腋下脓肿。

城南公社繁荣大队楼锡阳

方8　鲜土圉儿。

用法　煨后去皮，用食盐捣烂外敷。

治验　适用于疮毒。有破头、排脓、生肌等作用。

向阳公社东风大队合作医疗站

方9　黄杨木。

34

用法　煎汁外洗。

治验　适用于无名肿毒。

　　　　杨汛桥公社建湖大队合作医疗站

方10　壁虎数只。

用法　将壁虎浸入盐卤约 1 个月或更长时
　　　间，将卤备用，搽患处。

治验　适用于肩担疮。一般搽二、三次即
　　　愈。

　　　　　　王坛公社刀坑大队蒋良谟

方11　鱼腥草31克（鲜），食盐适量。

用法　捣烂外敷。

治验　适用于痈疮。

　　　　平水江公社跃进大队周来生

方12　臭黄堇。

用法　捣烂敷患处。

治验　适用于对口疮初起。

注意　如有全身症状，还需用清热解毒凉
　　　血药内服。

35

1949

新 中 国
地 方 中 草 药
文 献 研 究
(1949—1979年)

1979

方13 蜣螂。

用法 新瓦焙干加冰片，用水调匀敷疮，将膏药贴上固定。

治验 适用于对口疮。

注意 如有全身症状，还需用清热解毒凉血药内服。

方14 白接骨根。

用法 捣烂外敷。

治验 适用于对口疮已溃不能收口者。

注意 如有全身症状，还需用清热解毒凉血药内服。

城南公社凤凰大队孟松根

方15 土人参（卢兰）嫩茎叶（鲜）。

用法 捣烂外敷，每日换一次。

治验 用于疮口溃疡，有清热排脓生肌之效。

平水供销社药店史达轩

36

脓性指头炎

方1 九头狮子草适量。

用法 加食盐少许捣烂外敷。

青陶公社卫生院

方2 童便浸患指。

注意 破溃者禁忌。

绍兴县第四人民医院李金林

方3 贯众。

用法 煎浓汁纱布浸透裹贴指上，不时调
换。

方4 三叶蛇莓。

用法 捣烂敷患指。

城南公社凤凰大队孟松根

方5 初起用白矾末拌猪胆敷之，一剂肿
退，二剂消炎，三剂痊愈。

平水江公社跃进大队周来生

37

1949
新　中　国
地 方 中 草 药
文 献 研 究
(1949—1979年)
1979

方6　紫丹参鲜根、垂盆草各适量。

用法　加食盐捣烂外敷。

向阳公社东方大队潘金炎

方7　风化石灰适量。

用法　外敷。

城南公社繁荣大队楼锡阳

方8　三叶青、野葡萄根皮各适量。

用法　捣烂外敷。

杨汛桥公社新一大队合作医疗站

腱　鞘　炎

方　半夏，糯米团根。

用法　加食盐少许捣烂外敷。

王坛公社红旗大队相乃杰

下肢溃疡

方1　乌贼骨适量。

38

用法　煅制研末，用麻油调，敷于患处。

　　　　合作公社东安大队合作医疗站

方2　檀树根适量，食盐少许。

用法　煎汤外洗。

治验　适用于外伤性长期不愈溃疡。

　　　　南钱清公社沿山大队王土根

败 血 症

方　中华常春藤62克，夏枯草、黄独、生地各15克。

用法　水煎服。

　　　　青陶公社越联大队合作医疗站

外伤出血

方1　檵木叶。

用法　嚼糊或捣烂外敷。

方2　檵木花。

1949

新 中 国
地 方 中 草 药
文 献 研 究
(1949—1979年)

1979

用法　研粉外敷患处。

　　　　王坛公社刀坑大队蒋良谟

　　　　杨汛桥公社卫生院

　　　　向阳公社东风大队合作医疗站

　　　　青陶公社红卫大队陶上言

方3　桑花、紫珠花、楤木花

用法　共研细末外敷。

　　　　王化公社岭下大队合作医疗站

方4　白接骨鲜根适量。

用法　洗净捣烂外敷患处，不必换药，自
　　　行脱落为止。

备注　晒干研粉外敷患处亦可。

　　　　　　　　　县中草药服务部

方5　乌蔹莓根。

用法　晒干研粉，外敷患处。

　　　　　　　　　县中草药服务部

40

跌打损伤

方1 四叶对根。

外用 晒干研粉，用凡士林调成20—25％软膏，每日或隔日换药一次。

注意 有皮肤破裂不能用。

内服 四叶对粉1.5—3克。小儿适当减量。

注意 内服时要严格掌握剂量，且忌吃糖类和富含糖类的食物，防止中毒、呕吐。

平水公社桃园大队祝阿木

方2 **内服** 白蝴蝶6克，切碎开水吞服，服后1—2小时腹泻，伤重者加服苦参末6克，最好用黄酒送服。

外用 香樟根皮31克，田中红头姜一把（均鲜），加酒适量，捣烂敷痛处。

41

1949

新 中 国
地 方 中 草 药
文 献 研 究
(1949—1979年)

1979

注意　忌食酸辣。

　　　　平水江公社跃进大队周来生

方3　破铜钱62克，食盐少许。

用法　捣烂。汁内服，渣外敷。

　　　　南钱清公社沿山大队王土根

方4　菊叶三七、连钱草适量。

用法　捣烂外敷患处，每日一次。

　　　　青陶公社青峰大队合作医疗站

方5　野苎麻根（鲜）适量。

用法　切碎，捣烂，加米醋少量，外敷患处，每日一次。

治验　适用于扭伤。

注意　有过敏性皮炎者慎用。如有皮肤搔痒，即停用，或外涂红汞。

　　　　城关镇红星街道敢闯

　　　　　人民防治站

方6　鲜珍珠菜。

用法　捣烂外敷。

42

治验　适用于扭伤、碰伤。

　　　　向阳公社东风大队合作医疗站

方7　黄柏适量加石膏、樟脑等量。

用法　研粉。用75％酒精调敷，一天搽三次。一般一天痛减，三天痊愈。

方8　酢浆草（鲜）、石胡荽、菊叶三七、积雪草适量。

用法　捣烂敷患处，每天换一次。

治验　适用于急性关节扭伤。

　　　　红旗公社团结大队 唐志根
　　　　　　　　　　　　　 孙张根

方9　菊叶三七块根（鲜）

用法　洗净、捣烂，外敷患处。

治验　适用于跌打扭伤、关节脱臼复位后肿痛及软组织损伤，有消肿散瘀止痛之效。

　　　　县中草药服务部

43

1949

新 中 国
地 方 中 草 药
文 献 研 究
(1949—1979年)

1979

腰肌劳损

方1 扶芳藤、天竺根、珍珠菜、卫矛各
15克，仙鹤草31克。

用法 水煎服。

方2 白芥子4.5克，桃仁9克，冰片少许。

用法 研粉吞服。

治验 适用于闪腰急性期。

青陶公社卫生院

方3 新针处方：腰俞、委中、人中，配
手针腰痛俞。强刺激，一天一次，
七天为一疗程。

安昌公社国际大队合作医疗站

四肢疼痛

方1 白毛鹿茸草62克，红枣93克。

用法 水煎，喝汤吃枣。

44

治验　适用于神经性疼痛。服药 后 有 腹
　　　泻。

平水江公社跃进大队周来生

方2　鲜丝爪藤125克。

用法　水煎服。

方3　小青草、忍冬藤各31 克，伸 筋 草
　　　12.5克，米仁31克。

用法　水煎服。

县中草药服务部

水火烫伤

方1　虎杖，紫草，地榆。

用法　用水提醇沉法，浓缩，加凡士林制
　　　成软膏，患处清洁消毒后敷用。

马山区卫生院

方2　煅石膏，煅儿茶，煅大黄。

用法　各等份研末，用香油或麻油调匀搽

绍兴县中草药单方、验方选编（第三辑）

1949
新中国
地方中草药
文献研究
(1949—1979年)
1979

涂患处。每日数次。患处搽药后勿必清洗，第二、三天继续使用。

处方来源：本村退休工人从唐山传来。

南池公社幸福大队许金富

痔疮出血

方　杠板归、华紫珠各9克，白毛鹿茸草93克，红枣250克。

用法　水煎。喝汤吃枣。

平水江公社跃进大队周来生

肛　　瘘

方　羊乳（鲜）、红枣各125克。
用法　水煎服。

青陶公社卫生院陶步云

脱　　肛

方　仙鹤草（鲜）125克，红枣62克。

46

用法　水煎服。

治验　儿童脱肛服之更佳。

青陶公社卫生院陶步云

疝

方1　黄药脂、三叶木通、南蛇藤各9
克，菝葜、苏梗、络石藤、天竺根
各6克，路路通5枚，红枣250克。

用法　水煎服。

治验　适用于疝气。

平水江公社跃进大队周来生

方2　粗薜荔藤62克。

用法　水煎服。

治验　适用于疝气痛。

城南公社凤凰大队孟松根

兰尾炎

方1　清风藤（五果藤）根62克，败酱

47

1949

新　中　国
地 方 中 草 药
文 献 研 究
(1949—1979年)

1979

草、柴花地丁各31克，羊蹄9克。

用法　水煎服。

稽江公社大桥大队合作医疗站

方2　猫人参62克，虎杖、犁头草、红藤、败酱草、羊蹄、凌霄根各31克。

用法　水煎服。

城南公社凤凰大队孟松根

颈淋巴结核

方　清风藤（五果藤）31克，玄参12.5克，土茯苓、夏枯草各9克，生甘草6克。已溃破者加壁虎二条。

用法　水煎服。

马山区卫生院

淋巴管炎

方　藤梨根62克，野葡萄根、紫花地丁草各31克，大蓟根15克。

48

用法 水煎服。

青陶公社卫生院

关 节 炎

方1 菝葜、土牛膝、栀子根各9克，牛
膝、虎杖、苏梗各6克，五加皮15
克，樟根6克，南蛇藤、五叶木通
各12.5克，天竺根6克。

用法 水煎服。十二剂为一疗程。同时外
敷茅膏菜于膝眼穴。

平水江公社跃进大队周来生

方2 四叶对，天南星。

用法 捣烂，以米醋调敷患处。

杨汛桥公社建新大队合作医疗站

类风湿性关节炎

方 清风藤（五果藤）31克，牛膝 9
克，鸡血藤、威灵仙 各 15 克，独

49

1949
新 中 国
地方中草药
文 献 研 究
(1949—1979年)
1979

活、红花各9克,红茴香皮1.5克,金雀花9克,虎杖15克。

用法　加烧酒500毫升浸20天,早晚各服31毫升。

红雨公社两溪大队于衍桃

毒蛇咬伤

方　外用　半边莲、活血丹、徐长卿各适量。取其中一种(鲜品)加食盐少许,捣烂后敷于患处。一日三次。

内服　乌蔹莓、鸭跖草、紫花地丁、蒲公英各15克,一枝黄花31克,鲜半夏二颗,徐长卿、夏枯草各9克。水煎服。一日一剂。连服三至七天。

治验　主要适用于蝮蛇咬伤,24小时内扩创后外敷创口周围,并内服草药。治

50

愈112人次,除1例因服药呕吐外,极大多数患者都未用西药。肿胀部位若在近端,以及病情较危急时,应中西结合进行抢救。

安昌公社国际大队合作医疗站

蜈蚣咬伤

方 鲜芋艿适量。

用法 捣烂敷患处,一天换二次。

红旗公社团结大队 唐志根 孙张根

虫 蜇

方1 葱老头。

用法 切碎擦患处。

治验 适用于蜂刺伤。

杨汛桥公社新一大队合作医疗站

方2 七叶一枝花。

51

1949

新 中 国
地方中草药
文 献 研 究
(1949—1979年)

1979

用法　加醋磨烂外敷。

治验　适用于蜂刺肿痛。

城南公社繁荣大队楼锡阳

方3　菊叶三七嫩头（鲜）适量。

用法　捣烂外擦患处。

治验　适用于毛辣虫螫伤。

县中草药服务部

皮肤科疾病

霉　脚

方　用新鲜雄鸭毛温汤加食盐少许，外
洗。

南钱清公社沿山大队王土根

荨　麻　疹

方　倒挂金钟根、丹参各31克。

用法　水煎服。

52

城南公社繁荣大队楼锡阳

皮　炎

方1　长叶冻绿鲜根皮。

用法　加猪油适量（拌湿为度），捣烂，
用纱布包好，外擦。

治验　适用于干燥性皮炎。

南钱清公社抱古大队杨金土

方2　天名精全草。

用法　捣烂取汁内服，渣外敷。

治验　适用于钩虫性皮炎。

青陶公社红卫大队陶上言

带状疱疹

方　　鳖甲。

用法　煅灰研末，以桐油调涂。

城南公社凤凰大队孟松根

53

1949

新 中 国
地方中草药
文 献 研 究
(1949—1979年)

1979

扁 平 疣

方　　荆芥、蛇蜕、白蒺利、白芷、**杏仁**
各**9**克，麻黄4.5克，防风1.5克，
徐长卿15克，野菊、赤芍各**9**克。
如无蛇蜕，可用蝉衣**9**克，加**葛根**
9克或桔梗4.5克。

用法　随症加减。水煎服。

县中草药服务部

癣

方1　大露蜂房1个，生明矾适量。

用法　将生矾放入孔内，瓦上煅 灰 涂 患
处。

稽东公社跃进大队谢张炎

方2　羊蹄。

用法　鲜醋酒精捣烂搽患处。

54

治验　适用于皮肤红癣。

　　　　　　王坛公社刀坑大队蒋良谟

方3　鲜羊蹄汁涂患处。

治验　适用于皮癣。

　　　　　　县中草药服务部

湿　疹

方　鲜野丝瓜藤适量，食盐少许。

用法　捣烂涂患处。

　　　　南钱清公社行义大队朱连荣

天　疱　疮

方1　苦蕺适量。

用法　洗净晒干，研粉，用菜油或麻油调
　　　搽。

　　红旗公社团结大队唐志根、孙张根

方2　丝瓜叶。

55

1949
新 中 国
地 方 中 草 药
文 献 研 究
(1949—1979年)
1979

用法 捣汁外搽。

城南公社凤凰大队孟松根

五官科疾病

结 膜 炎

方1 野菊31克，木贼草、千里光各15克，忍冬藤31克，筋骨草15克。

用法 水煎服。

向阳公社东风大队合作医疗站

方2 羊蹄15—31克。

用法 水煎服。

王坛公社刀坑大队蒋良谟

夜 盲 症

方 田皂角62克，六月雪（白马骨）31克，平地木15克，生甘草9克。

用法 水煎服。

56

东方红公社八一大队蔡关海

角 膜 炎

方　谷精草15克，野菊花、决明子各9克，夏枯草15克，龙胆草3克。

用法　水煎服。

治验　适用于外伤性角膜炎。

合作公社高木大队合作医疗站

虹膜睫状体炎

方　天竺根31克。

用法　以甜酒酿31克煎服。

青陶公社卫生院

耳 鸣

方　仙人掌31—62克。

用法　水煎服。连服二至三剂。

杨汛桥公社红卫大队合作医疗站

57

1949

新　中　国
地　方　中　草　药
文　献　研　究
(1949—1979年)

1979

中　耳　炎

方　　蛇壳煅灰加冰片或冰硼散适量。用
双氧水洗净后，吹入耳内。

城南公社凤凰大队孟松根

鼻　出　血

方　　景天三七（鼻头红草）嫩头10—20
个。

用法　蒸蛋淡吃。

治验　适用于小儿。

杨汛桥公社新四大队合作医疗站

咽喉炎与扁桃体炎

方1　忍冬藤31克，一枝黄花25克，威灵
仙12.5克。

用法　水煎服。

58

杨汛桥公社新三大队合作医疗站

方2　珠芽紫堇（一粒金丹）5粒。

用法　吞服。

方3　鲜鸭跖草250克。

用法　水煎服。

城南公社凤凰大队孟松根

方4　筋骨草3克，山豆根（蝙蝠葛）
　　　9克，鸭跖草15克。

用法　水煎服。

城南公社繁荣大队楼锡阳

方5　新鲜凤尾草根31克。

用法　洗净，用食醋62克捣汁漱喉一至二
　　　次。

合作公社合作大队合作医疗站

小儿口腔炎

方1　野茶根31克，田皂角15克，红枣

1949

新 中 国
地 方 中 草 药
文 献 研 究
(1949—1979年)

1979

31克。

用法　水煎服。

城南公社繁荣大队楼锡阳

方2　桑树白皮。

用法　捣汁外涂。

平水江公社跃进大队周来生

方3　中华常春藤31克，黄药子9克，大枣9克。

用法　水煎服。

注意　黄药子含有毒成份，服过量会出现呼吸困难和心脏麻痹。小儿服用黄药子一般应控制在9克以内（一天量），且不宜长服。

南池公社幸福大队许金富

方4　铁扫帚、小青草 各15克，肉 桂 粉0.6克（冲），黄柏6克。

用法　水煎服。

治验　适用于口唇炎。

60

县中草药服务部

方5 倒挂金钟31克。

用法 水煎服。

向阳公社东风大队合作医疗站

声　哑

方 白英31克。

用法 水煎服。

杨汛桥公社新三大队合作医疗站

牙　痛

方1 藤梨根皮15克。

用法 加75%酒精50毫升，浸7天后用棉
花球塞患牙。

青陶公社越联大队合作医疗站

方2 莸（马鞭草科）31克。

用法 水煎服。

1949

新 中 国
地方中草药
文 献 研 究
(1949—1979年)

1979

方3 菝（鲜草）15克。

用法 咀嚼。

青陶公社卫生院

妇产科疾病

月经过多

方 平地木、杏香兔耳风各9克，金樱子根31克，楤木根6克。

用法 水煎服。月经来前三天服。服三天。

红旗公社团结大队唐志根、孙张根

闭　经

方1 小蓟根31克。

用法 水煎服。

城南公社凤凰大队孟松根

62

方2　女贞子15克，决明子15克，野荞麦15克，小果蔷薇根31克。

用法　水煎服。

城南公社繁荣大队楼锡阳

痛　经

方1　丹参9克，桃仁3克，当归、生地、制香附各9克，艾叶、黄芩各4.5克。

用法　水煎服。

治验　适用于月经先期阵痛。

王化公社岭下大队合作医疗站

方2　鲜小果蔷薇根、牛膝、平地木各31克，六月雪15克，红花6克。

用法　水煎服。

红旗公社团结大队唐志根、孙张根

方3　五灵脂、没药、元胡各9克，草果

63

1949

新 中 国
地 方 中 草 药
文 献 研 究
(1949—1979年)

1979

3克。

用法　研粉拌蜂蜜31克，分三次嚼服，开水送。

治验　适用于月经来时腹痛。

县中草药服务部

白　带

方1　金樱子根（鲜）31克，菟丝子（鲜）62克，六月雪、木槿花（鲜）各31克，海金砂（鲜）62克，椿根皮12.5克。

用法　水煎服。

红旗公社团结大队唐志根、孙张根

方2　鲜红茎葎草250克，红枣125克。

用法　水煎服。

治验　适用于湿热白带。

城南公社凤凰大队孟松根

64

滴虫性阴道炎

方　　鲜大蒜头适量。

用法　洗净捣烂取汁，加蒸馏水化成50%浓度，浸润于带线棉花球，晚间纳入阴道内，次晨取出，连用二次，停药一周，再用二次。

县中草药服务部

乳　腺　炎

方1　内服　天葵子15克。水煎服。

　　　外用　苦楝嫩叶外敷。

处方来源　新昌县赤脚医生介绍。

青陶公社卫生院

方2　蒲公英62克，通草9克。

1949

新 中 国
地 方 中 草 药
文 献 研 究
(1949—1979年)

1979

用法　水煎服。

　　　　　合作公社高木大队合作医疗站

方3　红梅稍根（鲜）250克。

用法　水煎，冲黄酒服。

　　　　　城南公社凤凰大队孟松根

方4　木槿根125克。

用法　黄酒124毫升煎服。

治验　适用于乳头破裂。

　　杨汛桥公社新兴大队合作医疗站

卵巢囊肿

方　　柘根、猫人参、蛇葡萄根各31克，
　　　蛇根草15克，金樱子根31克。

用法　水煎服。

　　　　　城南公社繁荣大队楼锡阳

附　件　炎

方　　鱼腥草、车前草各31克，穿心莲、

66

怀牛膝各9克。

用法　水煎服。一日一剂。连 服 三 至 五剂。

稽江公社大桥大队合作医疗站

先兆流产

方　　苏梗15克，野苎麻根31克，仙鹤草9克。

用法　水煎服。连服二至三天。

安昌公社国际大队合作医疗站

产 后 血 块 痛

方　　大蓟根、苏木适量。

用法　水煎服。

杨汛桥公社建新大队合作医疗站

67

1949

新 中 国
地 方 中 草 药
文 献 研 究
(1949—1979年)

1979

产　褥　热

方　　小果蔷薇根62克，红枣31克。
用法　水煎服。

城南公社繁荣大队楼锡阳

68